JN271201

脳のホルモン

前頭葉をめぐって——

伊藤眞次 著

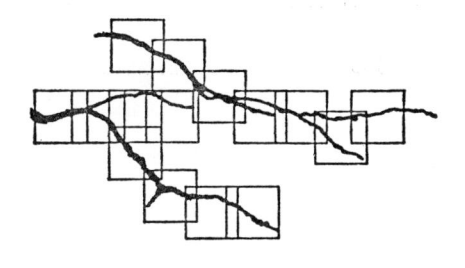

朝倉書店

独創的——それは何かの新しいものを初めて観察することではなく，古くから知られていたもの，誰の目にも触れていたが見逃がされていたものを，新しいもののように観察することが，真に独創的な頭脳の証拠である．

——ニーチェ

はじめに

　著者が北海道大学を定年で退官したのは1975年であった．そのとき誘われるままに塩野義製薬研究所に入社したが，意外にも最初の数年間は実験にたずさわることができず，研究室を割りあててもらえなかった．大学での生活にくらべて，社会生活がこんなにも違うのかと驚き，諦めにも似た気持ちで自らの当面の仕事としてもっぱら新しい文献を読み，専門書の執筆につとめた．

　その後3年たってから，初めて，大学を卒業したばかりのいわゆる新人研究員を1人配下にもつことができ実験を始めたが，当てがわれた実験室には何の設備もなく，ゼロからの出発であった．しかし，努力をすれば何とかなるものである．何年かたってその研究員は学位をとり，アメリカの十分に設備の整ったところで研鑽するため2年余り出張することになった．そして著者の許へは別の研究員1人が配属になった．それ以来，著者が昨年退職するまでその人に実験にたずさわってもらった．

　実験をするといっても，著者の研究領域でのレパートリーは狭い．しかし，他の人がやっていないものでないと，めぼしい成果をあげることができない．そこで著者はこの15年余りの研究の主眼を大脳皮質，とくに前頭葉において，神経内分泌学の観点から機能的な役割を調べることにした．

　脳の電気生理学に関しては，今までさかんに研究されており，めざましい発展があったが，脳が作り出す活性ペプチドの生理的な役割については，あまり知られていない．しかし，脳で産生されるペプチドホルモンはすこぶる多種多様で，現在明らかにされているものだけでも50種類をはるかに越えている．これらはすべて化学者の手によって単離され，アミノ酸配列が示され，合成されるようになった．そして抗体を作って，免疫組織化学法や放射性免疫検定法によって脳内，さらに全身の諸組織で，それぞれのペプチドの分布や含量について膨大な知見が得られた．さらに，動物に投与したときの反応，あるいは *in vitro* での作用について活発な研究がすすめられて現在に及んでいる．だから生理学の立場でこれらのペプチドホルモンのもつ意義を明らかにすること

は，今後の大きい課題といわざるをえない．

　電気生理学でニューロンの連絡の経路，興奮の伝達様式，活動がプラスかマイナスかといったことを現象として理解することができる．しかし，ニューロンの内部にふくまれる構成要素の動的な変化を，電気現象と結びつけて考えることはきわめて困難である．脳では，情報が電気的に伝達されることによってニューロンの活動がいとなまれるのであって，まず何より複雑な伝達の経路としての回路とその可塑性を知ることが決定的に重要であると考える研究者が多い．一応もっともな考えであるが，そうした情報を受けてニューロンの内部におこる変化こそ，脳の活動を明らかにするための基本的な命題であると唱える研究者も少なくない．この問題はこれら二つの考えを組み合わせて，進路を拓くようにすべきではないかと思う．

　ニューロンはアセチルコリン(ACh)，ノルアドレナリン(NA)，セロトニン(5-HT)などの古典的な神経伝達物質だけでなく，前述のように多種類のペプチドホルモンを分泌するし，ペプチド以外の生物活性物質も作っている．これによって，それぞれのニューロンは特有な活動をいとなみ，また，他のニューロンと相互作用をもち，結局は脳全体そして個体全体としての活動の調節にかかわっているのである．したがって，脳生理学を理解するためには，たとえそれが一部であっても，ペプチドホルモンの役割を無視することはできない．このことは，ペプチドホルモンの抗体あるいは拮抗物質を作って脳内に注入し，そのペプチドの中枢での作用がなくなったとき，行動にいろいろな変化が現れることからも明らかである．

　かつてゴールドラッシュという言葉があった．一獲千金の夢をいだいて，多数の人が金鉱を探し求めた．それと同じように，多くの科学者が生物のからだにかくされた未知の物質をとり出すために，狂奔しているかのようである．ダイヤモンドか，サファイアか，ルビーか，いろいろな宝石に匹敵する物質が化学者によって発見され，生物学者がみがきをかけている．

　心臓から心房性 Na 利尿ペプチドが得られ，これに類するホルモンが脳から，さらに腎臓からも抽出されたし，血管の内被細胞から分泌されるホルモンとしてエンドセリンのあることがわかった．このような研究で，最も注目されているのは脳である．

はじめに

　脳内のペプチドホルモンの研究は，初期には主として視床下部に焦点をおき，そのホルモンが下垂体に働いて分泌能を支配，調節することであった．しかしその後研究がすすむにつれて，ペプチドホルモンは視床下部のニューロンに限らず，脳のほとんどすべての領域で産生され，放出されることが明らかになった．産生されたペプチドは，その近くにある他のニューロンに働くだけでなく，軸索を介して遠く離れた部位で放出されることもあるから，その生理的な役割の全貌は容易に理解しがたい．加えて，神経ペプチドは相互に協力し，あるいは逆に拮抗して作用するし，脳内アミンとの関係も複雑にからんでおり，また末梢の内分泌腺から放出される既知のホルモンによっても影響をうけている．

　ホルモンの研究が下垂体を中心にして，甲状腺，副腎，性腺，膵島などについて行われていた頃には，たとえおのおののホルモンの分子構造や作用様式がどんなに違っていても，からだ全体の働きを調節する一つのシステムとして包括して取り扱われていた．当時の定義として，ホルモンとは特殊な細胞の集団が腺の形をとって，そこから分泌された活性物質が血液で運ばれて遠く離れたところにある組織あるいは細胞に到達して，その活動を調節する化学物質であって，それはきわめて微量で作用すると考えられていた．その分泌物は皮膚面や粘膜の表面に向かって出るのでなく，血液中に，すなわち体内に放出されるのであるから内分泌と呼ばれ，あるいは腺からの排出管を必要としないことから無導管腺という名も古くには使われていた．
　しかし，ホルモンという名を最初に使ったのはイギリスの Starling と Bayliss(1902)で，彼らが発見したセクレチンをホルモンと名づけた．これは消化物が胃から十二指腸に入ったとき，十二指腸の粘膜にあるプロセクレチンから遊離して活性をもつ形になって，血液中に出て膵臓に働き，膵液の分泌をうながすのであるから，腺から放出されるという定義には当てはまらない．ところがその後研究がすすむにつれて，消化管系は各種のホルモンとみなされる生理活性物質を分泌することが明らかになり，これらのものは当然のことながら消化作用とそれに関係する栄養物の代謝作用に役立っているが，驚くべきことに同じ化学構造をもつ物質あるいは化学的にきわめて類似した物質が神経系にも

あって，おそらく脳内で神経伝達物質あるいは神経修飾物質として働くことがわかった．これらはほとんどすべてがペプチドであり，神経系に見い出されるから神経ペプチドと呼ばれてはいるものの，消化管系に大量にあるし，またからだのあちこちの組織にも検出されるから，その産生部位によって違った名前をつけると，その実情を知らない人に大きい混乱をまねくことになりかねない．

対象となる化学物質が同じ構造をもっているということは決定的なものであって，特定の細胞集団で産生されるとか，血液で運搬されるとか，従前の定義にこだわってホルモンを考えることができなくなってしまったのが現状である．そこで今もし強いて定義するとしたら，細胞から分泌されて他の細胞の機能を調節する化学物質であって，その作用をうける細胞にはそれぞれのホルモンに対する特異的なレセプターがあって，これを介して細胞内の活動を調節するものということになるだろう．しかしこれでもまだ定義に不十分な点のあることがわかってきた．それはある細胞が分泌したホルモンが他の細胞に対してだけでなく，分泌した細胞そのものにも働くことがあるからで，これは自己分泌と名づけられている．そしてその仕組みをオートフィードバックと呼んでいる．

いずれにしても，消化管ホルモンと同じものが脳にあって，ニューロンから分泌され，他のニューロンに作用するのであるから，それを消化管ホルモンあるいは神経ペプチドと区別しないで，ただホルモンという総合的な名前を本書では使うことにした．これに対して一部の研究者から批判の声もあるのだろうが，便宜的に脳のホルモン，大脳皮質のホルモン，あるいは前頭葉のホルモンなどという言葉を使った．この点読者のご諒承をあらかじめお願いしたい．実際に，Guillemin は，ホルモンはある細胞から放出され，他の細胞に作用を及ぼすあらゆる物質で，産生源が単一か普遍的か，また血行・軸索流・細胞間隙など，輸送方法のいかんを問わない，と述べている．著者が最近アメリカへ旅行をしたとき，ある老年の円熟した学者が「神経細胞というのは本来ホルモンを分泌する細胞であって，その分泌に電気現象がかかわっているとはいえ，脳そのものはからだの中でいちばん大きい内分泌器官であるとみなしたほうがよい」と語っていた．一考に価する考えである．

さきに『新ストレス学』（伊藤・森谷著，朝倉書店）で述べたように，免疫細胞，主としてリンパ球で産生され放出される既知のホルモンとして，ACTH,

TSH，成長ホルモン，プロラクチン，エンドルヒン，ヒト絨毛性ゴナドトロピン，オキシトシン，血管作動性小腸ペプチド(VIP)，ボンベシンなどがあるし，バゾプレシン，オキシトン，PACAP(pituitary adenylate cyclase-activating peptide)が睾丸で産生されるのも，従来のホルモンの定義からはずれている．定義というものは，研究の進歩にともなって知識がひろがるとともに多様に変わる流動性のあるものとみなさなければならない．

いわゆるペプチドの研究はこのようにひろい分野にひろがって急速な進展の途上にあって，脳では行動を修飾する重要な要因であるとみなされるようになってきた．しかし，現在まだほとんど手がつけられていないまま残されているのは前頭葉の皮質，あるいは連合野の機能である．情報を理解し，記憶し，思惟するため，とくに重要であるとみなされているこの脳領域について，私たちの知識はあまりにも乏しい．それゆえに生物医学者の手から除けものにされているのは遺憾である．そこで本書では，前頭葉を中心とするように努め，脳のペプチドホルモンの研究にたずさわってきたいきさつを述べることにした．

知性はヒトの特性ともいわれ，大脳皮質の連合野の発達に密接に関係するものと，すべての人によって考えられている．幼少時から得たもろもろの経験が，意識とは必ずしも関係することなく，大脳のいずれかの部位に保持され，それが組み合わさって個性・知識・思考になり，あるいは行動を支配しているのである．その過程は現在の科学で明らかにされていないし，将来とて，いつになったら明白になるのか，まったく予測できない．

ただすべての精神活動の根底として，学習によって獲得した情報の集積がある．これは記憶として保持され，何らかの形で脳のどこかに残っており，想いおこされる．しかし，それが学習したままの形であることもあれば，錯誤した形になることもあろう．いずれにしても，この追想の過程が思惟の根底になって，判断にいたることは確かである．この問題にとり組むことは容易でない．しかも，今日は，明日の昨日である．今日これが正しい，真理であると考えられていることが，研究の進歩によって過去の知識として葬られてしまう．加えて，何か一つの新しい知見が得られると，さらに多くの未知の世界に当面せざるをえないのが科学のならわしである．しかし，現在の知識がつねに明日への

進展の基盤になっているともいえる．この意味から，若い研究者によって，こうした問題の解決に大きい発展を期待して，本書を執筆することにした．

　出版にあたり，塩野義製薬研究所長 成定昌幸博士から多大なご支援にあずかり，それにも増して朝倉書店編集部の諸氏の一方ならぬご助力にあずかったことに対して，ここに深く感謝の意を表したい．あわせて実験の初期に協力してくださった勝浦五郎博士，その後の研究に助力していただいた高嶋彰博士，ならびに終始何かとお世話になった前田ユミノさんに心からお礼申し上げたい．

　1993年8月

伊藤眞次

目　　次

1. 大脳皮質の生物学的構築 1
   1.1 ペプチドホルモンの分布 1
   1.2 大脳皮質の構造の概略 3
   1.3 ペプチドホルモンをふくむ皮質の細胞 7
   1.4 大脳皮質の神経伝達物質 10
   1.5 神経ペプチドと古典的神経伝達物質との共存 13
   1.6 GABA をふくむペプチド分泌ニューロン 14
   1.7 皮質ホルモンの作用の概要 15
   1.8 ホルモンの新しい概念 18

2. 前頭葉皮質の除去 22
   2.1 CCK-8 と自発運動 23
   2.2 CCK-8 の行動効果 25
   2.3 VIP の行動効果 26
   2.4 TRH の行動効果 28
   2.5 β-エンドルヒンの効果 30

3. 脳のコレチストキニン 35
   3.1 CCK の脳内分布 36
   3.2 脳の CCK レセプター 40
   3.3 CCK 拮抗物質 42
   3.4 拮抗物質による記憶の喪失 47
   3.5 CCK の類似体 52

4. コレチストキニンの行動薬理学 66
   4.1 CCK の鎮静作用 66

4.2　迷走神経の役割 …………………………………………………… 73
　4.3　CCKとドーパミン系の組織化学 ………………………………… 77
　4.4　行動からみたCCKとドーパミン系 ……………………………… 81

5. コレチストキニンによる記憶の増強 ………………………………… 100
　5.1　受動性回避反応 …………………………………………………… 101
　5.2　能動性回避反応 …………………………………………………… 105
　5.3　Morris水槽法での空間記憶 ……………………………………… 106
　5.4　CCKとNMDAレセプター ……………………………………… 109
　5.5　プロテイン・キナーゼC ………………………………………… 114
　5.6　タンパク質の生合成 ……………………………………………… 120

6. コレチストキニンの分子断片 ………………………………………… 133
　6.1　プレプロCCKのプロセシング …………………………………… 133
　6.2　V-9-M ……………………………………………………………… 135
　6.3　CCK-4 ……………………………………………………………… 141

7. コレチストキニンと脳内活性物質との関係 ………………………… 151
　7.1　視床下部・神経下垂体系のCCK ………………………………… 151
　7.2　コリン作動系 ……………………………………………………… 156
　7.3　CCKとβ-エンドルヒンとの関係 ………………………………… 160
　7.4　CCKとGABAとの相関 ………………………………………… 168

8. 血管作動性小腸ペプチド ……………………………………………… 185
　8.1　脳内分布 …………………………………………………………… 186
　8.2　脳内での生理作用 ………………………………………………… 189
　8.3　生化学的な作用 …………………………………………………… 191
　8.4　VIPと学習 ………………………………………………………… 196

おわりに …………………………………………………………………… 214
索　　引 …………………………………………………………………… 217

1. 大脳皮質の生物学的構築

1.1 ペプチドホルモンの分布

　脳内に今までに見い出されたペプチドホルモンは，小脳をのぞいてほとんどすべての領域にひろく分布している．その産生細胞の分布もそれぞれのホルモンによって違っているから，簡単に述べることは容易でない．

　ただはっきりいえることは，視床下部がペプチドホルモンのメッカであって，古くから下垂体後葉ホルモンとして知られているオキシトシン(OT)とバゾプレシン(VP)は室傍核，視索上核，視交叉上核のほか，視床下部に分散するニューロンで産生され，大部分は軸索を流れて後葉に貯えられるが，一部は脳内にひろく分布し，延髄を経て，脊髄にまで及んでいる．ACTH関連物質，すなわちその前駆体POMC(pre-opiomelanocortin)とこれからできるACTH, MSH, β-エンドルヒン，そしてこれを作るCRF(corticotropin-releasing factor)も視床下部に多い．ACTH, MSHならびにβ-エンドルヒンは脳内でこの部位，主として弓状核とその近くで産生され，それ以外の部位ではできない．しかし，これらのペプチドホルモンをふくむ神経線維は脳内にひろく分布している．これらのペプチドホルモンの産生にあずかるCRFは主として室傍核のニューロンにあって，その濃度は正中隆起で最も高い．しかしCRFをふくむニューロンは前脳基底核や脳幹にもあって，これは自律性機能の中枢性調節に関係しているらしい．

　β-エンドルヒンは最初に発見された内因性オピエートであるが，その起源はACTHと同じものであり，ACTHと同様に長い神経線維によって脳内にひろく分布している．しかし内因性オピエートにはこれ以外に，エンケファリン系

とダイノルヒン系があって、これらはそれぞれ別の前駆体からでき、分布のパターンも異なっている(拙著『脳のホルモンと記憶』、朝倉書店、p.108)．これら二つのオピエート産生細胞は脳全体にわたって分布しているが、細胞から出る突起が短く、したがって局所的に作用するのが特徴である．そしてエンケファリン細胞も、ダイノルヒン細胞も数は少ないが大脳皮質にも検出されている．しかしこうしたニューロンが大脳皮質に若干あるからといって、エンケファリンやダイノルヒンの作用を大脳皮質の機能と関連づけて述べることは、まずできそうにない．

既知のペプチドホルモンはすべて視床下部に検出され、この部位に分泌ニューロンがあるペプチドとして、前述の ACTH に関連するホルモン以外に、TRH(thyrotropin-releasing hormone)、LHRH(luteinizing hormone-releasing hormone)、ソマトスタチン、サブスタンス P、ニューロテンシン、アンギオテンシン、ボンベシン、神経ペプチド Y、FMRF アミド、その他きわめて多い．これに反して、小脳は例外でこうしたペプチドがほとんどなく、小脳特異のホルモンとしてセレベリンをふくんでいる．

ところで大脳皮質をみると、新皮質に ACTH, MSH, TRH などがあるが、これは視床下部でできて、神経線維を介して輸送されたものであるから、含量はあまり多くない．ソマトスタチンと神経ペプチドYは分泌ニューロンが大脳皮質にあるが、これら二つの主な産生部位は視床下部であって、大脳皮質での濃度は視床下部にくらべると、前者はおよそ13％、後者は18％程度にとどまっている．

ここでとくに注目したいのは、大脳皮質で大量に産生され、他領域にくらべてはるかに濃度が高い二つのペプチドホルモンである．それは、コレチストキニン(cholecystokinin; CCK)と血管作動性小腸ペプチド(vasoactive intestinal peptide; VIP)である．このことについては拙著『脳のホルモンと記憶』(pp.

表 1.1 哺乳類の大脳皮質に検出されるペプチドホルモン．

ACTH 放出因子(CRF)	サブスタンス P(SP)
アンギオテンシン	ソマトスタチン(SS)
エンケファリン	軟体動物心興奮性ペプチド(FMRF-NH$_2$)
ダイノルヒン	ニューロテンシン(NT)
血管作動性小腸ペプチド(VIP)	ブラディキニン
コレチストキニン(CCK)	膵ポリペプチド(PP)

129-133, pp. 201-202) を参照していただきたい．いずれにしても，哺乳類の大脳皮質にあるペプチドホルモンをあげると，表1.1のように多数のものがある．

1.2 大脳皮質の構造の概略

本書でひろい意味の神経内分泌学の立場から，大脳皮質で産生され，放出されるペプチドホルモンを述べるに先立って，この分野の研究を専門としない読者のために，大脳皮質の解剖学について概要を記しておきたい．さらに詳しいことは専門書を見ていただければ幸せである．一方，解剖学に詳しい方はここをとばして，次節から読んでいただくほうがよいだろう．

大脳皮質の区分

大脳を発生学的にみると，前脳胞の前壁が突出して，古皮質の嗅脳，線条体をふくむ大脳核，そして外套に分化して，外套から大脳皮質ができる．

大脳皮質は，下等な脊椎動物にもある系統発生学的に古い皮質と，高等動物になって発達する新しい皮質とに区別される．新しい皮質は動物が高等化するにつれて大きくなり，ヒトでは間脳や中脳をその下にすっかり被っている．

大脳皮質の個体発生をみると，胎生6～8カ月ころから層構造が現れはじめ，新しい皮質はまず6層の構造（後述）を示し，その後それぞれの皮質領域において，層に変化がおこる．6層構造をもつ新しい皮質が新皮質（または同種皮質）であって，この新皮質は高等動物でよく発達していて，ヒトでは大脳皮質の90%以上を占めている．一方，6層構造のない皮質は異種皮質と呼ばれ，このうち最も古い古皮質，それよりやや新しい原始皮質，そして原始皮質と新皮質との間に相当する移行的な領域が中間皮質である（表1.2）．

左右の大脳半球は外側をとりかこむ外套と深部にある大脳核と嗅脳とに区別される．しかしヒトでは嗅脳がいちじるしく退行してしまっている（図1.1）．外套は，表面の大脳皮質（灰白質）とその内側の大脳髄質（白質）に区別される．皮質の厚さは部位によって違っており，前頭葉では4～4.5mmあって厚いが，後頭葉では2mm程

表 1.2 大脳皮質の区分．

異種皮質	古 皮 質	嗅脳，梨状葉
	原始皮質	海馬，小帯回，脳梁灰白質
	中間皮質	辺縁回
同種皮質	新 皮 質	異型皮質 感覚領，運動領
		同型皮質 連合領

度のところがある．一般に大脳回の表面で厚く，大脳溝の深部では薄い．

新皮質はそれぞれの領野によって，各層の厚み，神経細胞の密度，細胞の種

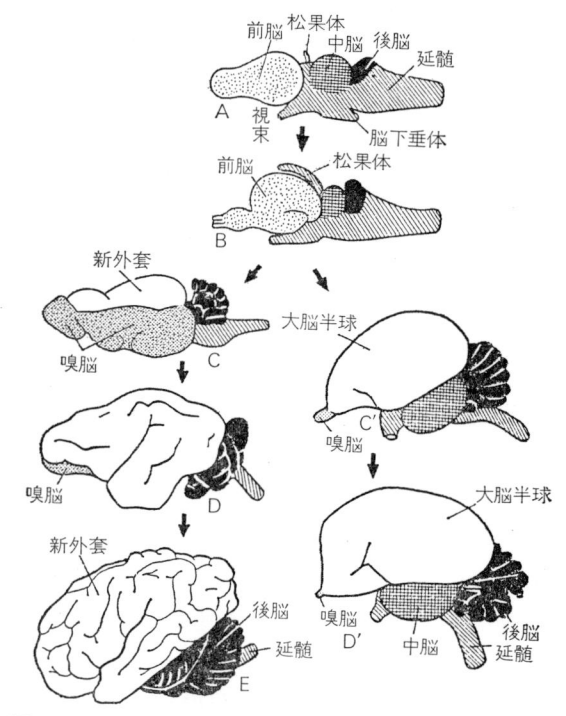

図 1.1 大脳の発達の系統発生．左側の A→E は哺乳類，右側の A→D′ は鳥類．哺乳類では進化にともなって嗅脳がしだいに小さくなることを示す．また鳥類では嗅脳がほとんど発達しない．

類と大きさに違いがあるので，これを基準にして Brodmann(1909)はヒトの大脳皮質を 52 の領野にわけた．それらの分野は機能との関係でしばしば引用されるが，これについては拙著『新ストレス学』(朝倉書店)で述べたし，また多数の本に示されているから，ここでは省略することにしたい．

ついで von Economo(1927)は新皮質を五つの基本型に分類した．これを示したのが図1.2である．この図で2の前頭型，3の頭頂型，4の極型は明らかな6層構造をもつので同型皮質と呼ばれ，皮質の連合野がこうした構造をもっている．一方，1の無顆粒型と5の顆粒型では6層構造が不明瞭で，これを異型皮質という．この分類によって大脳皮質でのおのおのの型の分布をみると，

1.2 大脳皮質の構造の概略

図1.3のようになっている．無顆粒型の皮質ではその名の通り顆粒層，すなわちⅡ層とⅣ層がなく，Ⅲ層とⅤ層がよく発達している．これは運動野と運動前野であり，それよりすぐ前の前頭連合野の一部にもこの型のところがある．一方，顆粒型の皮質ではⅡ層とⅣ層の顆粒細胞（星状細胞）が多く，Ⅲ層とⅤ層の発達が悪いのが特徴である．この顆粒型皮質は第一次感覚領皮質にみられ，視覚野の皮質はその代表的なものである．

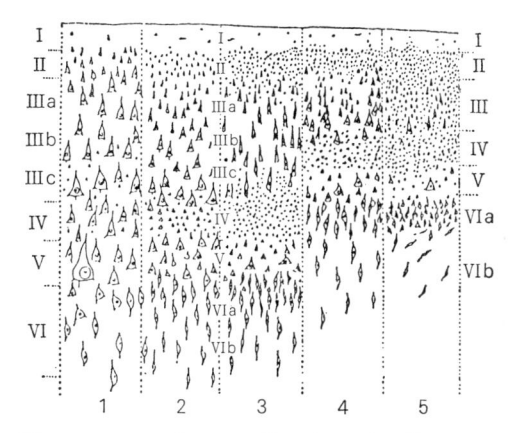

図 1.2 大脳新皮質の五つの基本型．1：無顆粒型，2：前頭型，3：頭頂型，4：極型，5：顆粒型．

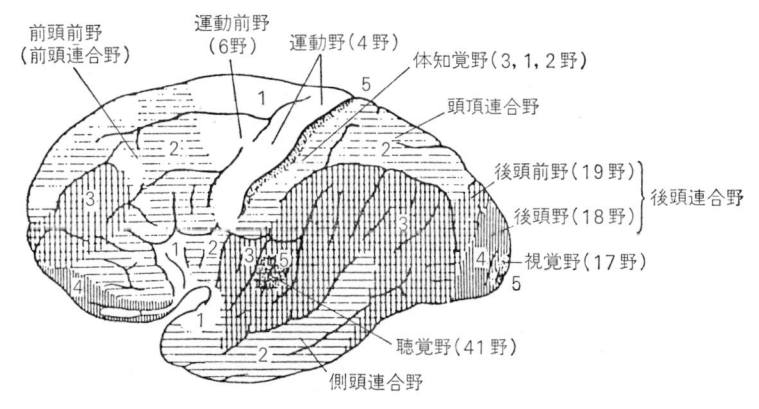

図 1.3 大脳半球での基本型の分布．脳の各部位に記した数字が図1.2の五つの基本型である．連合野，運動野，知覚野などの分布をあわせて記した．（　）内の数字はBrodmannの分野番号．

皮質の細胞

皮質の神経細胞には錐体細胞と顆粒細胞と紡錘細胞の3種類がある．

① 錐体細胞は大型の円錐状をしていて，その頂点が皮質の表面に向けて垂直になっている細胞で，その樹状突起には，頂点から出て，皮質の表面に向か

って垂直に上行するものと，底辺の隅から出て，皮質の表面と平行に走るものとがある．神経突起は底面の中央から出て，下方にすすみ，白質に入る．これら錐体細胞には小錐体細胞と大錐体細胞とがある．

② 顆粒細胞（星状細胞）は錐体細胞より小さく，細胞質が少なく，円形あるいは多角形をしている．樹状突起は短く多方向に出ており，神経突起も短い．

③ 紡錘細胞は，その名のように紡錘状をしていて，皮質の深層にあって，長軸を皮質の表面に垂直に向けている．細胞体の両端から樹状突起が出ている．神経突起は細胞体の中央あるいは下端から出て，白質に入る．

これらの神経細胞とともに神経組織にはグリア細胞があって，神経細胞を支持し，栄養，代謝などのために働いている．その数は神経細胞よりはるかに多く，ヒトの脳でグリア細胞は神経細胞のおよそ10倍もある．これにも各種のものがあって，アストログリアの突起は神経細胞体や神経線維と連絡するものがあって，血管と神経細胞との間で，両者の連絡に役立っている．これ以外に稀突起グリア細胞，小グリア細胞，上衣細胞がある．

皮質の層構造

皮層に分布する細胞をみると，前述のように6層に区別される（図1.4）．

第I層は分子層あるいは表在層とも呼ばれる．皮質の表層がそれで，神経細胞は少なく，少数の水平細胞があるだけである．この層にはそれより下の層の錐体細胞や紡錘細胞の樹状突起がからんで，皮質の表面に平行して走っている．

第II層は外顆粒層ともいい，小さい顆粒細胞が密集していて，細胞の樹状突起は第I層に向かっている．神経突起は下方に伸びて白質に入り，他の皮質に向かう．

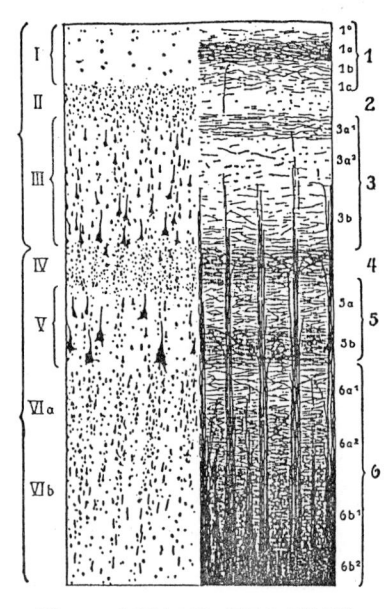

図1.4 大脳新皮質の細胞と髄鞘構造．

第Ⅲ層は外錐体細胞層で，大部分が中等度の錐体細胞でできている．細胞は深層に向かうにつれて，やや大きくなる傾向がある．

第Ⅳ層は内顆粒層とも呼ばれ，小さい顆粒細胞が密集している．星状細胞が多く，視床の特殊な核からの求心性線維がこの細胞とシナプス結合をしている．

第Ⅴ層は内錐体細胞層で，主に中型ないし大型の錐体細胞からできた層である．錐体細胞の神経突起は白質に入り，投射線維あるいは連合線維として白質に向かっている．中心前回の運動領皮質には Betz の巨大錐体細胞があって，その神経突起は錐体路を形成して，脳神経の運動核や脊髄の前角細胞にまで達している．

第Ⅵ層は多型細胞層であって，主として大小の紡錐細胞があるが，顆粒細胞や多角形の小細胞(マルチノッティ細胞)も混じっている．神経突起は白質に入り，投射線維または連合線維になる．樹状突起は分子層まで達するものと，内顆粒層まで達するものとがある．

このように新皮質は，基本的には6層に区別されるが，部位によって大きい違いがある．

円柱状の構造

大脳皮質には，表面に垂直な円柱の構造があって，直径は通常 0.4〜0.5mm である．この円柱が組み合わさって皮質の要素的な機能単位になっており，これは体性感覚野や視覚野で見い出されている．しかし通常の染色法でこれを染め出すことができないので，この構造が大脳皮質のすべての領域にあるのかどうか，まだわかっていない．

1.3 ペプチドホルモンをふくむ皮質の細胞

大脳皮質ホルモンとして，CCK と VIP が重要であると考えられるが，免疫組織化学法によってこれらのホルモン様物質の皮質内での分布をみると，おおむね表1.3のようになっている．陽性細胞は主としてⅡ層とⅢ層に多く，細胞体は VIP の場合双極性細胞だけであるが，CCK とソマトスタチン(SS)はそれ以外の細胞にもふくまれている．これらの細胞体から出た樹状突起の終末にも

表 1.3 ラットの大脳皮質にある VIP, CCK および SS 様免疫反応性をふくむ細胞.

VIP（70〜150 pmol/g）
- 均質細胞集団：双極神経細胞
- 主としてⅡ, Ⅲ層の細胞体
- I, V層の樹状分技
- 主としてⅡ, Ⅲ, Ⅳ層の神経終末

CCK-8（300〜600 pmol/g）
- 異質細胞集団：双極神経細胞, Ⅰ層の水平細胞, 双房性および多極性神経細胞
- 主としてⅡ, Ⅲ層の細胞体
- 樹状分枝で細胞型によって違う
- Ⅱ, Ⅲ層とV, Ⅵ層の神経終末

SS [SS-14, SS-28, SS-28(1〜12)]（140〜300 pmol/g）
- 異質細胞集団：多極神経細胞, 錐体細胞から変化した細胞, 錐体細胞（？）
- 細胞体：Ⅱ, Ⅲ層とV, Ⅵ層に二つの峰をもって分布
- 樹状分枝で細胞型によって違う
- 神経終末：I, Ⅱ, Ⅲ層とV, Ⅵ層に二つの峰をもって分布

若干の違いがある．

　錐体細胞は以前から，皮質から皮質下に投射するニューロンであるとみなされており，一方，非錐体細胞にはいろいろな形をしたものがあって，それらが皮質の全層に分布している．これについては，とくに視覚野での研究が多く，ラットのこの部位の細胞は樹状突起の分布からみて，多極性，双房性，および双極性の三つに分類されている．

　ラットの視覚野皮質にある非錐体細胞は主として多極性である．その細胞体の形はいろいろ違っているが，樹状突起に棘のないもの（図1.5）とあるいは棘のあるもの（図1.6）とがあって，これらが多様に分布している．大部分は細胞体からすべての方向に放線状に三つあるいはそれ以上の一次樹枝突起をもった星状形であるが，多極性細胞で樹状突起が二つに分かれているものもある．この種のニューロンに共通することはⅣ層に集まって，水平方向に走る樹状突起をもつことである．多樹性非錐体細胞の軸索は，高度に分岐して，局所的な軸索叢を作っている．

　双房性細胞も視覚野皮質の全層にある．樹状突起にはわずかに棘のあるものがあり，またまったく棘のないものもあって，垂直に長く伸びた細胞質の両端から出て，表層および深部の樹状突起のふさを作って，ひろく枝分かれしてい

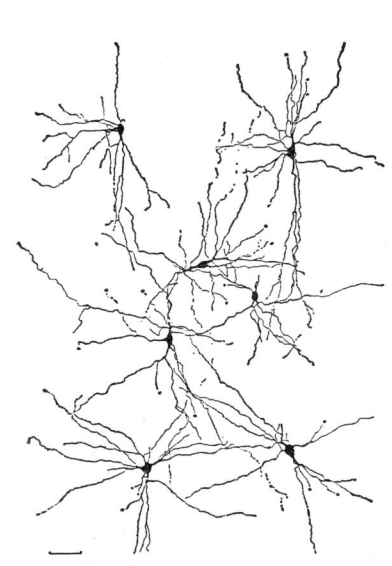

1.3　ペプチドホルモンをふくむ皮質の細胞

図 1.5　種々の皮質層にみられる棘のない多極性非錐体ニューロン（横線は 50 μm）．

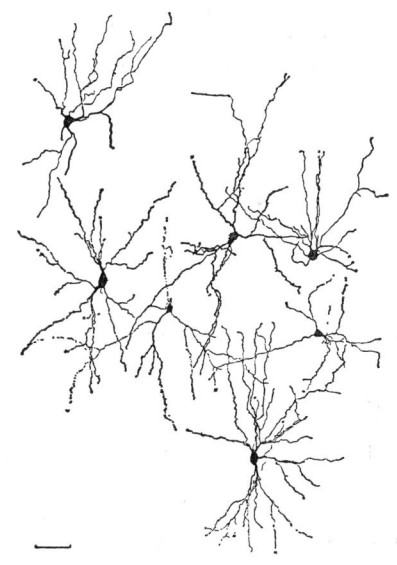

図 1.6　種々の皮質層にあって，樹状突起に棘のある多極性非錐体ニューロン（横線は 50 μm）．

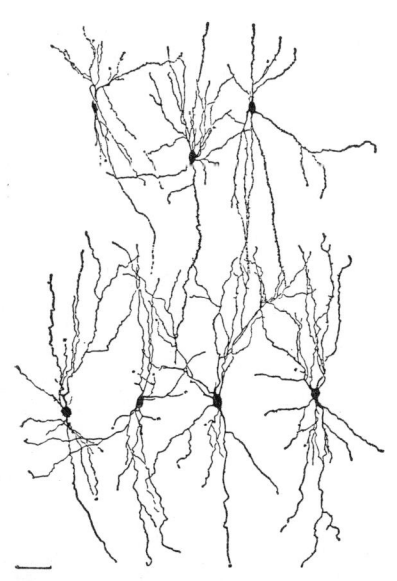

図 1.7　種々の皮質層にみられる双房性非錐体ニューロン（横線は 50 μm）．

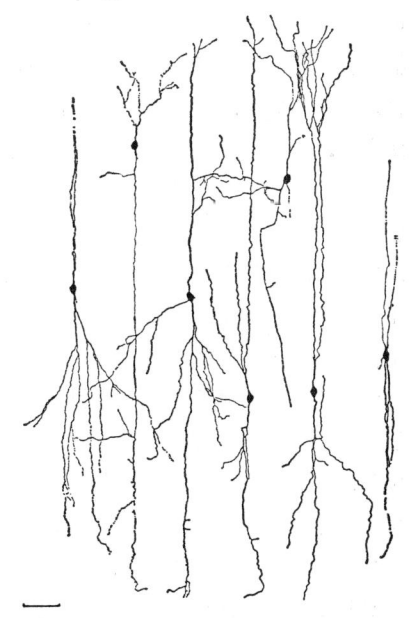

図 1.8　種々の皮質層にみられる双極性非錐体性ニューロン（横線は 50 μm）．

る(図1.7).双房性細胞に属するものの一つにシャンデリア細胞があって,この名は軸索の終末がシャンデリアのろうそくのような形をしているからである.この細胞は錐体ニューロンの軸索の起始部と軸索-軸索シナプスを作っている.最後に,双房性非錐体ニューロンは最も小さい細胞群で,Ⅱ,Ⅲ,Ⅳ層に集まっている.これらは長く伸びた細胞質がはっきりしていて,垂直に向かって,細い樹状突起をもっている(図1.8).

1.4 大脳皮質の神経伝達物質

大脳皮質にある古典的神経伝達物質としては,ノルアドレナリン(NA),セロトニン(5-HT),ドーパミン(DA),アセチルコリン(ACh)およびγ-アミノ酪酸(GABA)がある.このうち,NA,5-HT,DAは新皮質の細胞質内に検出されず,脳幹でできて,皮質に達する求心路の線維にふくまれている.NAと5-HTは皮質の全領域に分布していると思われるが,DAをふくむ線維は前頭葉と皮質の内側表層部に限られている.図1.9はこれらモノアミン系の脳内での産生部位とそこから出た線維の投射を示したものである.NA作動性線維は橋の背側にある青斑核から出ており,5-HT作動性線維は背側および内側縫線核から出ている.中脳の吻側で,黒質-腹側天蓋領域にDAを投射する神経核がある.

大脳皮質でのモノアミンの終末がどうなっているかをここに述べることは本書の主旨からそれるから,興味をおもちの方は適当な参考書をみていただくほかないが,ここには代表的な例としてNAをとり上げるにとどめたい.ラットで新皮質の線維が入る様式が最もよくわかっているからである.間脳の吻側で,線維は内外面に分散しはじめて,内側に向かうものは中隔領域を経て前方にすすみ,内側皮質にNA作動性の神経支配をする.その他の線維は,腹側終脳に入り,前頭前野の腹側部に達し,また尾側部にすすんで背外側皮質に分布する.前頭葉皮質に比較的小さい損傷を作るだけで,背外側皮質のひろい領域でNA作動性の神経支配がなくなることからみて,このような皮質内の通路のあることが明らかである.

ラットではNA作動性神経網が皮質の全層に,そして背側と外側皮質を通して豊富にある.しかしNA作動性神経の分布は一様ではなく,部位によって

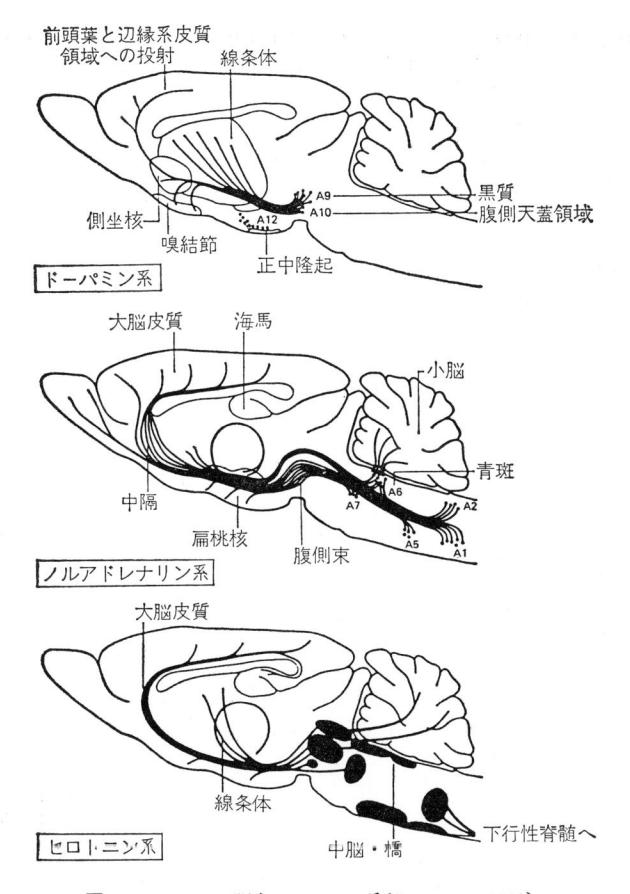

図 1.9 ラットの脳内モノアミン系(Donovan, 1988).

違っている．終末が稠密なのはIV, V層で，II, III層では線維が放線状になっているのが特徴であるし，I, VI層には切線をなして走る線維がある．

霊長類の皮質でのNA作動性神経は，ラットでみるよりはるかに大きい部位的な差がある．最も詳しく研究されているのは背外側前頭前野の皮質，一次体性知覚野の皮質，および一次視覚野の皮質である．その違いを図1.10に示した．背外側前頭前野と一次体性知覚野で6層全体に線維がある点で似ているが，これらの領野では，線維の分布と走向が層によって違っており，一次体性知覚野のほうがはるかに密である．一次視覚野の皮質では，各層でのNA作動性神経支配が前二者とは基本的に違っていて，それに代わって5-HT線維が多

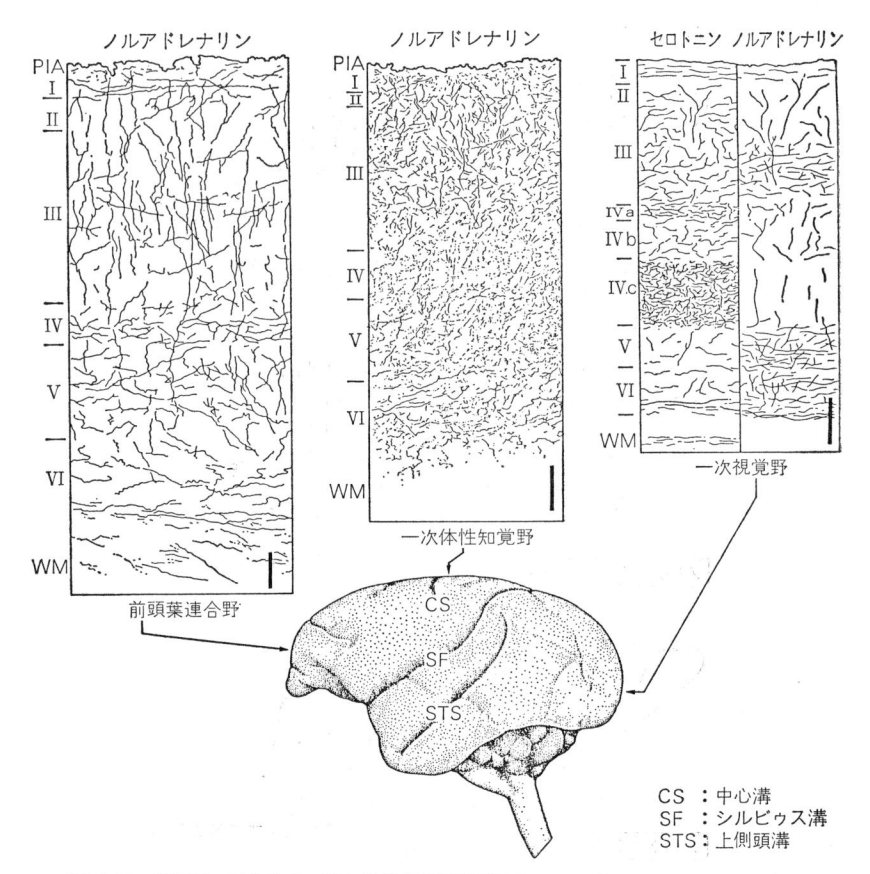

図 1.10 霊長類の新皮質での NA 作動性神経線維(Morrison と Magistretti, 1983).

い．ただ V, VI 層に NA 線維があって，この部には 5-HT が少ない．一方，IV 層では 5-HT 線維が非常に豊富で，NA 線維が少ない．

層における補足性

皮質のある一定の領野では，モノアミンの終末領域が特殊な層に限られていて，一つのモノアミンの投射がその層を占領してしまって，他のモノアミンの投射を補足しているかのようである．皮質のモノアミン支配に層での補足性がとくにはっきりしているのは，一つにはラットの前帯状回皮質の NA と DA であり，いま一つはサルの一次視覚野皮質の NA と 5-HT である．

前帯状回皮質ではNA線維がとくに少なく，それがあるのは主としてⅤとⅥ層，それにⅠ層の深部である．DA線維の密な神経叢は，Ⅰ層の表層半分，Ⅱ,Ⅲ層にあって，ここは視床から前帯状回皮質へ特殊な投射を受けている．したがって，DAとNAの投射は層によって補足性があって，DA投射は主要な視床投射と同じ層に終末をもっており，NA作動性線維はその他の層に分布している．

一次視覚野の皮質では，NAと5-HTの投射があり，NA線維は主としてⅤ,Ⅵ層およびⅢ層の深部にあって，5-HT線維がⅣ層にきわめて多く，Ⅴ,Ⅵ層に少ないことは前図に示したとおりである．

このような補足性の終末分布があることは，モノアミン線維が特殊なシナプス後標的に向かうというだけでなく，皮質の一定領域で，それぞれのモノアミンの投射が違った皮質ニューロン群に作用することを示唆している．皮質へのNAおよび5-HT性求心線維は，シナプスを介さないで，細胞間隙に伝達物質を放出し，これによってモノアミンは適当なレセプターをもつすべての細胞に作用すると考えられる．

こうしたモノアミンについての知見は，皮質のペプチドホルモンとは一見関係がないという印象を与えるかもしれないが，神経ペプチドの作用様式について研究するとき，参考として思い当ることが意外にも多い．

1.5 神経ペプチドと古典的神経伝達物質との共存

皮質のペプチド性ニューロンに共通してしばしば見られることは，いわゆる古典的神経伝達物質と共存することである．これは中枢神経系のいろいろな部位でみとめられていたが，大脳皮質で見い出されたのは比較的新しいことである．

ラットの皮質の細胞にソマトスタチン(SS)とグルタミン酸脱炭酸酵素(glutamic acid decarboxylase；GAD)，またVIPとAChの生合成に関係するコリンアセチル転移酵素(choline acetyltransferase；ChAT)とが共存すること，ネコの視覚皮質の一部の細胞でSSとコレチストキニン(CCK)またはγ-アミノ酪酸(γ-aminobutyric acid；GABA)があること，また，ネコとサルの皮質の大部分の領域でSS,神経ペプチドY(neuropeptide Y；NPY)およびCCK

がほとんど常に GAD と共存することが，多数のニューロンでみとめられた．そして別の領野では NPY と SS とが共存しており，ヒトの大脳皮質にも若干このような細胞がある．

その後の研究によると，ネコとサルの大部分の新皮質領域で，SS 免疫反応性ニューロンの少なくとも 95％，NPY 免疫反応性ニューロンの 95％，CCK 免疫反応性ニューロンの 90〜100％，サブスタンス P (SP) 免疫反応性ニューロンの 95〜98％ が，GABA および GAD に対して免疫反応性をもつことがわかった．また，SS 免疫反応性ニューロンの少なくとも 80％ は NPY に対する免疫反応も陽性である．そして NPY 免疫反応性ニューロンの 5％ は SP に対する免疫反応性があるという．ヒト，サルおよびネコの皮質で免疫細胞化学染色法によって VIP と ChAT の存在が明確に示しえないことからみて，ラットの皮質で VIP と ACh とが共存するかどうか疑問にされているが，ラットの皮質で，ChAT 陽性細胞は皮質のペプチド含有ニューロンの定型的なすべての像をもっている (Jones と Hendry, 1986)．

新皮質の上記以外のペプチドはいずれも古典的な神経伝達物質あるいは他のペプチドとは共存していない．しかし，皮質以外の部位では各種の活性ペプチドや神経伝達物質の共存することが報告されている (Hökfelt ら, 1987)．

1.6 GABA をふくむペプチド分泌ニューロン

今まで見い出された皮質のペプチドホルモンが，とくに多く GABA 性皮質ニューロンにあることがわかったが，既知のペプチドに免疫反応を示す皮質の GABA ニューロンの総数は比較的少ない．サルの皮質では，GABA ニューロンのおよそ 90％ には既知のペプチドがふくまれていない．もちろん，これらのニューロンが未知の活性物質をふくんでいるかもしれないが，これは問題外である．

もし免疫反応性のないことが，そのペプチドが検出されるにはあまりにも濃度が低いというのではなく，細胞内にペプチドがないことを示すと考えると，GABA ペプチド細胞について，一般的な特性として次のようなことがいえるだろう．それは，① 長い糸のような突起をもつ GABA 細胞は通常ペプチドをもっている．しかし，② バスケット細胞とシャンデリア細胞は，その細胞体

の大きさと，特有な細胞終末からみて，CCK, NPY, SS または SP をふくまないらしい．皮質の介在ニューロンの少なくともこの二つの種類の細胞は既知のペプチドをもたないと考えられ，このことは重要である．

もし免疫反応性のないことがペプチドホルモンのないことを示すのであったら，バスケット細胞とシャンデリア細胞は，特殊な活性物質を作らないと考えられる．したがってすべての皮質細胞にペプチドがあって，その値が一過性に変化するというのは当らないだろう．しかし，ある特殊な条件で，ある種のニューロンがペプチドを作ることがあるかもしれない．たとえば，ラットの視床下部の室傍核にある小細胞群は CRF 免疫反応性をもっており，通常バゾプレシン (VP) とは共存していないが，副腎摘出後にこれらのニューロンで VP とその mRNA が検出されるようになると報告されている．

皮質に GABA と神経ペプチドとをふくむニューロンがひろくあるが，シナプスの違いと，その中にふくまれるペプチドの組合せの違いによって，分類することができる．たとえば，GABA 陽性ニューロンは錐体ニューロンの近位樹状突起に主としてシナプスをもっている．一方，SS と NPY に陽性の GABA ニューロンのシナプスは主として遠位樹状突起と，樹状突起の先端とにある．この先端では，通常の非対称性なものに加えて，対称性シナプスもあって，これはおそらく興奮性のシナプスではないかと考えられる．一部の SP 陽性 GABA ニューロンは SS および NPY と共存しているから，シナプスの先端とそれにふくまれる各種のペプチドは，形態学的にではなく，GABA ペプチド・ニューロンを区別する主な要因になるだろう．

同じニューロンにペプチドと古典的神経伝達物質が見い出されても，これは Henry Dale の原則を全面的に否定するとは必ずしもいえない．伝達物質と神経ペプチドとが同時に存在するのは，特殊なニューロンでいつも見られるのであって，CCK-GABA ニューロンは決して NPY あるいは SS をふくむことがない．

1.7 皮質ホルモンの作用の概要

GABA や ACh のような古典的神経伝達物質を放出することが知られているシナプス終末に皮質のペプチドホルモンがある．これについて古典的神経伝

達物質はニューロン間で急速な化学情報の伝達に役立ち，他方，共存するペプチドはニューロンの活動に対してゆっくりと，そしておそらく広範囲にわたる修飾作用をもつのではないかと考えられている．

ペプチドが GABA の対称性シナプスに関連するという知見からみて，神経ペプチドには，古典的な考えとは違った働きがあるのではないかと考えられる．実際に，抑制性でなく，興奮性のシナプス後電位を生じ，あるいは皮質のニューロンにイオントフォレージスをしたとき，放電の安静値を上昇させることがみとめられている．しかし条件によって抑制性になり，併せて複雑な混合した効果がみられることもある．

皮質の神経ペプチドは，大部分が小胞内にあって，Ca^{2+} 依存性に脱分極の条件下で放出される．脱分極と膜伝導度の変化をおこすことは，神経ペプチドが古典的な即効性の伝達物質によく似ている．しかし，末梢神経系では ACh と共存するペプチドが遅いゆっくりした後電位をおこすだけで，それが放出された部位から離れたところにある細胞に作用するという．

新皮質ではまた，ペプチド含有神経終末が他のシナプスと緊密に接触しているが，形態学的には特異な姿を示さないものがある．このような知見をみると，ペプチドに高度の親和性をもつ結合が，シナプスのレセプターとの結合を示すのかどうか，はっきりしたことがいえない．皮質の GABA ニューロンにふくまれるペプチドが，それに関連する GABA シナプスに特異的に作用するかどうかという問題も生まれてくる．

GABA ニューロンの神経終末から放出されたペプチドホルモンの主要な効果は，そのペプチドが放出されるシナプス前の終末に戻り，GABA シナプス部位と緊密な関係をもつことはないだろうか．この問題に関連して，少なくともオピエートペプチドはシナプス前にあるレセプターに働いて ACh, カテコールアミン，その他のペプチドの軸索終末からの放出を抑制すると考えられている．同じように，GABA と同時に放出される皮質ペプチドは，GABA の放出を修飾して効果をおこし，おそらくそれが放出された神経終末の近くにある他のニューロンとシナプス終末に影響するかもしれない．ここには GABA に焦点をおいて述べたが，DA やヒスタミンなどをみても，神経ペプチドとの関係はきわめて複雑で，しかも作用領域によって微妙な違いもあるから，現在の知見から法則としてまとめることは到底できない．

脳血管に対する作用

皮質にある一部のペプチドは強力な血管作用をもっており，末梢組織においても，脳をおおう脳膜にも，そしてまた脳組織内で，血管に対してCa^{2+}依存性の収縮あるいは拡張をおこす．NPYは強い収縮作用があり，VIPとカルシトニン遺伝子関連ペプチド(calcitonin gene related peptide；CGRP)は拡張性に働く．そしてVIPの血管拡張作用は同時に放出されるAChと共同して働いて，外分泌腺の分泌を増加することがみとめられており，脳組織でもおそらく同様の作用をもつのではないかと推測されている．NPY, VIP, CGRPとその他いくつかのペプチドホルモンは脳膜の血管にともなう交感神経にふくまれている．しかし，脳の血管の灌流圧を実際にどの程度調節するかはまだ明らかでなく，内在性皮質ニューロンから放出されたNPYとVIPが局所の血流を調節するかどうかについても，まだ確証が得られていないが，このような機序が，機能的に活動化された皮質領域におこる代謝回転にともなう局所的な皮質の血流の急速な増加に効果をもつのであろう．加えて，VIPは大脳皮質の切片でグリコゲンの分解を刺激し，cAMP含量を増加することが知られている．しかしここにも問題がある．これらの変化がニューロンの活動を示すのか，あるいはグリア細胞にみられるのか，これについては後章で触れることにしたい．

成長促進作用

皮質のペプチドホルモンが栄養性の要因として働くかどうかに関しても論議されている．いくつかの神経性または神経内分泌性ペプチドが，腫瘍に由来する培養細胞あるいは中胚葉性の細胞に対して，分裂をうながし，あるいは成長促進効果をもつことが示されており，ポリペプチドで既知の成長因子と似た作用をもつものがある．たとえば，SPとそれに関連するタヒキニンのサブスタンスK (SK)は脊髄にあって，培養した動脈平滑筋細胞およびヒトの皮質の線維芽細胞でDNAの合成をうながして，細胞の成長を刺激する．ポリペプチドの成長因子は，それに対して感受性をもつ細胞膜のレセプターに働いて，栄養性の刺激を与え，これによって代謝が変わり，イオンの流れが修飾される．皮質ペプチドをイオントフォレージスで作用させたとき，膜伝導に変化がおこるのは，こうした作用様式によるかもしれない．末梢神経系である種のペプチドホルモン，たとえばSPはシナプス活動によってニューロン間で調節され，そ

れ自身がチロシン・ヒドロキシラーゼのような伝達物質の産生に関係する酵素のニューロン間での調節に関係するらしい．

こうした問題は現在なお明確な結論を得るにはほど遠く，ニューロンとグリア細胞，ことにアストログリアとの関係を併せ考慮して，今後の大きい研究の発展が望まれる．

1.8 ホルモンの新しい概念

先にも少し触れたが，近年神経組織ばかりでなく，皮膚やがん細胞にも既知のホルモンのあることがわかるにつれて，ホルモンに関しての一般概念が大きく変わろうとしている．この問題についてアメリカのNIHで活発な研究がすすめられており，Kolata (1982)が「新しいホルモン学説」として記述している．その概念をここに紹介しておきたい．このことは，脳あるいは大脳皮質のホルモンという言葉にしっくりした感じがなく，今までの概念にこだわりがちな方々にとって参考になると思うからである．定義を先に下して，その定義にしたがって，自然界の生命現象を区分し判別しようとしても，それまでに知られていなかった現象には，どんな定義にも当てはまらないことが次々とふえてくる．このとき，新しい言葉を作ってもよいが，従前からの言葉を残しておいて，その内容を広義なものとして考えをひろめることもできる．もし今後もさらにつづいてその分野の知識がひろがる可能性があるとすれば，後者によるほうが賢明ではないかと思う．

いずれにしても，最初に問題になったのは脳にインスリンのレセプターがひろく分布しており，その値は血液中のインスリンの値によって変わらないことであった．加えて，インスリンは血液から脳内へ入らないことからみて，脳がインスリンを作るのではないかと考えられた．そこで体内で膵島以外のどこか他の部位でもインスリンができるかもしれないという想定で実験をすすめたところ，睾丸と肝臓にもインリスンのあることがわかった．さらに，ヒト絨毛性ゴナドトロピンについても同じようなことがわかった．

それではこのホルモンの産生は発生学的にどうなっているのだろうか．いろいろな生物で調べたところ，ハエの頭とからだ，昆虫の皮膚でも，やはりインスリンに似た物質のあることがわかり，一気に前進して原生動物，糸状菌，大

腸菌について検査して，同様の結果を得た．これらの生物から取り出された物質はインスリンの抗体と反応し，分子の大きさはインスリンと同じであり，遊離した脂肪細胞でブドウ糖の酸化を促進した．そしてあらかじめインスリン抗体と反応させておくと，脂肪細胞に対する効果が消失した．要するにその物質は，インスリンそのもの，あるいはそれにきわめてよく似たものであることがわかった．

つぎに，原始生物で他のペプチドホルモンについて調べたところ，ACTH, β-エンドルヒン，ソマトスタチン，コレチストキニン，カルシトニン，グルカゴン，アルギニン・バゾトシンなどのあることがわかった．原生動物の β-エンドルヒンは，分子の大きさ，エンドルヒン抗体およびオピエート・レセプターとの反応性，HPLC での物理化学的特性からみて，β-エンドルヒンと同じであると考えられる．ACTH についても，分子の大きさ，免疫反応性および生物活性が確かめられており，さらに原生動物から取り出された大分子の物質は，哺乳動物で ACTH と β-エンドルヒンの前駆物質としての POMC に非常によく似ている．

ホルモンがこんなにひろい範囲に，単細胞生物にすら存在するというのは，何を意味するのだろうか．ここで考えられるのは，ホルモンは細胞間の情報伝達のため利用されるもので，進化の過程で最も古い形のものではなかろうかということである．単細胞生物でも，高等動物と同じように特異的なレセプターを介してホルモンに反応するかもしれない．原生動物で，アドレナリンがアデニレート・シクラーゼを活性化し，この効果はアドレナリン・レセプターを特異的に遮断するプロプラノロールによって見られなくなるという事実がある．オピエート・ペプチドと，これと同様の作用をもつ植物アルカロイドがともに，アメーバの摂食行動を変え，オピエート・ペプチドのレセプターを遮断するナロクソンがその効果をなくしてしまうという知見も得られている．

こうしたことからみると，細胞のホルモンや神経伝達物質は，細胞生物学者が組織因子と呼んでいたもの，すなわち細胞の成長をうながし，また生化学的な反応をおこす物質に始まっているようである．動物が進化し，細胞の分化が極度にすすみ，組織の構築が発達したとき，腺としてホルモンを産生し，それを利用するようになったのであろう．この考えは，哺乳動物のいろいろなホルモンが組織因子でもあることに当てはまる．たとえば，インスリンとグルカゴ

ンが従前からの定義でのホルモンとしての役割をいとなむのに加えて，膵臓内で局所的に組織因子として，ソマトスタチン，膵ポリペプチド，その他の膵組織でできる活性因子とともに働いているようである．

　ここでいま一つ問題になるのは，単細胞生物には外分泌と内分泌の働きに違いがないことである．動物の進化がずっとすすんでからこの差がみられる．しかし外分泌と内分泌との間に本質的な違いがあるかどうか，確かなことをいいがたい．すなわち，プロスタグランディン，神経成長因子，LHRH，ガストリン，プロラクチンなどいろいろなホルモンが唾液，小腸液，乳汁，精液などの外分泌液にも見い出されるからである．

　おそらく細胞はそれぞれのホルモンを産生するため多数の遺伝子をもっており，その遺伝子が特定の細胞の種類によって作用を発現することになるらしい．たとえば，モルモットは2種類のインスリンを作っている．正常のモルモットのインスリンはその動物の膵臓でできるが，脳その他の器官でもモルモットは明らかに違った形のインスリンを作っており，それはラットやブタのインスリンに似ている．そしてラットにも二つのインスリンがあるし，魚のアンコウでは二つの違った形のグルカゴンができると報告されている．最近 Arimura (1992) によって発見された下垂体アデニレート・シクラーゼ活性化ペプチド (pituitary adenylate cyclase-activating peptide; PACAP) は，脳にあるだけでなく，呼吸気道，消化管にもあるし，ことに睾丸に豊富にふくまれており，これには PACAP-27 と PACAP-38 とがある．ソマトスタチンにも SS-14 と SS-28 があるのと同様である．

　もともとホルモンは生物が動物と植物とに分かれる以前からあったらしい．それゆえ植物も動物も同じようなホルモンを作るのであって，植物には動物の神経ペプチドホルモンに似たものがある．植物のアルカロイドは分子構造が動物のホルモンとはまったく違っていても，動物のホルモン・レセプターに非常によく結合するものがある．また，アルカロイドには，動物のホルモンよりはるかに強くホルモン・レセプターに結合するものさえある．たとえば，ACh に対するレセプターにはムスカリン性とニコチン性の2種類があって，植物のアルカロイドであるムスカリンとニコチンが動物のレセプターに結合するかどうかで区別するが，ACh はこれら二つのレセプターに同じようによく結合する．

　植物のアルカロイドは動物のホルモン・レセプターに結合したとき，特殊な

生物効果をおこす．甘草のアルカロイドのグリチルレチン酸はアルドステロンに似た作用があって，高血圧をおこす．男の人がマリハナを吸うと乳房が大きくなるが，これはアルカロイドのテトラヒドロカンナビオルがエストロゲンのレセプターと結合するためである．植物がペプチドホルモンに代えてアルカロイドを作るようになったのは，昆虫などの危害から逃れるための適応性変化であろう．

このような広い観点で大脳皮質の働きを考えると，皮質のニューロンから，あるいはアストロサイトなどからホルモンが分泌されることは，とくに奇異な現象ではなく，機能調節のための役割に必要性があってのことと考えるべきであろう．

文　献

Arimura, A. (1992) Pituitary adenylate cyclase activating peptide (PACAP): discovery and current status of research. *Regul. Rept.* **37**: 287-303

Barchas, J. D., Akil, H., Elliott, G. R., Holman, R. B. and Watson, S. J. (1978) Behavioral neurochemistry: neuroregulators and behavioral status. *Science* **200**: 964-973

Donovan, B. T. (1988) Humors, Hormones and the Mind. Stockton Press, London

Feldman, M. L. and Petrs, A. (1978) The forms of non-pyramidal neurons in the visual cortex of the rat. *J. Comp. Neurol.* **178**: 761-794

Hökfelt, T., Millhorn, D., Seroogy, K., Tsuruo, Y., Cocatelli, S., Lindh, B., Mclander, T. and Schalling, M. (1987) Coexistence of peptides with classical neurotransmitters. *Experientia* **43**: 768-780

Jones, E. G. and Hendry, S. H. C. (1986) Co-localization of GABA and neuropeptides in neocortical neurons. *Trend. Neurosci.* **9**: 71-76

Kolata, G. (1982) New theory of hormones proposed. *Science* **215**: 1383-1384

Morrison, J. H. and Magistretti, P. J. (1983) Monoamines and peptides in cerebral cortex. Contrasting principles of cortical organization. *Trend. Neurosci.* **6**: 146-151

Osborne, N. N. (1983) Communication between neurons: current concepts. *Neurochem. Intern.* **3**: 3-16

Panavelas, J. G. (1986) Morphology and distribution of peptide-containing neurons in the cerebral cortex. *Prog. Brain Res.* **66**: 119-134

2. 前頭葉皮質の除去

　前頭葉の新皮質が皮質下構造の活動を調節することは早くから知られている(Iversen, 1971). しかし, 大脳皮質の連合野は脳の活動を統合する働きをもっており, 前頭葉はとくに精神活動に大きくかかわると考えられるから, 前頭葉の除去によって現れる行動の変化をみることは興味がある. この問題について著者らが行った実験結果の概要をここに述べることにしたい.

　ラットで, 左右の前頭骨を切りはずして, 深部の構造に損傷を与えないよう十分に注意して, 前頭葉皮質の内・背・外側部を吸引除去し, その後前頭骨を元の位置に戻して, 皮膚を縫合した. そのとき頭蓋骨に脳室内注射用ガイドカニューレを接着しておいて, 後日実験に際して側脳室内へ注射用カニューレでペプチド液を注入することができるようにした. この実験に使ったペプチドホルモンは, CCKのオクタペプチド(CCK-8), VIP および TRH (thyrotropin releasing hormone)である(Katsuura と Itoh, 1985; Katsuura ら, 1984, 1985).

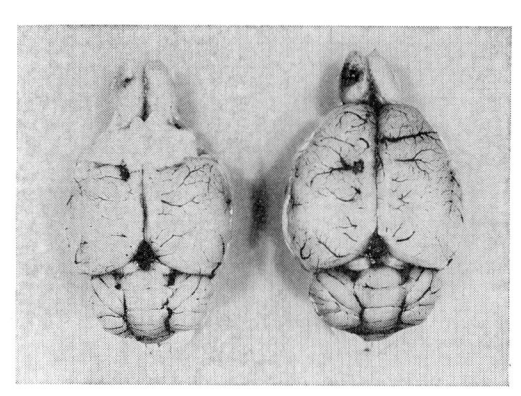

図 2.1 前頭葉の皮質を吸引除去したラットの大脳(左), 対照偽手術をした例(右).

　図2.1は前頭葉皮質除去ラット(frontal decorticated; FD)と, 対照として前頭骨を一度はずしてから, 皮質の吸引操作を行うことなく, 元の姿に戻した偽手術ラット(sham operated; SO)の脳を示したものである. いずれも手術後3

週間たってから実験を行った.

2.1 CCK-8と自発運動

ラットの10分間ごとの運動量をAutomexで記録すると，SOラットではCCK-8 1.6 μgを脳室内に注射したとき，その後10分間に一過性の運動亢進があったものの，以後おおむね注射前のレベルに戻った．ところがFDラットでは，注射後30分間にわたって運動量が大きく増加した(図2.2).

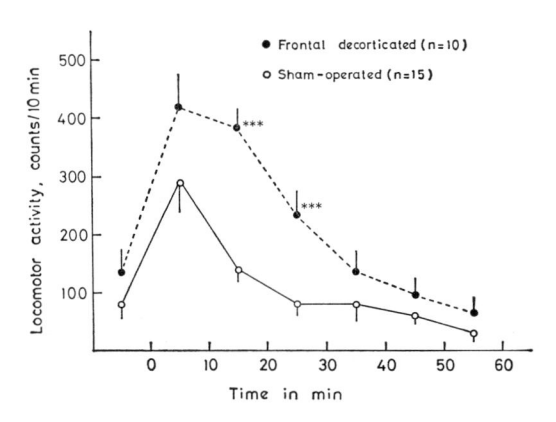

図 2.2　CCK-8の脳室内注射の自発運動量に及ぼす影響.
前頭葉除去ラットでいちじるしい運動量の増加がある.

FDラットで運動性反応が高まっていることは，脳室内にTRH 100 ngを注射したとき，あるいはメタンフェタミン 0.15 mg/kg を皮下に注射したときにも明らかで(図2.3)，TRHによる運動の亢進は10 ngでもかなり強いことがわかった．しかし，アポモルヒンによる運動の変化には前頭葉皮質を除去したラットでも，対照SOラットとの間に違いがなかった．ところがアポモルヒン 0.5 mg/kg の皮下に注射して，さらにVIP 2 μgの脳室内注射を行うとその反応はFDラットでいっそう増強した(図2.4).

これらの結果からみると，FDラットではCCK-8がシナプス前のDA系に作用し，一方，VIPはシナプス後のDA系を刺激するらしい．いずれにしても，前頭葉皮質を除去すると運動性が高まり，CCK-8, VIP, TRHなどに対する反応がいちじるしく大きくなること，言葉をかえると，おそらく前頭葉皮

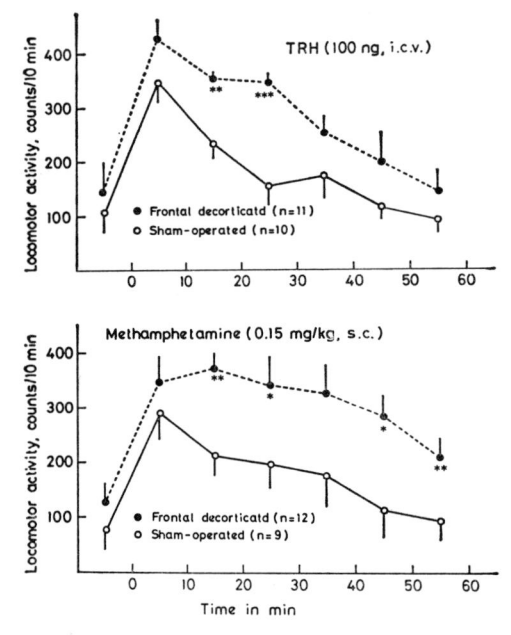

図 2.3 前頭葉皮質除去ラットの自発運動に対する脳室内 TRH 注射(上図)およびメタンフェタミン皮下注射(下図)の影響.

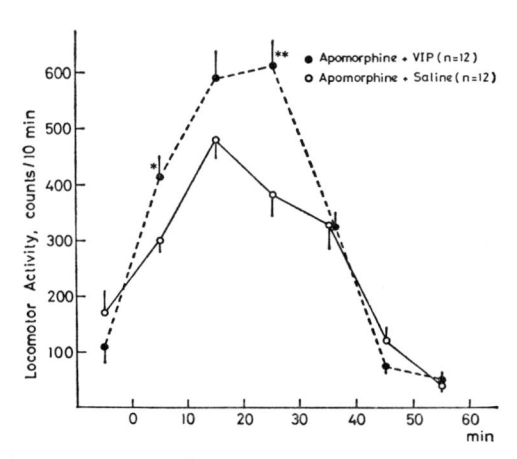

図 2.4 前頭葉皮質除去ラットでアポモルヒンによる運動亢進に対する VIP の増強作用.

質は皮質下の構造あるいは運動野の体性活動，たとえば衝動性のようなものを，トーニックに制御しているのではないかと考えられる．

2.2 CCK-8 の行動効果

ラットのいろいろな行動を支配する中枢が脳のどこにあるのか，そしてそれぞれの行動にどんな生物学的意義があるかについて，現在十分にわかっていない．ことに後者の疑問については，私たち人間の経験から類推するだけである．しかし，行動の調節に脳内アミンやペプチドホルモンがかかわっていることは確かである．とはいうものの，生物活性物質の作用は行動の種類によって違うから，これから先，広範な研究がすすめられなければならないだろう．ただここには，前頭葉新皮質を除去したラットで，2, 3 のペプチドホルモンによって行動反応にとどのような変化がみられるかを述べるにとどめざるをえない．

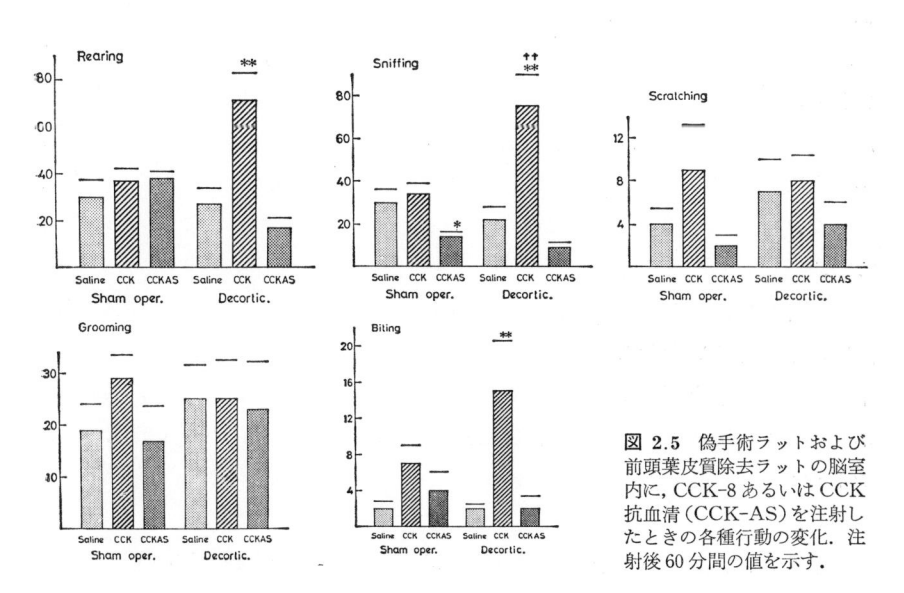

まず SO 対照ラットに CCK-8 の 2 μg を脳室内に注射したときの行動をみると，立ち上がり(rearing)，嗅ぎまわり(sniffing)には変化をみないが，咬みつき(biting)とからだを引っかく動作(scratching)がふえた．毛づくろい(groo-

図 2.5 偽手術ラットおよび前頭葉皮質除去ラットの脳室内に，CCK-8 あるいは CCK 抗血清(CCK-AS)を注射したときの各種行動の変化．注射後 60 分間の値を示す．

ming)は軽度に増加する傾向にあったにすぎない．CCK抗血清(CCK-AS)を生理食塩水で2倍に希釈して5μlを脳室内に注射したときには，嗅ぎまわりと引っかき行動が減少しただけで，それ以外の行動は生理食塩水を注射した対照群のレベルにとどまった．要するに，SOラットでCCK-8の投与で亢進する動作は，自分の手足を咬んだり，からだを引っかくことであった．

同様のことをFDラットで調べると，CCK-8の2μgを注射したとき，立ち上がり，嗅ぎまわり，咬みつき行動がいちじるしく増加した．そしてCCK-ASを与えたとき，これらの行動が生理食塩水を投与した対照値，あるいはそれ以下に低下した．なお，引っかき動作と毛づくろいには特記すべき変化がなかった．図2.5はこれらの変化を示したものである．この成績から見ると，前頭葉の新皮質がないとき，CCK-8は皮質下の構造あるいは前頭葉以外の皮質領野を刺激して，このような行動の変化をうながしたものと考えられる．

2.3 VIPの行動効果

VIPの生物作用はCCK-8にくらべて，おおむね逆になっているが(後述)，FDラットで行った行動テストの成績からみると，必ずしもすべての行動が逆転しているとはいえない．

SO対照ラットでVIPの10μgを脳室内に注射すると，立ち上がり，嗅ぎまわり，咬みつき，引っかき行動のすべてに抑制的であって，ただ毛づくろいだけがさかんになった．一方，FDラットではVIPを投与したとき，立ち上がりと嗅ぎまわりには変化がなく，咬みつきと引っかき行動がいちじるしく減少した．そして毛づくろいはSOラットと同様にVIPでさかんになった(図2.6)．

毛づくろいに関しては，各種のペプチドホルモンについて研究されていて，過度の毛づくろいをおこすホルモンとして，ACTH (Dunnら, 1979)，神経下垂体ホルモンと α-MSH (Caldwellら, 1986)，CRF (Brittonら, 1986)，ボンベシン(GmerekとCowan, 1982)，FMRFアミド(Raffaら, 1986)，オキシトシンとCCKとの共存(KaltwasserとCrawley, 1987)，その他が報告されている．

著者らが最近行った実験で，自動記録によるオープンフィールド法の成績を

2.3 VIPの行動効果

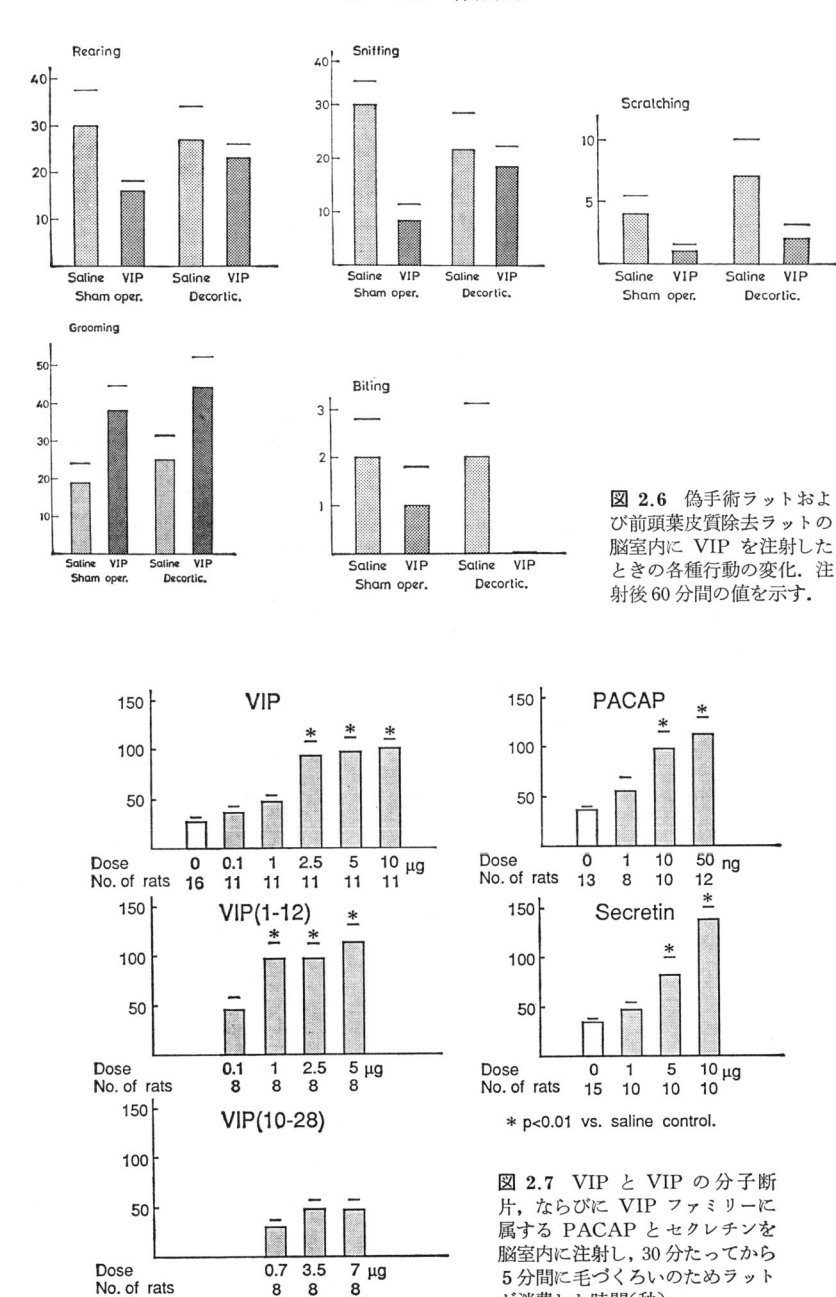

図 2.6 偽手術ラットおよび前頭葉皮質除去ラットの脳室内に VIP を注射したときの各種行動の変化. 注射後60分間の値を示す.

図 2.7 VIP と VIP の分子断片, ならびに VIP ファミリーに属する PACAP とセクレチンを脳室内に注射し, 30分たってから5分間に毛づくろいのためラットが消費した時間(秒).

* $p<0.01$ vs. saline control.

みても，VIPまたは関連ペプチドを脳室内に注射して30分後に測定すると，毛づくろいの回数がふえるだけでなく，1回の毛づくろいの持続時間がいちじるしく長くなることがわかった．図2.7は5分間に毛づくろいに消費する時間（秒）を画いたものである．この図でわかるように，VIPの生物効果はN端にあって，このことは後述の記憶テストの成績ともよく一致している．一方，立ち上がり行動をみると，図2.8にみるように，VIP，PACAPおよびセクレチンのいずれでも用量とともに低下するが，VIP（1〜12）の効果は弱く，VIP

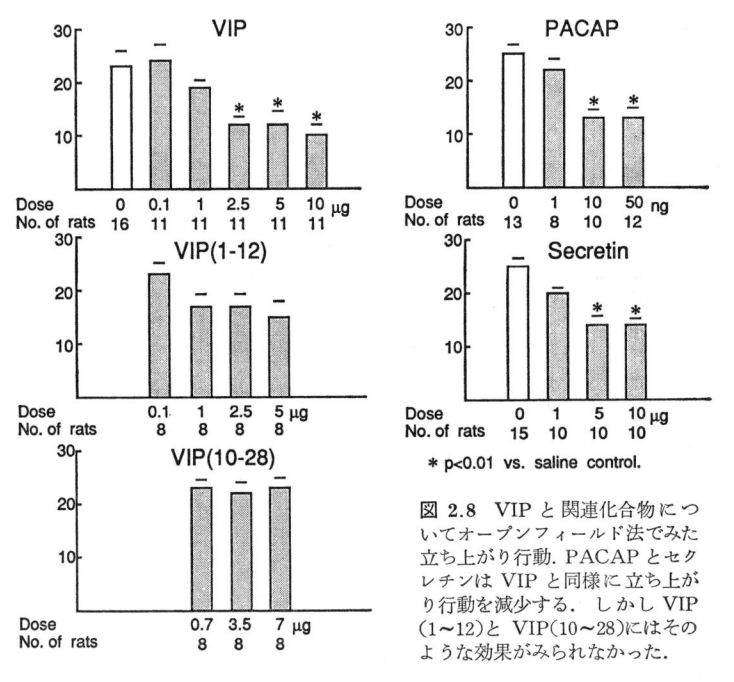

図 2.8 VIPと関連化合物についてオープンフィールド法でみた立ち上がり行動．PACAPとセクレチンはVIPと同様に立ち上がり行動を減少する．しかしVIP（1〜12）とVIP（10〜28）にはそのような効果がみられなかった．

（10〜28）にはまったく影響がみられない．このことは，毛づくろいと立ち上がり行動とでペプチド分子の作用する構造が違うことを示唆している．

2.4 TRHの行動効果

TRHは下垂体からTSHの放出をうながす以外に，中枢でいろいろな生理学的あるいは行動学的作用を発現することが知られている．TRHは大脳皮質では産生されないが，一部の皮質ニューロンに対して興奮性あるいは抑制的に

2.4 TRHの行動効果

作用するし，AChに対して感受性をもつニューロンの活動を高めるから，神経修飾物質とみなされている(Braitmanら，1980)．

TRHの行動作用については多数の報告があって，おおむねアンフェタミンに似ているが，その作用はアンフェタミンとは関係がない(Manbergら，1979)．TRHが側坐核からDAの放出をうながすし(KerwinとPycock，1979)，側坐核のDA活性は自発性運動に関係するから，TRHの全身運動に及ぼす効果はこの脳領域を介して現れるのかもしれない．また側坐核領域は，前頭葉に至るDA経路と関連している(BannonとRoth，1983)．このような見地から，FDラットでTRHの行動効果をみることにした．

図2.9に示すように，TRHは10ng以上を脳室内に注射すると，著明な運動の亢進をおこ

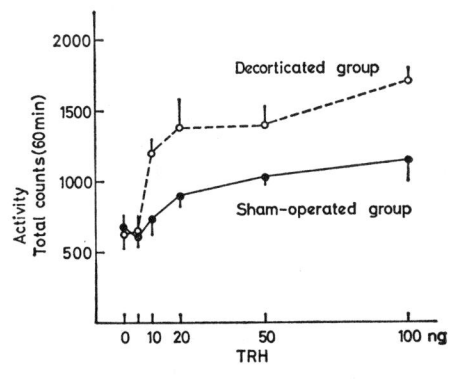

図 2.9 前頭葉皮質除去ラットのTRH脳室内注射による運動量の増加．

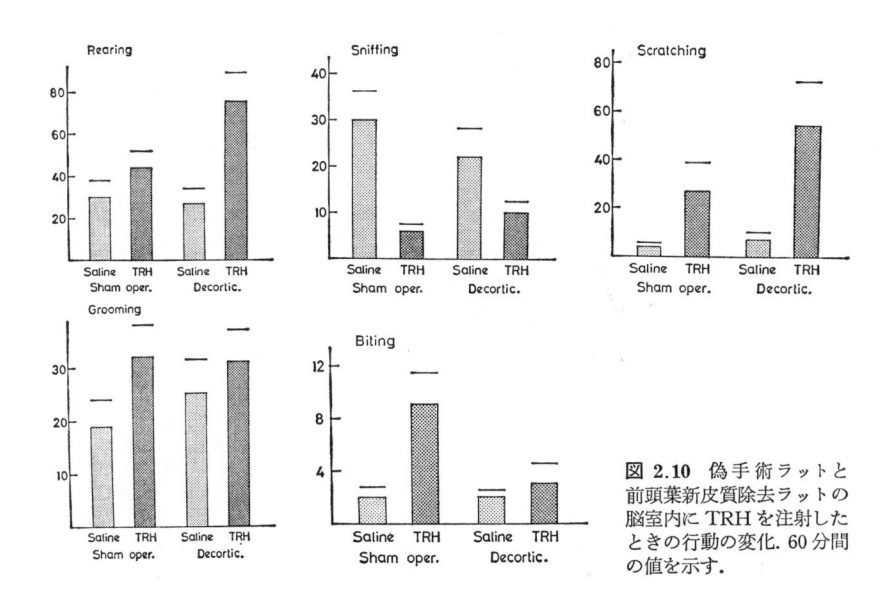

図 2.10 偽手術ラットと前頭葉新皮質除去ラットの脳室内にTRHを注射したときの行動の変化．60分間の値を示す．

すが，SO ラットで TRH 100 ng を注射したとき大きく上昇する行動は，咬みつきと引っかきであり，毛づくろいもある程度さかんになった．一方，FD ラットでの反応をみると，TRH によって立ち上がりと引っかき行動が多くなり，咬みつきと毛づくろいには変化がなく，嗅ぎまわりは SO ラットと似て減少した．これらの変化をまとめて図 2.10 に示した．

一般に TRH は興奮性を高めると考えられているが，これらは自発運動にあてはまることであって，個々の行動には大きい違いのあることがわかった．前頭葉の新皮質を除去すると，TRH は咬みつきをおこさなくするし，一方立ち上がりを多くするが，このような変化がどうして現れるのか，詳しい検討が必要である．

2.5 β-エンドルヒンの効果

β-エンドルヒン(β-End)は視床下部で産生され，神経線維によって脳内にひろく分布するペプチドホルモンであるから，TRH と同様直接に大脳皮質とは関係がないと考えられる．しかし，CCK-8 とその類似体が β-End の作用を抑制することからみて(後述，pp. 158-165 参照)，CCK-8 がきわめて大量にふくまれている前頭葉の皮質を除去した動物では，β-End の作用に何らかの変化が現れるのではないかと推測される．

事実，FD ラットと SO ラットの脳室内に β-End 2.5 μg を注射して，熱板法で鎮痛効果を調べると，図 2.11 にみるように FD ラットでは β-End の効果

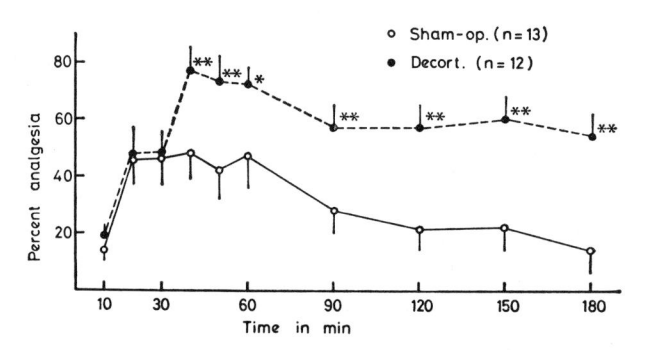

図 2.11 偽手術ラットと前頭葉新皮質除去ラットの脳室内に β-エンドルヒン 2.5 μg を注射し，その後 180 分にわたって熱板法で調べた鎮痛効果．

2.5 β-エンドルヒンの効果

がはるかに著明でかつ持続性であった．つぎに CCK-8 を 3.2 μg あるいは 6.4 μg を注射，それと同時に β-End 2.5 μg を注射して鎮痛効果をみたところ，SO ラットでは CCK-8 によって β-End の効果が明らかに抑制されて鎮痛指数が大きく低下したが，FD ラットでは β-End の効果が CCK-8 の同時投与によってまったく変わらなかった（図 2.12）．

この予想外に大きい違いをみて誰しもが考えることは，これが前頭葉皮質の除去に特異的なものかどうかという疑問である．そこで後頭葉の新皮質を吸引除去したラットについて同様の実験を行った．その結果は図 2.13 にみるように，これらの動物では SO ラットと同じように β-End の鎮痛効果が CCK-8 によって明らかに抑制された．

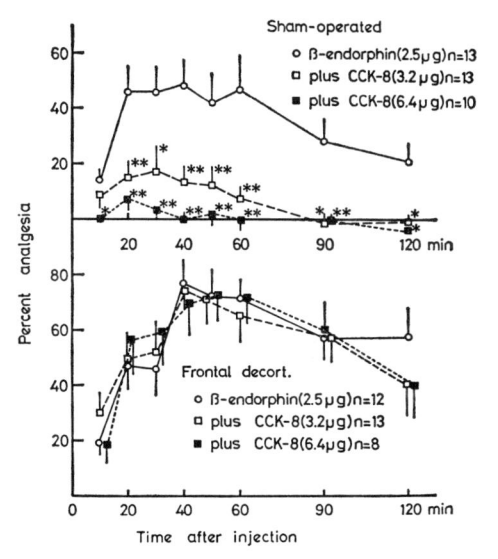

図 2.12 偽手術ラット（上図）および前頭葉新皮質除去ラット（下図）で CCK-8 と β-エンドルヒンを同時に投与し，その後 120 分にわたって鎮痛効果を調べた成績．ラットの両群で，反応に大きい違いがある．

β-End を大量に注射するとカタレプシーをおこすことが知られているから，カタレプシー症状の発現と持続時間についても調べた．その結果をみても，FD ラットではその発現が早くなり，持続時間が長くなること，CCK-8 を同時に作用させると，SO ラットでは β-End の効果が消失あるいは軽減するが，FD ラットでは β-End によるカタレプシーの発現に影響がないこと，さらに後頭葉の新皮質を除去したラットでは β-End に対する CCK-8 の拮抗作用がないことをみとめた（Itoh と Katsuura, 1985）．

これらの結果からみて，前頭葉が健在しない限り，β-End の生物効果が十分に現れず，前頭葉皮質を除去したラットでは β-End の作用が強くなり，この反応の亢進は CCK-8 によってまったく影響されないのである．対照として偽手術ラットおよび後頭葉皮質除去ラットではこのようなことがない．側頭葉と頭頂葉の皮質除去について実験を行う機会をのがしてしまったが，なぜ前頭葉

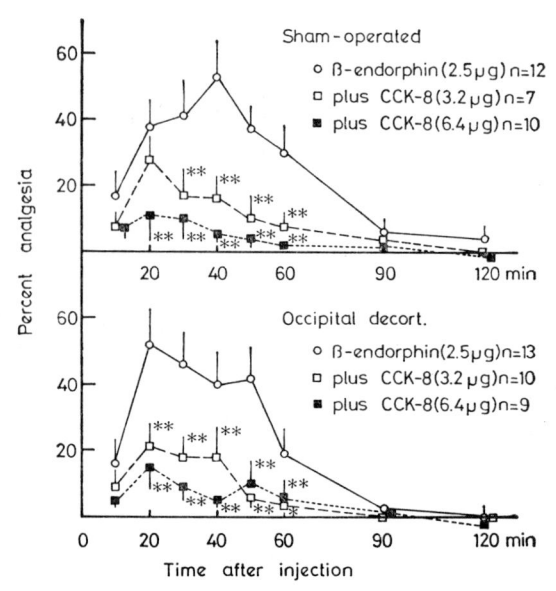

図 2.13 偽手術ラット（上図）と後頭葉新皮質除去ラット（下図）に β-エンドルヒンと CCK-8 を同時に注射したときの鎮痛効果．

の皮質を除去したとき，β-End の作用にこのような変化が現れるのか，このときCCK-8 がどんなメカニズムで β-End の作用に拮抗できなくなるのか，こうした疑問を解決するため，研究の余地が残されたままになっている．

著者自身はこの問題に関連して，さらにひろく研究をすすめ，ことに前頭葉を除去するだけでなく，その前内側部へペプチドホルモンを微量に注入し，あるいは微量灌流法による実験，側脳室前端部への組織移植など，いろいろのことを考えていたが，そうした実験を行う機会をのがしてしまった．

前頭葉は理性の最高の座であると一般に信じられている．系統発生からみても，個体発生の観点でも，前頭葉にヒトの精神的な特性があるとみなすことに何ら疑いがない．しかし，理知とは何かということになると，医学的に，あるいは生物学的にみて，きわめてあいまいな言葉であって，知覚によって得た情報をもとにして，判断し，推測あるいは思考し，洞察して，当面の状況に適合した行動をいとなむ過程であろうが，これには欲望，愛憎，悲喜などの情緒が加わって，最終的な決断が左右されることになる．このような精神過程がニュ

ーロンと神経回路網を知ることによって,どこまで解明されるであろうか. す こぶるむずかしい問題である. ただここでいえることは,精神過程の根底にな るものは,経験あるいは学習によって脳内に貯えられた知識,すなわち記憶で あって,その知識は個体の意識とは関係なく,行動を左右するものである. こ の意味から,精神や理知について研究に挑むためには,まず最初に記憶と忘却 の生理過程からすすむのが途を拓く一つの鍵になるであろうし, これにかかわ る脳のホルモンの役割は大きいと考えたい. 以下記述するところはこの線に沿 った研究の一端である.

文　献

Bannon, M. J. and Roth, R. H. (1983) Pharmacology of mesocortical dopamine neurons. *Pharmacol. Rev.* **35**: 53-68

Braitman, D. J., Auker, C. R. and Carpenter, D. O. (1980) Thyrotropin releasing hormone has multiple actions in cortex. *Brain Res.* **194**: 244-248

Britton, D. R., Varreln, M., Garcia, A. and Kosenthal, M. (1986) Dexamethasone suppresses pituitary-adrenal but not behavioral effects of centrally administered CRF. *Life Sci.* **38**: 211-216

Caldwell, J. D., Drago, F., Prange, A. J., Jr. and Pedersen, C. A. (1986) A comparison of grooming behavior potencies of neurohypophyseal nonapeptides. *Regul. Pept.* **14**: 261-271

Dunn, A. J., Green, E. J. and Isaacson, R. L. (1979) Intracerebral adreno-corticotropic hormone mediates novelty-induced grooming in the rat. *Science* **203**: 281-283

Gmerek, D. E. and Cowan, A. (1982) Classification of opioids on basis of their ability to antagonize bombesin-induced grooming in rats. *Life Sci.* **31**: 2229-2232

Itoh, S., Hsiao, S. and Katsuura, G. (1985) Dopaminergic behavior in frontal decorticated rats. *Physiol. Behav.* **35**: 109-112

Itoh, S. and Katsuura, G. (1985) Frontro-cortical regulation of β-endorphin actions in the rat. *Peptides* **6**: 237-240

Iversen, S. D. (1971) The effect or surgical lesions to frontal cortex and substantia nigra on amphetamine response in rats. *Brain Res.* **81**: 295-311

Kaltwasser, M. T. and Crawley, J. N. (1987) Oxytocin and cholecystokinin induce grooming behavior in the ventral tegmentum of the rat. *Brain Res.* **428**: 1-7

Katsuura, G. and Itoh, S. (1985 a) Behavioral effects of cholecystokinin and vasoactive intestinal peptide in neofrontal-decorticated rats. *Ann. N. Y. Acad. Sci.* **448**: 616-620

Katsuura, G. and Itoh, S. (1985 b) Effects of cholecystokinin and vasoactive intestinal peptide on locomotion and rearing in neofrontal decorticated rats. In: Endocoids. (H. Lal, F. LaBella and J. Lane, Eds.) pp. 147-150, Alan R. Liss, New York

Katsuura, G., Yoshikawa, K., Itoh, S. and Hsiao, S. (1984) Behavioral effects of thyrotropin releasing hormone in frontal decorticated rats. *Peptides* **5**: 890-903

Kerwin, R. W. and Pycock, C. J. (1979) Thyrotropin releasing hormone stimulates release of [^{3}H]-dopamine from slices of rat nucleus accumbens *in vitro*.

Manberg, P. J., Nemeroff, C. B. and Prange, A. J., Jr. (1979) Thyrotropin releasing hormone and amphetamine: a comparison of pharmacological profiles in animals. *Prog. Neuropsychopharmacol.* **3**: 303-314

Millington, W. R., Mueller, G. P. and Lavigne, G. J. (1992) Cholecystokinin type A and type B receptor antagonists produce opposing effects on cholecystokinin-stimulated β-endorphin secretion from the rat pituitary. *J. Pharmacol. Exp. Ther.* **261**: 454-461

Raffa, R. B., Heyman, J. and Rorreca, F. (1986) Intrathecal FMRF amide (Phe-Met-Arg-Phe-NH$_2$) induces excessive grooming behavior in mice. *Neurosci. Lett.* **65**: 94-98

3. 脳のコレチストキニン

十二指腸粘膜に胆嚢の収縮をおこす生物活性物質のあることを，Ivy と Oldberg が発見したのは 1928 年であり，彼らはこれをコレチストキニン（cholecystokinin；CCK）と名づけた．その後 1943 年に Harper と Raper は小腸粘膜の抽出物を動物の静脈内に注射すると，膵酵素の分泌がさかんになることをみとめ，これをパンクレオチミン（pancreozymin；PZ）と命名した．これらのホルモンの化学構造は Jorpes と Mutt（1966）によって明らかにされ，CCK と PZ とは同じペプチドで 33 個のアミノ酸によってできていることが示された（図3.1）．これは通常 CCK-33 と呼ばれているが，N 端にさらにアミノ酸 6 個が加わった CCK-39 があり，また CCK-58 も血液中その他の組織内にあることがわかった．C 端 8 個のオクタペプチド（CCK-8）は生理的にとくに重要な役割をになっている．その作用に必要なことは，分子中のチロシンに硫酸基がついていることで，硫酸基のないものには，ほとんど生物活性がない．

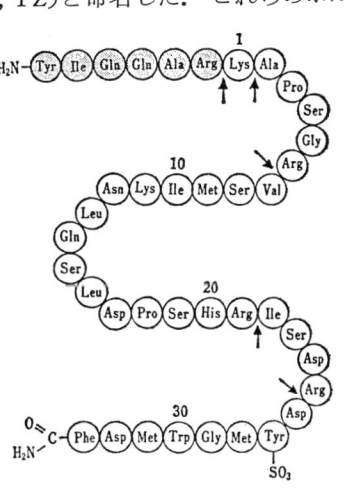

図 3.1　CCK-33のアミノ酸配列．N 端にさらに 6 個のアミノ酸のついたのが CCK-39．矢印は分解酵素によって切り離される可能性のある部位を示す．

いろいろなペプチドホルモンの化学構造をみると，互に似かよった構造をもつものがあって，これをファミリーと呼んでいる．おそらく同じ祖先ペプチドから分化したものとみられ，CCK によく似たペプチドは原始的な神経をもつ

腔腸動物のヒドラにもある．高等動物では CCK がガストリンによく似ている．魚類ではまだこの二つのホルモンを区別することができないが，爬虫類や鳥類になると，両者が別個のペプチドとして作られるようになる．両生類はその移行期にあたり，カエルの一種 *Hyla caerulea* の皮膚から分泌されるセルレイン(caerulein, CER)は CCK によく似た構造をもっている．表3.1にみるように，CCK-8 と CER とは非常によく似ており，生物効果は CER のほうがはるかに強い．

表 3.1 CCK-8 と類似ペプチドのアミノ酸配列．

cholecystokinin	Asp-Tyr-Met-Gly-Trp-Met-Asp-Phe-NH$_2$ | SO$_3$H
caerulein	p-Glu-Gln-Asp-Tyr-Thr-Gly-Trp-Met-Asp-Phe-NH$_2$ | SO$_3$H
phyllocaerulein	p-Glu-Glu-Tyr-Thr-Gly-Trp-Met-Asp-Phe-NH$_2$ | SO$_3$H
gastrin	-Glu-Glu-Glu-Ala-Tyr-Gly-Trp-Met-Asp-Phe-NH$_2$ | SO$_3$H

3.1 CCK の脳内分布

CCK-8 はガストリンと同様に腸管のペプチドと考えられていたが，ガストリンの抗体に反応するペプチドが脊椎動物の脳にあることが報告され(Vanderhaeghen ら，1975)，ついで CCK-8 が脳にあることがわかった(Robberecht ら，1978；Innis ら，1979；Vanderhaeghen ら，1980；Beinfeld ら，1981)．Dockray (1980)はラットの脳の CCK 濃度が空腸におけるより 3〜4 倍も高いこと，そしてラットの空腸の CCK は主として CCK-33 であるが，大脳皮質では CCK の 90% 以上が CCK-8 であることを報告した．

CCK の脳内分布をみると，ラット(Beinfeld ら，1981；Goltermann ら，1981)，ブタ(Rehfeld, 1978)，その他の動物で大脳皮質に格段の高濃度にふくまれている．Beinfeld ら(1981)の報告から各領域の含量を計算すると図3.2のようになり，脳内の CCK-8 の 75% は大脳皮質にふくまれているといえる．また Goltermann らの測定成績をみると，ラットの大脳皮質の CCK-8 は 800 pmol/g であり，海馬で 90，その他の領域では 3.5 となっている．Emson ら

3.1 CCK の脳内分布

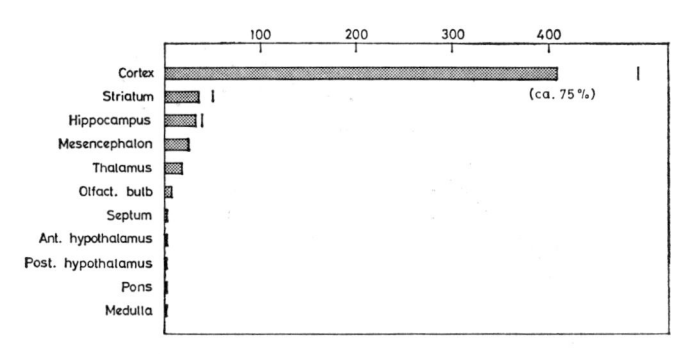

図 3.2 ラットの脳内諸領域での CCK 分布の割合（Beinfeld ら（1981）の測定値から計算したもの）.

(1982)がヒトの脳で CCK 様免疫反応物質を測った成績をみると，表 3.2 のようになっている.

表 3.2 ヒトの脳内 CCK 様免疫反応性物質の濃度（pmol CCK-8/g 新鮮重量）.

部 位	CCK-8	部 位	CCK-8
終脳		鉤状回	525
前頭葉皮質		中隔	177
ブロードマン領野　4	501	前穿孔物質	214
〃　　　　　　　6	551	尾状核	223
〃　　　　　　　8	447	側坐核	318
〃　　　　　　　9	953	被殻	151
〃　　　　　　10	419	淡蒼球（外側）	37
〃　　　　　　11	697	〃　（内側）	71
〃　　　　　　25	1015	間脳	
〃　　　　　　32	1178	視床下部	255
側頭葉皮質		腹内側核	77
ブロードマン領野 20	648	前外側視床核	87
〃　　　　　　21	676	腹内側視床核	121
〃　　　　　　28	489	視床枕	27
〃　　　　　　38	642	松果体	22
帯状回皮質		中脳	
ブロードマン領野 24	864	赤核	29
側頭葉皮質		黒質（緻密部）	111
ブロードマン領野　7	305	室周灰白質	113
〃　　　　　　3,1,2	508	菱脳	
後頭葉皮質		小脳皮質	10
ブロードマン領野 17	358	オリーブ核	20
脳梁	23	歯状核	18
海馬	516	橋	20

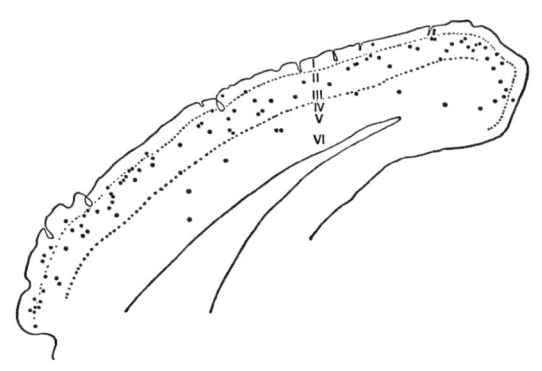

図 3.3 ラットの後頭極大脳皮質での CCK 陽性ニューロンの分布．黒い小さい点で CCK ニューロンを示す（Peters ら，1983）．

ラットの後頭極大脳皮質で CCK 免疫反応陽性ニューロンの分布をみると，図3.3にみるようにII，III層に多く，この2層にある CCK 陽性細胞を図3.4に示した．

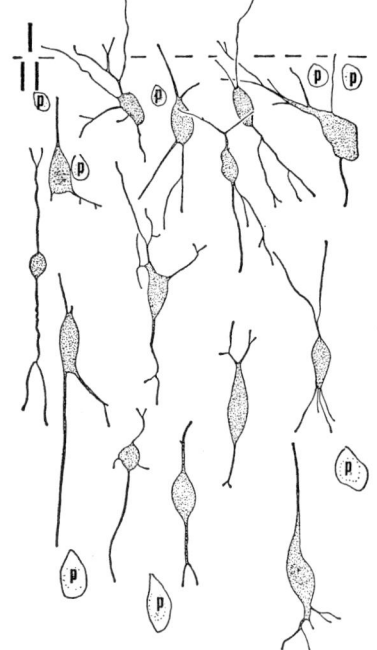

図 3.4 ラットの大脳皮質II，III層にある CCK 陽性細胞（p は錐体細胞）（Peters ら，1983）．

Sakamoto ら（1984）によると，ヒトの大脳皮質の前および後中心回で CCK-8 をふくむニューロンは，多極性，双房性および双極性の非錐体細胞で，CCK-8 は細胞質内にふくまれていて，この部位で陽性細胞はII層とIII層に多いという．ラットとサルの大脳皮質で CCK ニューロンを調べた Hendry ら（1983）の報告をみると，ラットでは皮質のすべての領域で CCK ニューロンが全層にわたって，主として双極性細胞にある．サルの前および後中心回と上部頭頂葉でもすべての領域に CCK ニューロンがあった．CCK ニューロンの細胞体と樹状突起はシナプスを受けることが比較的少ないが，対称

性ならびに非対称性の軸索・細胞質および軸索・樹状突起シナプスがあった．CCK 免疫反応性を示す軸索の終末の大部分は対称性シナプスを作って，錐体細胞と非錐体細胞の細胞体および近位樹状突起と最もしばしば対称性シナプスを作っている．そして CCK ニューロンの細胞体と突起は，血管および他のニューロンときわめて密接なシナプスによらない連絡があって，ニューロンの興奮性の維持と脳の血流に関与することが示唆されると記載している．

各種哺乳動物の脳で，CCK-8 が高濃度にふくまれているのは，大脳皮質以外に，導水管周囲灰白質，背内側視床下部があるし，海馬の錐体層と縫線核の背部にもかなりの細胞群が見い出されている．Vanderhaeghen ら(1980)がラットの脳と下垂体でガストリン/CCK 様ペプチドの分布を調べた結果，免疫反応陽性の細胞体と線維が嗅覚性構造，視索前の神経核，乳頭体以外の視床下部核，中隔の吻側直線群，Dahlström と Fuxe の A-10，A-9 および A-8 領域にあって，この分布はドーパミン(DA)作動性ニューロンに似ている．そして，線条体，視床下部，中隔，その他大脳半球の諸構造に線維がひろく分布していることは，内側前脳束に陽性線維があることとともに，黒質線条体路をふくめ上行性中脳経路のあることに一致するという．

CCK の脳内分布については，上述の他きわめて多数の文献があって，ラットでは扁桃核と視床下部に多数の陽性線維があるし，陽性細胞は室傍核，視索上核，視床下部の背内側核，その他脳幹の神経核にもみられ，陽性線維は下垂体後葉，脊髄，さらに脊髄神経節にもある．

ウサギの大脳皮質には多数の CCK 陽性細胞体があると報告されている．CCK は大脳皮質においても，視床下部でも，シナプトソームにふくまれており，in vitro でラットの皮質組織切片からの放出を調べると，小胞内の CCK-8 が Ca^{2+} によって放出される．したがって，おそらく CCK-8 は脳で神経伝達物質ないし神経修飾物質としての役割をもつと考えられた(Emson ら，1980)．Pinget ら(1979)もラットの大脳皮質のシナプトソームの多い細胞分画に CCK とその C 端断片が多くふくまれていることをみとめ，この分画は K^+ と Ca^{2+} を含むメジウム中で CCK-8 の放出を200％も増加することをみとめ，CCK がシナプス機能に何らかの役割をもつと考えた．

海馬の CCK

Handelmann ら(1981)はラットの海馬に多数の CCK 含有細胞体があること，そしてその線維は海馬内に分布していることをみとめ，海馬の CCK ニューロンは錐体および顆粒細胞の活動を修飾する介在ニューロンとして作用する

とみなした．モルモットの海馬でCCK細胞体は鉤状回表層内および歯状回門部の多形帯内で錐体層内とその周辺に最も多く，陽性軸索もほぼ同じ部位に豊富で，また苔状線維系にもCCK免疫反応性がみられた．モルモットのこの部位にはエンケファリンのあることがみとめられているから，CCKとエンケファリンは苔状線維に共存するかもしれない(Gall, 1984)．マウスでもCCK免疫反応性は海馬全体に分散するニューロンにみられ，錐体細胞層とCA1の網状・分子層の軸索にある．要するに，海馬の局所回路ニューロン内でのCCKの分布は動物の種によって多少の違いがあるが，それは海馬の軸索内のCCKの所在の差とみられる(Gallら，1986)．ヒトの海馬でもCCKは，海馬角槽と多形細胞層の小さい水平に走る多極性ニューロン，多形細胞層とアンモン角の錐体細胞層，鉤状回と嗅内野のⅡ, Ⅲ層にある垂直に向う双極性あるいは多極性ニューロン，海馬門にある大きい双極性ニューロンに検出される．CCKの神経線維の量は海馬のそれぞれの部位で違っていて，これらの線維はアンモン角のCA2とCA3の錐体細胞の周囲と顆粒細胞のまわりにとくに多く，CCK神経終末とこれら二つの領域の顆粒細胞との間にシナプス関係があると考えられる(LotstraとVanderhaeghen, 1987)．これらの知見は，CCKが海馬の機能性回路に関係をもつことを暗示している．海馬は記憶過程にとくに重要な役割をもつことからみて，これらCCK-8の分布は重要な意義をもつといえよう．

以上のようにCCKの脳内分布は，研究者によって成績に若干の違いがあるし，動物の種による差も無視できないが，CCKが大脳皮質にきわめて豊富であるとはいうものの，脳内にひろく分布していることは確かである．

3.2 脳のCCKレセプター

脳にCCKレセプターがあることは，Saitoら(1980)およびInnisとSnyder (1980 a, b)によって報告された．その分布は脳内に一様ではなく，また動物の種類によっていくらか違っている(Williamsら, 1986)．表3.3はSaitoらの成績である．ラットでもモルモットでも結合部位が高いのは大脳皮質，嗅球，扁桃核，海馬および線条体であるが，モルモットの小脳にCCK結合部位があっても，ラットにはないという(MantyhとMantyh, 1985)．しかし結合部位は

表 3.3 ラットの脳における CCK レセプターの部位差(fmol/mg タンパク質×10^2) (Saito ら, 1981).

部 位	特異的 CCK 結合	部 位	特異的 CCK 結合
大脳皮質	106	視床下部	51
嗅球	112	後脳	14
尾状核	90	中脳	9
海馬	52	小脳	0

大脳皮質，嗅球，尾状核，視床下部および海馬に多いことが一般にみとめられている．ラットとモルモットで CCK レセプターの脳内分布に違いがあることは Niehoff (1989)によっても報告され，その差は嗅球，尾状核・被殻，扁桃核，大脳皮質のいくつかの部位，視床下部腹内側核，小脳，さらに中脳と脳幹のいくつかの神経核でも有意であったという．こうしたことは，CCK について実験をする際，実験動物を選択し，さらにその結果を判定するにあたって，種による違いを慎重に考慮しなければならないことを示唆している．

Köhler と Chan-Palay (1988)は霊長類の海馬領域で CCK-8 レセプターの分布を調べた．それによるとサルでは前アンモン角台部の第2層，嗅内野の第1,2,4層および歯状野の分子層の内側3分の2の部分に多く，嗅内野の第3層，前アンモン角台部の深層，鉤状回の全層と，アンモン角の CA1 および CA3 では中等度ないし低かった．ヒトの脳では，結合部位が最も多いのは前アンモン角台部の第2層と外側嗅内野の第2層であり，アンモン角と歯状野では中等度ないし低かったという．これらのレセプターの分布は一部ラットのそれに一致するが，海馬内での CCK-8 レセプターの局在には系統発生学的に違いがあるとみなされる．

なお精神分裂病患者の側頭葉，海馬および扁桃核で，CCK 様免疫反応性が低下しており，ハンチントン舞踏病の患者の大脳基底核と大脳皮質でも CCK 結合が低下しているという報告がある．そして精神分裂病患者では CCK-33 に対する特異的結合が，海馬で 40％，前頭葉皮質で 20％ 低下しているが，扁桃核と側頭葉皮質あるいは尾状核では変化がないという報告がある(Farmery ら，1985)．

脳の CCK レセプターの研究がすすめられるにつれ，それが膵臓の CCK レ

セプターと違った構造をもつと考えられるようになり(Sakamoto ら, 1984), モルモットの大脳皮質に2種類の CCK 結合部位があり(Durieuk ら, 1986), オートラジオグラフィーでもラットの脳で二つの違った結合パターンがみられた(Moran ら, 1986). このことから CCK レセプターには二つの形があって, 末梢型のAと中枢型のBがあると考えられるようになった. このことは CCK 分子断片の親和性と薬理作用の強さの違いやその分布によって区別され, さらに CCK-A と CCK-B レセプターは刺激物質の効果にあずかる細胞の機序が大きく違っていることがわかった. Aレセプターはグアニン・ヌクレオチド結合タンパク質(Gタンパク質)を介して, イノシトール・リン脂質の分解とホスホリパーゼ C の活性を調節する(Merritt ら, 1986; Williams と McChesney, 1987). これに反して, Bレセプターに関係する第2メッセンジャーはわかっていない. Aレセプターと同様の作用機序があるかどうかは今後に残された研究課題である.

3.3 CCK 拮抗物質

CCK レセプターに関連して近年注目を浴びているのは, 拮抗物質の開発である. CCK 類似体として, 酸化されにくく, アミノペプチダーゼで容易に分解されないものとして [D-Tyr^{25}, Nle^{28,31}] CCK-(25〜33)があり, このペプチドはGタンパク質と共役したレセプターに結合すると示唆され, 大脳皮質の膜に高い親和性をもっており, 後述の B 型拮抗物質 L-365, 260 によって影響をうけるから, B型のレセプターに結合すると考えられ, この類似体について薬理作用を調べることは大いに興味がある. しかし, その研究については現在まだ確実な報告がないようである(Carlberg ら, 1990, 1991).

一方, CCK-(26〜32)の類似体, ことに Ac-CCK (26〜32)-NH$_2$ (Gardner ら, 1984)と CCK-(27〜32)-NH$_2$ (Spanarkel ら, 1983)はいずれも CCK に対して拮抗作用をもっている. これら二つは C 端の Phe を欠いており, このアミノ酸が CCK の生物活性に必要なことを暗示している. この他, dibutyryl cGMP が CCK 拮抗物質として作用すること(Peikin ら, 1979; Davison と Najafl-Farashah, 1982; Poitras ら, 1980), ベンツォトリプトにも拮抗作用があるといわれている(Hahne ら, 1981; Bishop ら, 1992; Bradwejn と de

Montigny, 1984; Kubota ら, 1986). しかし, これら拮抗物質の効果はさほど強いとはいえない. これら拮抗物質の構造を CCK-8 のそれとともに図 3.5 に示した.

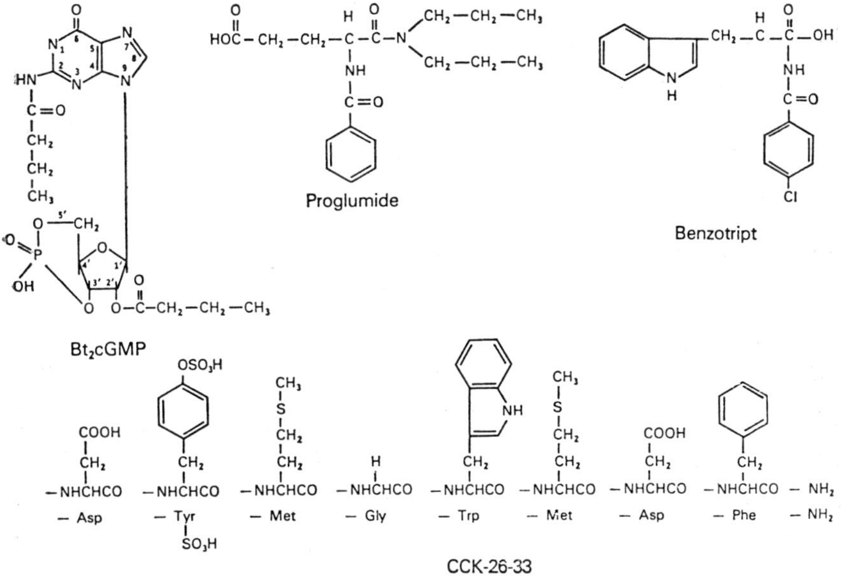

図 3.5 dibutyryl cGMP, proglumide, benzotript と CCK-(26-33) すなわち CCK-8 の構造 (Gardner と Gensen, 1984).

プログルミド

　CCK 拮抗物質の研究で大きく前進したのはプログルミド (DL-4-benzo-amido-N, N-dipropylglutaramic acid) が CCK に拮抗して膵酵素の分泌を抑制することがわかったことである (Hahne ら, 1981). ついでプログルミドは腹側天蓋領野の DA ニューロンと前頭葉前部の皮質の DA と関係のないニューロンで CCK による興奮を抑制することがわかった (Chiodo と Bunney, 1983). 著者らの研究でラットの行動をオープンフィールド法で調べたとき, CCK-8 は脳室内に注射しても, 皮下に注射しても, 自発運動と立ち上がりを減少するが, プログルミドの同時投与によって CCK-8 の効果が消失すること (Katsuura ら, 1984), CCK-4 は CCK-8 とは逆に自発運動をさかんにし, 立ち上がり行動をいちじるしく増加するが, プログルミドによってその変化がいっそう強く

なり，これは内因性 CCK-8 の鎮静効果がなくなるためとみなされた（Hsiao ら，1984）．また，ラットの脳室内に β-エンドルヒンと同時にプログルミドを投与すると，この内因性オピエートの鎮痛ならびにカタレプシー発現効果がいちじるしく増強した（Katsuura と Itoh，1985）．これは内因性 CCK の β-エンドルヒンに対する拮抗作用がなくなるためであろう．

その後プログルミドの中枢あるいは末梢投与で，CCK による膵酵素の分泌効果と満腹作用の消失について多数の報告があった．また，プログルミドの各種類似体についても CCK に対する拮抗作用を調べた報告があるが（Jensen ら，1985），研究の焦点はこれよりはるかに特異的で強力な拮抗物質の開発に向かってすすんだ．それは以下の化合物である．

CR 1409

その一つはプログルミドに似るグルタミン酸の誘導体で CR 1409 と名づけられ（Makovec ら，1986 a, b），とくに 4-ベンザミド-グルタミン酸誘導体はプログルミドより抗 CCK 活性が 100 倍も強いことが，モルモットの胆囊に対する作用でわかり，CCK の腹腔内注射によっておこる飽食効果を抑制する点ではプログルミドよりおよそ 4000 倍も強かった．しかし CR 1409 を腹腔内に注射しても，脳室内に注射しても，脳室内に注射した CCK-8 の飽食作用に対して拮抗することがなかったので，CCK レセプターにはおそらく二つの違った形のものがあると推測された．CR 1409 はモルモットの摘出小腸でみるとき，CCK に対して選択的に拮抗作用をもっており，セルレイン（CER）にも同様に作用するが，他の薬物あるいはホルモンによる腸管の収縮に対しては影響がない（Bartho ら，1987）．

CR 1409 の作用部位に関して，Ambrose ら（1989）はマウスの腹部を刺激したときのからだの伸展がチロシンに硫酸基のない CCK-8-NS を脳室内に注射するとみられなくなり，この反応は A レセプターでなく，B レセプターを介するものと考えた．またこれら拮抗物質を脳室内に注射したとき，硫酸基のある CCK-8 および CCK-4 の脳室内投与による抗伸展効果がふせがれた．したがって，このような CCK-8-NS の抗伸展効果は末梢の A レセプターを介するものでなく，おそらくその作用部位は脳の B レセプターであると考えられた．なお，CR 1409 をラットの静脈内に持続注入すると，血漿 CCK 値が上昇すると

報告されているが(Jansen ら，1989)，その作用機序は明らかでない．ラットとマウスで CR 1409 によって実験的膵炎がよくなるともいう(Makovec ら，1986)．

Niederau ら(1986)はプログルミドの類似体として，DL-4-(3,4-dimethyl-benzoyl-amino)-5-(di-*n*-pentyl-amino)-5-oxo-pentanoic acid と DL-4-(3,4-dichloro-benzol-amino)-5-(di-*n*-pentyl-amino)-5-oxo-pentanoic acid の CCK 拮抗作用を調べ，これらがマウスの膵細胞膜への CCK の結合と，CCK によるアミラーゼの放出を抑制し，その効果はプログルミドに比べて 4000 倍も強く作用する．しかしその作用は脳におけるより膵組織への CCK の結合を抑制する点では 300 倍強力であったという．

イタリアのロッタ社で作った CR 1409，CR 1392 と CR 1505，それとメルク社のアスパーリシン(asperlicin)および L-364, 718 はすべて CCK 拮抗物質で

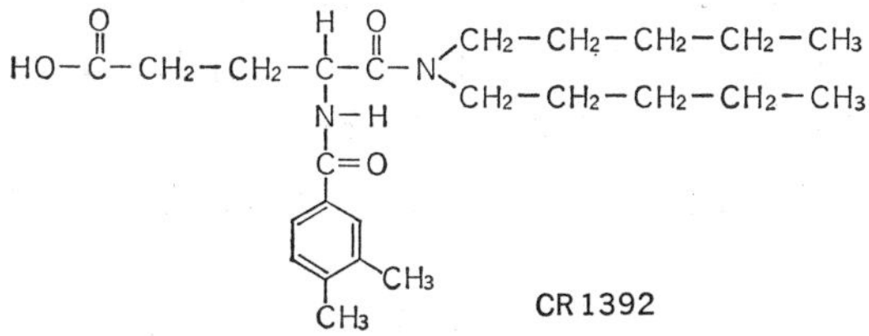

CR 1392

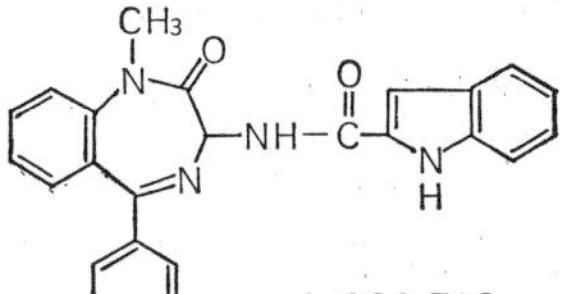

L-364, 718

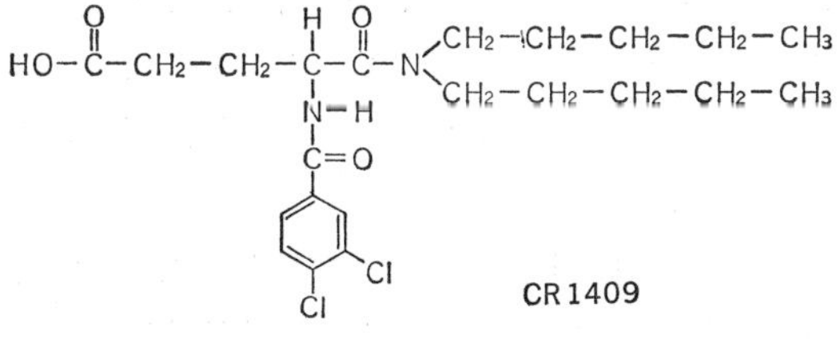

CR 1409

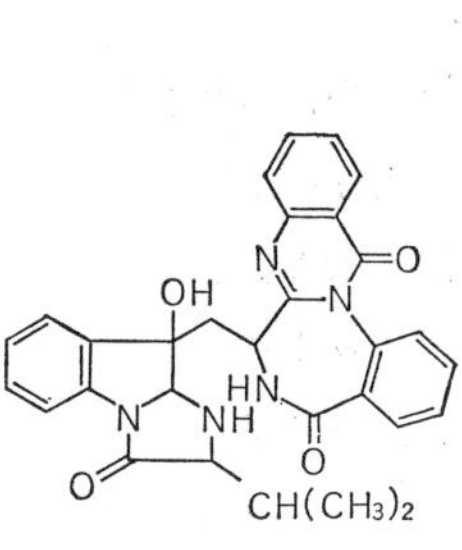

Asperlicin

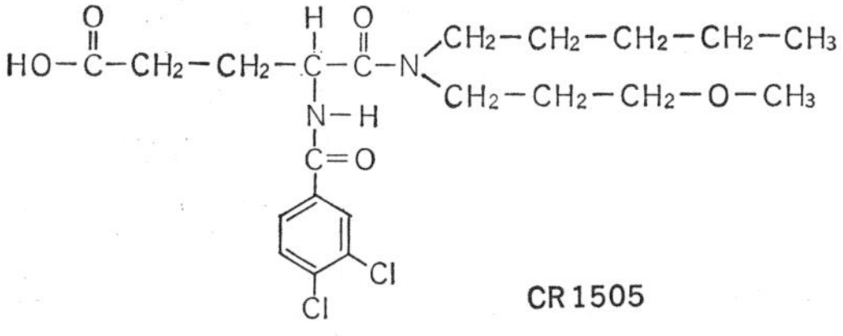

CR 1505

図 3.6 各種 CCK レセプター拮抗物質の構造．分子量は proglumide：334，CR 1392：441，CR 1409：462，CR 1505：483，L-364,718：408，asperlicin：535．

あって，プログルミドとアスパーリシン以外はすべて CER による膵分泌をなくしてしまう．そして in vivo で CER 刺激による膵分泌を抑制する強さは in vitro で検査した成績と一致しており，とくに効果の強いのは CR 1409 と L-364, 718 である(Niederau ら，1989)．これら拮抗物質の構造を図3.6 に示した．

L-364, 718

キノコの一種 *Aspergillus alliaceus* からペプチドでない強力な CCK 拮抗物質が取り出され，L-364, 718 と名づけられた(Chan ら，1985; Evans ら，1987)．これは CCK に対して特異性が高く，経口投与でも効果があることがわかった(Evans ら，1986)．これは CCK-8 による胃からの食物の輸送を抑え，摂食量を抑制し，腸管の収縮に拮抗する．また CCK-8 による膵臓からのタンパク質とアミラーゼの分泌に拮抗した．このように CCK に対して特異的な拮抗作用をもっていることがわかった(Lotti ら，1987; Hosotani ら，1987)．摘出遊離したラットの膵細胞で L-364, 718 による CCK-8 のアミラーゼ放出作用をみると，これは CR 1409 より 600 倍，プログルミドより 200 万倍強力であるという(Louie ら，1988)．

L 364, 718 は *in vivo* で CCK-8 の作用を抑制するが，ボンベシンの膵臓に対する作用には影響しないし(Anderson と Dockray, 1988)，CER あるいは CCK-8 の連続投与によって膵臓に肥大をみるが，これは L-364, 718 で抑制される．しかしボンベシンとニューロメジン C による肥大には抑制効果がない(Zueker ら，1989; Schmidt ら，1989)．

L-364, 718 が末梢で CCK-8 の効果を抑制することについて多数の報告が発表されており，加えて CCK-8 の摂食抑制作用に対してもこの拮抗物質が作用して，ラットの摂食を増加することがみとめられている(Hewson ら，1988; Reidelberger と O'Rourke, 1989; Miesner ら，1992; Corwin ら，1991)．

ただここでお断りしておかなければならないのは，今まで L-364, 718 と呼ばれていたものが，MK 329 あるいはデバツェピッド(devazepide)とも記載されており，この分野以外の研究者には少なからず混乱をまねいていることである．

これまで述べたように L-364,718 は末梢で働いて CCK-8 の作用をなくしてしまうのであり，CCK-8 による摂食抑制作用だけでなく，末梢に投与した CCK-8 の行動作用に対しても拮抗作用があって，それはプログルミドあるいはベンツォトリプトより少なくとも 100 倍強力であるという(Khosla と Crawley, 1988)．マウスで CCK-8 によって起こる運動性の低下は A レセプターの拮抗物質でみられなくなるが，B レセプターの拮抗物質では影響をうけない(Hirose ら, 1992 ; O'Neill ら, 1991)．また，CER は電気的自己刺激を著明に抑制するが，L-364,718 と同時に投与すると，CER の抑制効果が減弱すると報告されている(Hamilton ら, 1990)．

　A レセプターは消化管をはじめ，末梢にある CCK レセプターであり，脳にあるレセプターは B 型であると一応みなされているが，必ずしも厳密に区別することはできないらしい．それは A 型のレセプターがヒトの背側延髄と髄膜腫にあり，B 型のレセプターが小細胞肺癌にあるし(Mailleux と Vanderhaeghen, 1990)，ラットの脚間核に A レセプターが検出されているからである(Hill ら, 1988 ; Staley ら, 1990)．これから先，中枢神経系にもっとひろく A レセプターが見い出されるかもしれない．

3.4　拮抗物質による記憶の喪失

　著者らはこれらの拮抗物質を使って記憶効果について実験を行った(Takashima と Itoh, 1989 ; Itoh と Takashima, 1989)．まずラットのプラットホーム跳び上がり能動性回避反応で，学習の直後に L-364,718 を 1～1000 ng，CR 1409 も同じく 1～1000 ng，プログルミドは 0.01～10 μg を脳室内に注射して，その翌日，5 日および 10 日後に，回避のための条件刺激としてブザーだけを鳴らしたとき，プラットホームへ跳び上がる回数をみたところ，L-364,718 と CR 1409 では 10 ng 以上，プログルミドは 1 μg 以上で，その翌日から回避回数が有意に減少した．腹腔内に注射しても同様の成績が得られ，これらの拮抗物質によって回避反応数が急速に減少した(図 3.7)．

　受動性回避反応で学習試行の直後に L-364,718 の 1～1000 ng，CR 1409 も同量，プログルミドは 10 ng～10 μg を脳室内に注射し，24 時間後の潜時をみても，前二者は 10 ng 以上で，プログルミドは 100 ng 以上を投与したラット

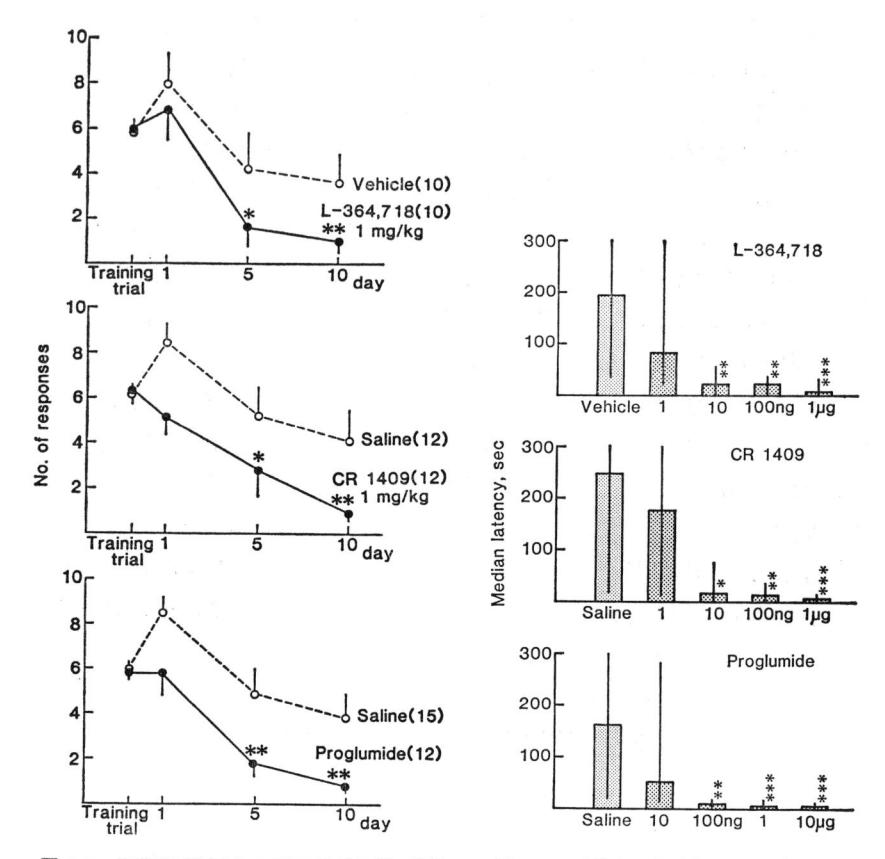

図 3.7 能動性回避反応でCCK拮抗物質の腹腔内注射による反応数の減少. 上段はL-364,718を1 mg/kg, 中段はCR 1409を同じく1 mg/kg, 下段はプログルミドを50 mg/kg注射. 溶媒または生理食塩水注射の対照群に比べて, これら拮抗物質によって反応数に顕著な低下がある.

図 3.8 受動性回避反応でCCK拮抗物質を脳室内に投与して24時間後に調べた回避潜時の中間値. これら拮抗物質によって著明な記憶障害がみられる.

で, その値が極度に低くなっており, 記憶が獲得されなかったか, あるいは保持されないと考えられる. このことは脳内にCCK-8の活性がないとき, 顕著な記憶障害をおこすことを示している(図3.8).

またMorris水槽法(p.107)で空間記憶を調べても, L-364,718およびCR 1409によって, 一度学習したプラットホームの位置をすっかり忘れてしまって, 水槽中をただぐるぐる泳ぎまわるだけになってしまう. 図3.9はいわゆるトランスファー・テスト(transfer test)で目標となる区画を忘れてしまったラ

3.4 拮抗物質による記憶の喪失

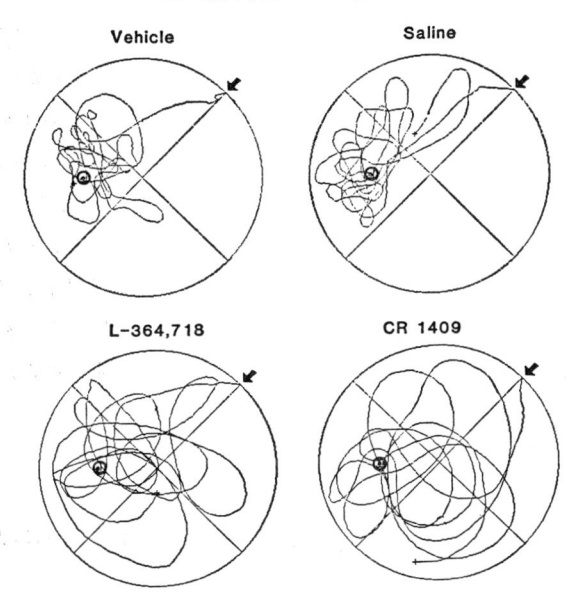

図 3.9 ラットを Morris 水槽法で水中にかくされているプラットホームの位置をあらかじめ学習させてから，プラットホームを水槽から取りのぞいて，遊泳テストをしたとき（トランスファー・テスト），テスト前に CCK 拮抗物質を投与すると，先に学習した位置をすっかり忘れてしまう．

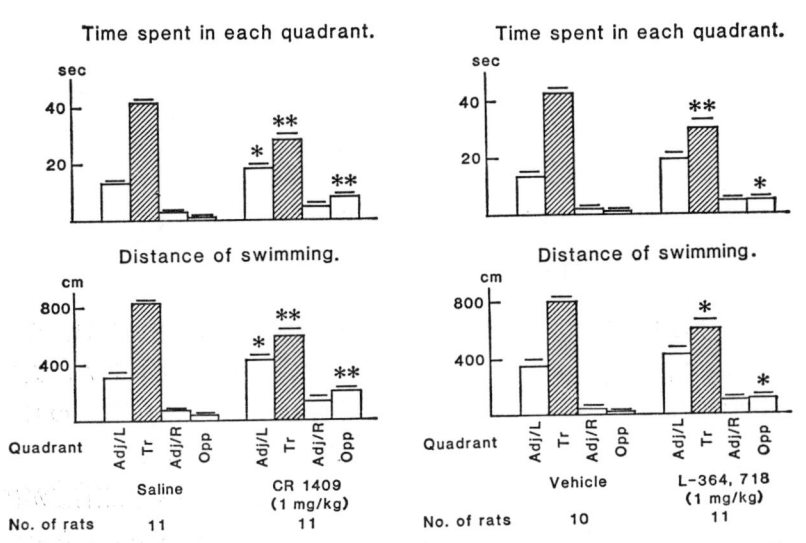

図 3.10 図 3.9 で示したテストで，プールの各区画で過ごす時間と距離を示す．学習区画（Tr）での値が拮抗物質の投与で有意に短縮する．

ットの行動をビデオで撮って画いた例である．溶媒あるいは生理食塩水を注射したラットはたとえプラットホームがなくても以前に学習した区画(Tr)内で時間を過ごすのにくらべて，これらの拮抗物質を注射したラットの行動はすっかり違っている．60秒間に四つの区画内にいた時間(秒)とそこで泳いだ距離(cm)は，図3.10にみるように，いずれもあらかじめ学習した区画(Tr)の値が小さくなり，左隣り(Adj/L)と反対側(Opp)の区画の値が大きくなった．この成績は，前述の受動性ならびに能動性回避行動の結果とともに，CCKレセプター拮抗物質によって脳内のCCK-8の作用がなくなると，記憶に大きい障害が現れること，言葉をかえるとCCK-8がなければ記憶することができなくなることを意味している．

L-365, 260

前述のCCK-Aレセプターと違って，Bレセプターが脳にあるとみなされ(MoranとRobinson, 1986)，CCK-Bとガストリン・レセプターに対する強力で選択的な拮抗物質としてL-365, 260 [(3R-(+)-2,3-dihydro-1-methyl-2-oxo-5-phenyl-1H-benzodiazepin-3-yl)-N'-(3-methylphenyl)-urea] が得られた(Lottiら, 1989)(図3.11)．これは脳のCCK-Bとガストリン・レセプタ

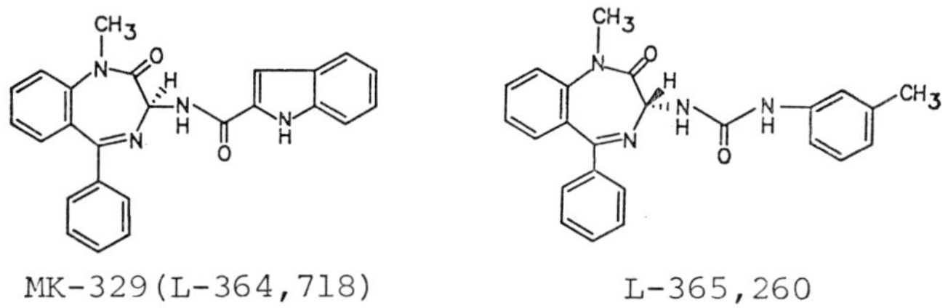

図3.11 CCK-AおよびCCK-B拮抗物質．

ーに結合するとともに，モルモットの胃腺にも結合するが，膵臓には結合しない(Changら, 1989)．各種の動物の脳でL-365, 260の結合をみると，大脳皮質でCCK-Bレセプターに対する親和性がいちじるしく高いが，膵臓のCCK-Aレセプターに対する親和性は低い(HillとWoodruff, 1990)．

ラットにCCK-4を末梢性に投与すると，プラス形迷路での探索行動が低下するが，これは各種のCCKレセプター拮抗物質でみられなくなる．それにはとくにL-365, 260が強力であることからみて，ラットの探索行動はCCK-B

3.4 拮抗物質による記憶の喪失

レセプターを介して変化するとみなされた(Harro と Vasar, 1991). マウスの運動性に対する CCK-A 拮抗物質のデバツェピッドと CCK-B 拮抗物質の L-365, 260 の影響をみると，両物質は逆の作用をもっており，デバツェピッドはアポモルヒンとセルレインの鎮静作用に拮抗するが，L-365, 260 はドーパミン(DA)と CCK 刺激物質の作用を増強した. これは両拮抗物質が中脳の DA 作動性ニューロンの調節に反対の作用をもつためであろうとみなされている (Vasar ら, 1991).

L-365, 260 は CI-988 とも名づけられ，これは不安状態を改善すると報告された(Hughes ら, 1990; Singh ら, 1991 a, b). ラットの X 迷路, 社会的相互作用およびマウスの明暗箱で不安状態にしたとき, CI-988 を腹腔内に投与すると，不安性がなくなった. この効果はクロールディアツェポキシドに似ているが，一方，CCK-A レセプター拮抗物質のデバツェピッドには効果がなかった. また CI-988 はラットの闘争テストでも恐怖様の状態をなくしたが，その効果の程度はクロールディアツェピンより約2.5倍弱かった. 末梢ではなく，中枢に B レセプター刺激物質を与えるとき，不安状態が高まるが，これは CI-988で消失し，デバツェピッドにはそうした効果がない. 要するに，CI-988 には不安をなくす作用があって，これは脳の CCK-B レセプターに拮抗することによると考えられる.

同じ生物活性物質の細胞膜への結合について，アドレナリン，ドーパミン，ヒスタミン，バゾプレシン，その他に対して2個以上のレセプターがあることはすでによく知られており，CCK-8 のレセプターにも A, B の二つがあることが薬理学的な研究で明らかになったが，CCK-8 が A タイプのレセプターに作用しても，末梢での効果ばかりではなく，上述のように中枢作用も現れることについて，その機序は現在ある程度わかっているが，なお詳しい研究の余地が残されている. しかしここに述べたことでとくに注目されるのは，CCK の拮抗物質によって記憶がすっかりなくなってしまうことであって，この知見から CCK-8 が生理的に記憶過程にかかわっているのではないかと考えられる. 本書ではこの問題に重点をおいて記述をすすめることにしたい.

3.5 CCKの類似体

　CCKとガストリンの構造をくらべると，硫酸化したチロシンの位置が違うことがある．ところが原索動物の *Ciona intestinalis* には下に示すようにC端から7位と6位にあるチロシンがともに硫酸基をもつことがわかり，これはチオニン(cionin)と名づけられた．

```
cionin      Asn-Tyr-Tyr-Gly-Trp-Met-Asp-Phe-NH₂
                 |   |
                SO₃ SO₃
CCK         -Asp-Tyr-Met-Gly-Trp-Met-Asp-Phe-NH₂
                 |
                SO₃
gastrin     -Glu-Ala-Tyr-Gly-Trp-Met-Asp-Phe-NH₂
                     |
                    SO₃
```

　このペプチドの哺乳動物での生物作用は，ガストリンよりも CCK に似ている．CCK/ガストリン系の祖先ペプチドの一つではないかと考えられる．
　前述のように，CCK の拮抗物質について活発な研究がすすめられる一方で，CCK-8 と同様に，しかしより強力な作用をもつ類似体の開発も重要な研究課題としてとり上げられるようになった．

　　　　Boc-Tyr(SO₃)-Nle-Gly-Trp-Nle-Asp-2-phenylethylamide　（JMV 170）
　　　　Boc-Tyr(SO₃)-Nle-Gly-Trp-Nle-Asp-2-phenylethylester　　（JMV 180）

CCK-8 の C 端フェニールアラニンを phenylethylester (JMV 180)あるいは phenylethylamide (JMV 170)にした上記の類似体について研究した Orosco ら(1990)の報告によると，この二つのペプチドはともに腹腔内注射で摂食に影響しなかったが，脳室内注射では摂食を減少し，その効果は JMV 170 のほうがいくらか強かった．JMV 180 はその投与ルートの如何にかかわらずモノアミンの代謝に変化をおこさなかったが，JMV 170 は大脳皮質の DA とその代謝物の値を低下した．この効果は脳室内注射後に強く，それに伴って，視床下部と皮質の 5-HT 代謝にも影響した．また，CCK-8 が末梢注射で摂食に強く作用するのとは違って，これら C 端 Phe を変えた類似体の摂食効果は中枢の作用部位にかかわるらしい．
　Mendre ら(1990)は Met^{28}-Gly^{29} を変えた CCK 類似体として表 3.4 に示す

3.5 CCKの類似体

7種のペプチドについて，各種の薬理学的効果を調べた．その結果を一言でいえば，Met-Gly 結合を変えることによって，CCK による線条体の DA 伝達を

表 3.4 Mendre ら(1990)が用いた CCK 類似体.

Boc-Asp-Tyr(SO$_3$)-Nle-Gly-Trp-Nle-Asp-Phe-NH$_2$	(1)
Boc-Tyr(SO$_3$)-Nleϕ(COCH$_3$)Gly-Trp-Nle-Asp-Phe-NH$_2$	(2)
Boc-Tyr(SO$_3$)-Nleϕ(CH$_2$CH$_2$)Gly-Trp-Nle-Asp-Phe-NH$_2$	(3)
Z-Tyr(SO$_3$)-Nleϕ(CH$_2$NH)Gly-Trp-Nle-Asp-Phe-NH$_2$	(4)
Boc-Asp-Tyr(SO$_3$)-Nle-DAla-Trp-Nle-Asp-Phe-NH$_2$	(5)
Boc-Asp-Tyr(SO$_3$)-Nleϕ(NHCO)Gly-Trp-Nle-Asp-Phe-NH$_2$	(6)
Z-Asp-Tyr(SO$_3$)-Nle-Ser-Trp-Nle-Asp-Phe-NH$_2$	(7)

促進する物質にもなれば，あるいは抑制する物質にもなるということである．各ペプチドの名前は上表の右側に記した番号で示すことにすると，ラットの膵腺細胞に対する作用力，すなわち末梢の CCK レセプターに対する効果は，1>2≈3>4≫7>5≈6 の順になっているが，モルモットの脳の細胞膜にある中枢性 CCK レセプターを認知する作用は，3≈2≈4≈1>6>7>5 の順になっていた．

マウスの線条体に注射したときの DA に対する効果は 3, 4, 5 が 1 と同程度の効果をもっていたが，2, 6, 7 には効果がなかった．中枢の CCK レセプターを認知する作用は 3>4>1>5 の順になっているが，マウスの線条体で回転運動をおこす作用は，それと違って 1≈5>4>3 であった．こうしたことから，中枢の CCK レセプターを強く認知する刺激性化合物は Nle^{28}-Gly^{29} 結合を変えることによって得られるが，これはマウスの大槽内注射で回転運動をおこすのとは一致していない．ここに構造-活性関係を見い出すことはできないが，Nle-Gly の結合が中枢神経系での内在性 CCK の生物活性に重要であることが示唆された．

また Maletinska ら(1992)は表 3.5 に示す CCK-7 類似体について薬理学的特性を調べた．胆嚢，膵分泌，摂食，立ち上がり，鎮痛，さらに膵および脳の細胞膜レセプターで ^{125}I-CCK の結合を抑制する作用についてみると，5位のメチオニンをネオペンチルグリシンにかえても CCK としての効果に変わりなかったが，CCK-A レセプターに対する親和性がおよそ4倍低下した．B レセプターに対する親和性には変化がなく，中枢性効果は強かった．7位のフェニールアラニンを変えた類似体は膵臓や胆嚢への親和性と作用力が低下したが，

Bレセプーに対する親和性は減ずることなく，中枢効果が軽度に低下するにとどまった．

表 3.5 Maletinska ら(1992)が用いた CCK-7 類似体．

BOC-CCK-7	
	BOC-Tyr(SO₃Na)-Met-Gly-Trp-Met-Asp-Phe-NH₂
BOC-[Neo⁵]CCK-7	
	BOC-Tyr(SO₃Na)-Met-Gly-Trp-Neo-Asp-Phe-NH₂
BOC-[Phe(2,4,6-triMe)⁷]CCK-7	
	BOC-Tyr(SO₃Na)-Met-Gly-Trp-Met-Asp-Phe(2,4,6-triMe)-NH₂
BOC-[Neo⁵, Phe(2,4,6-triMe)⁷]CCK-7	
	BOC-Tyr(SO₃Na)-Met-Gly-Trp-Neo-Asp-Phe(2,4,6-triMe)-NH₂
BOC-[Phe(2,4,6-triMe)⁵]CCK-7	
	BOC-Tyr(SO₃Na)-Met-Gly-Trp-Phe(2,4,6-triMe)-Asp-Phe-NH₂

Crawley ら(1984)が CCK-8 の C 端および N 端の分子断片 15 個について行動活性を調べた報告によると，つぎの二つのものだけに活性が認められ，他の小さい分子断片には効果がなかった．

H-Asp-Tyr(SO₃H)-Met-Gly-Trp-Met-Asp-Phe-NH₂
H-Tyr(SO₃H)-Met-Gly-Trp-Met-Asp-Phe-NH₂

このように Crawley らは N 端の Asp を必ずしも必要としないとしているが，これは著者らの記憶実験での結果と違っており，その成績は後述することにしたい(p.103)．

CCK レセプターの刺激物質として，A レセプターに強力に作用する A-71378，すなわち

desamino-Tyr(SO₃H)-Nle-Gly-Trp-Nle-(N-methyl)Asp-Phe-NH₂

が合成された．しかし，これは B レセプターに対する作用が比較的弱い(Lin ら，1990)．また，A レセプター刺激物質の A-71623 は末梢および中枢投与のいずれでも CCK レセプターを刺激して，空腹ラットでも絶食ラットでも，流動食の摂食を抑制する．一方，CCK-B レセプター刺激物質の A-63387 は末梢投与で効果がなく，脳室内投与によって摂食量が少なくなる．その効果をモル濃度で比較すると，A-71623 よりはるかに弱い(Asin ら，1992)．これら A および B レセプター刺激物質の構造を図 3.12 と図 3.13 に示した．

CCK-B レセプター刺激物質として，いま一つ報告されているのは BC 264, すなわち

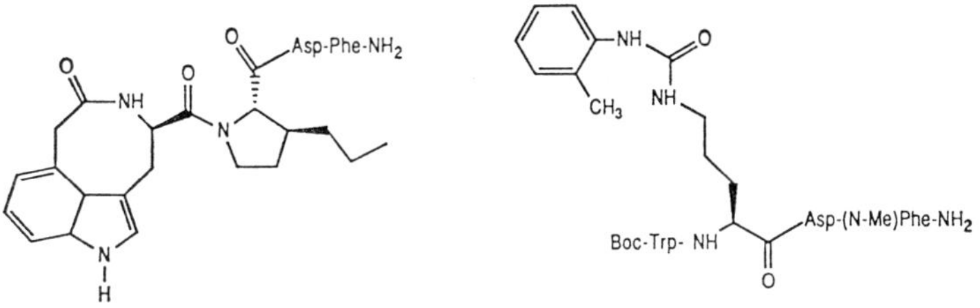

3.5 CCK の類似体

図 3.12 CCK 類似体 A-63387 と A-71623 の構造.

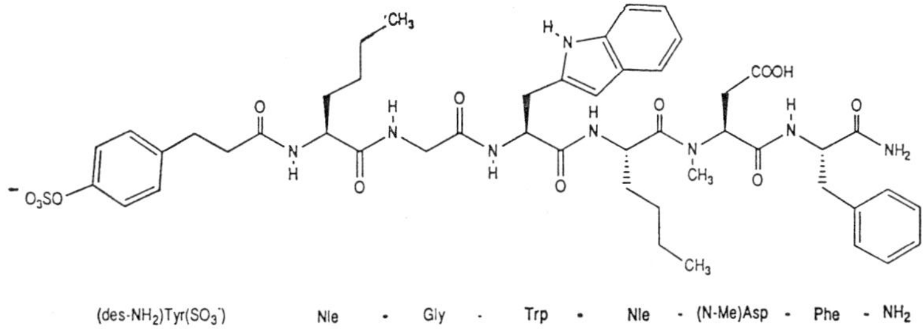

図 3.13 CCK 類似体 A-71378 の構造.

BOC-Tyr(SO₃H)-gNle-mGly-Trp-(NMe)Nle-Asp-Phe-NH₂

である.これをラットの側坐核の後内側部または前内側部に注射しても,Y 迷路での自発性行動および探索行動に影響しないが,同じ側坐核の前外側部へ注射すると,行動の変化が減少する.この効果は B 拮抗物質の L-365,260 でみられなくなるが,A 拮抗物質の MK 329 では影響がない.このような効果は CCK-8 の刺激物質 BDNL（BOC-diNle^{28,31}-CCK-7)でも同様である(Dauge ら,1992).

CCK-8 の類似体の一つの形として注目されるのは,環状ペプチドである.Charpentier ら(1987)は

BOC-Asp-Tyr(SO₃H)-Nle-D-Lys-Trp-Nle-Asp-Phe-NH₂

から,

BOC-Asp-Tyr(SO₃H)-Nle-D-Lys-Trp-Nle-Asp-Phe-NH₂

を作った.しかしこれはラットの膵臓からのアミラーゼ分泌効果が CCK-8 より 80 倍も弱かった.また,BOC[Asp^{28}, Lys^{33}]CCK$_{27\sim33}$ から,

　　　　┌─────────────────┐
　　BOC–Tyr(SO₃H)–Asp–Gly–Trp–Lys–Asp–Phe–NH₂

を合成したが，これには生物活性がなかった．そこでさらに二つの環状 CCK-8 類似体を合成した(Charpentier ら，1988)．それは

　　　　　　　┌──────────────────┐
　　BOC–D-Asp–Tyr(SO₃H)–Ahx–D-Lys–Trp–Ahx–Asp–Phe–NH₂
　　　　　　　┌──────────────┐
　　BOC–γ-D-Glu–Tyr(SO₃H)–Ahx–D-Lys–Trp–Ahx–Asp–Phe–NH₂

である(Ahx は 2-aminohexanoic acid)．その後，Charpentier ら(1988)はさらに二つの環状 CCK 類似体を作った．すなわち

　┌──────────────────┐
BOC–D-Asp–Tyr(SO₃H)–Ahx–D-Lys–Trp–Ahx–Asp–Phe–NH₂　　(compound I)
　┌──────────────┐
BOC–γ-D-Glu–Tyr(SO₃H)–Ahx–D-Lys–Trp–Ahx–Asp–Phe–NH₂　　(compound II)

である．これら I および II 化合物は中枢の CCK レセプターに特異的に結合し，強い親和性をもっており，膵細胞および小腸に対する作用は弱く，あるいはみられなかったという．

　Böhme ら(1989)も同様の実験で，これら類似体にふくまれる Ahx を Nle に変えた BOC-[Nle^{28,31}]–CCK-7（BDNL）と CCK-8 とについて，*in vitro* でラットの海馬切片で電気生理学的に細胞外記録をした結果，同濃度での作用力は BDNL＞CCK-8＞compound II＞compound I の順であったという．ここでいう compound II, compound I は

　┌──────────────┐
BOC–γ-D-Glu–Tyr(SO₃H)–Nle–D-Lys–Trp–Nle–Asp–Phe–NH₂　　(compound II)
　┌──────────────────┐
BOC–D-Asp–Tyr(SO₃H)–Nle–D-Lys–Trp–Nle–Asp–Phe–NH₂　　(compound I)

である．いずれにしても，BDNL と二つの環状 CCK 類似体はいずれも B レセプターを介して中枢神経系に作用するという．

　環状 CCK 類似体として，この他に表 3.6 に示す化合物があり(Rodriguez ら，1990 a, b)，これらの CCK-4 類似体は脳の CCK レセプターに高度に選択的に結合する．しかし，膵細胞への CCK-8 の結合を抑制する作用は弱く，アミラーゼ分泌刺激効果も非常に弱い．その基本的な構造は図 3.14 のようで，表 3.5 に示した四つの類似体のうち，脳の CCK レセプターへの結合は JMV 310 と JMV 320 がとくに強く，JMV 332 はそれよりはるかに弱く，JMV 328 が最も弱いという．しかし，このようなレセプター結合がどんな生物作用として

表 3.6 Rodriguez ら(1990)が用いた環状 CCK 類似体.

```
Ac-Tyr(SO₃H)-Lys-Gly-Trp-Lys-Asp-Phe-NH₂
            |                    |
            CO - (CH₂)₂ - CO                    (JMV 310)
Ac-Tyr-Lys-Gly-Trp-Lys-Asp-Phe-NH₂
       |                    |
       CO - (CH₂)₂ - CO                         (JMV 320)
H-Lys-Gly-Trp-Lys-Asp-Phe-NH₂
  |                    |
  CO - (CH₂)₂ - CO                              (JMV 328)
Ac-Lys-Gly-Trp-Lys-Asp-Phe-NH₂
    |                    |
    CO - (CH₂)₂ - CO                            (JMV 332)
```

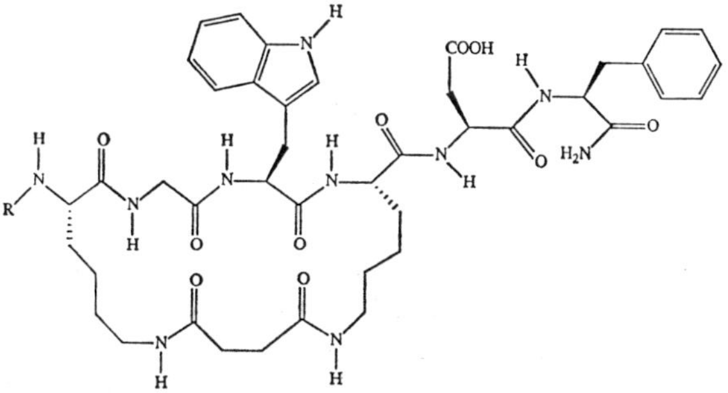

図 3.14 サイクリック CCK 類似体の化学構造. JMV 310: R=acetyl-Tyr(SO₃H)-, JMV 320: R=acetyl-Tyr-, JMV 328: R=H, JMV 332: R=acetyl (Rodriguez ら, 1990).

発現するかについては、わかっていない.

これ以外に CCK-4 の誘導体から得た CCK-A レセプター刺激物質について、いくつかの報告がある(Shiosaki ら, 1990, 1991; Lin ら, 1991; Holladay ら, 1991). CCK-4 誘導体は B レセプターに対する効果をもたないから、ここでは省くことにしたい.

文　献

Ambrose, F. G., Barbaz, B. S., Autry, W. L., Browne, R. G. and Liebman, J. M. (1989) Unsulfated CCK-8 not blocked by proglumide or CR 1409 in the mouse abdominal irritant-induced stretching assay: possible central site of action. *Peptides* **10**: 31-34

Anderson, L. and Dockray, G. J. (1988) The cholecystokinin antagonist L-364, 718 inhibits the action of cholecystokinin but not bombesin on rat pancreatic secretion *in vivo. Eur. J. Pharmacol.* **146**: 307-311

Asin, K. E., Gore Jr., P. A., Bednarz, M., Hollady, M. and Nadzan, A. M. (1992) Effects of selective CCK receptor agonists on food intake after central or peripheral administration in rats. *Brain Res.* **571**: 169-174

Bartho, L., Holzer, P., Lembeck, F., Lippe, I. T. and Setnikar, I. (1987) Evaluation of a new and potent cholecystokinin antagonist on motor responses of the guinea-pig intestine. *Br. J. Pharmac.* **90**: 753-761

Beinfeld, M. C., Meyer, D. K., Eskay, R. L., Jensen, R. T. and Brownstein, M. J. (1981) The distribution of cholecystokinin immunoreactivity in the central nervous system of the rat as determined by radioimmunoassay. *Brain Res.* **212**: 51-57

Bishop, L. A., Gerskowitch, V. P., Hull, R. A. D., Shankley, N. P. and Black, J. W. (1992) Combined dose-ratio analysis of cholecystokinin receptor antagonists, devazepide, lorglumide and loxiglumide in the guinea-pig gall bladder. *Br. J. Pharmacol.* **106**: 61-66

Böhme, G. A., Durieux, C., Stutzmann, J. M., Charpentier, B., Roques, B. P. and Blanchard, J. C. (1989) Electrophysiological studies with new CCK analogs: correlation with binding affinity on B-type receptors. *Peptides* **10**: 407-414

Bradwejn, J. and de Montigny, C. (1984) Benzodiazepines antagonize cholecystokinin-induced activation of rat hippocampal neurones. *Nature* **312**: 363-364

Carlberg, M., Beart, P. M. and Jarrott, B. (1990) [^{125}I] [D-Tyr^{25}, Nle^{28,31}] CCK-(25-33): a convenient new aminopeptidase resistant cholecystokinin analogue for radioligand binding and autoradiography. *Eur. J. Pharmacol.* **191**: 107-110

Carlberg, M., Jarrott, B. and Beart, P. M. (1991) Specific binding of D-Tyr^{25}(Nle^{28,31})-CCK (25-33) to cortical membranes from rat brain. *Neurosci. Lett.* **122**: 30-32

Chang, R. S. L., Chen, T. B., Bock, M. G., Freidinger, R. M., Chen, R., Rosegay, A. and Lorn, V. J. (1989) Characterization of the binding of |^{3}HH| L-365, 260: a new potent and selective brain cholecystokinin (CCK-B) and gastrin receptor antagonist radioligand. *Molecul. Pharmacol.* **35**: 803-808

Chang, R. S. L., Lorn, V. J., Monaghan, R. L., Birnbaum, J., Stapley, E. O., Goets, M. A., Albers-Schonberg, G., Patchett, A. A., Liesch, J. M., Hansens, O. D. and Springer, J. P. (1985) A potent nonpeptide cholecystokinin antagonist selective for peripheral tissues isolated from *Aspergillus alliaceus*. *Science* **230**: 177-179

Charpentier, B., Durieux, C., Menant, I. and Roques, B. P. (1987) Investigation of peripheral cholecystokinin receptor heterogeneity by cyclic and related linear analogues of CCK$_{26-33}$. Synthesis and biological properties. *J. Med. Chem.* **30**: 962-968

Charpentier, B., Pelaprat, D., Curieux, C., Dor, A., Reibaud, M., Blanchard, J. C. and Roques, B. P. (1988) Cyclic cholecystokinin analogues with high selectivity for central receptors. *Proc. Natl. Acad. Sci. USA* **85**: 1968-1972

Corwin, R. L., Gibbs, J. and Smith, G. P. (1991) Increased food intake after type A but not type B cholecystokinin receptor blockade. *Physiol. Behav.* **50**: 255-254

Crawley, J. N., St-Pierre, S. and Gaudreau, P. (1984) Analysis of the behavioral activity of C- and N-terminal fragments of cholecystokinin octapeptide. *J. Pharmacol. Exp. Ther.* **230**: 438-444

Dauge, V., Derrien, M., Blanchard, J. C. and Roques, B. P. (1992) The selective CCK-B agonist, BC 264 injected in the antero-lateral part of the nucleus accumbens, reduces the spontaneous alternation behaviour of rats. *Neuropharmacology* **31**: 67-75

Davison, J. S. and Najafi-Farashah, A. (1982) The effect of dibutyryl cyclic guanosine monophosphate, a competitive antagonist to cholecystokinin-pancreozymin, on gastric acid secretion in the isolated mouse stomach. *Life Sci.* **31**: 355-361

Dockray, G. J. (1980) Cholecystokinins in rat cerebral cortex: identification, purification and characterization by immunochemical methods. *Brain Res.* **188**: 155-165

Durieux, C., Coppey, M., Zajac, J. M. and Roques, B. P. (1986) Occurrence of two cholecystokinin binding sites in guinea-pig brain cortex. *Biochem. Biophys. Res. Commun.* **137**: 1167-1173

Emson, P. C., Lee, C. M. and Rehfelt, J. F. (1980) Cholecystokinin octapeptide: vesicular localization and calcium dependent release from rat brain *in vitro*. *Life Sci.* **26**: 1582-1586

Emson, P. C., Rehfelt, J. F. and Rossor, M. N. (1982) Distribution of cholecystokinin-like peptides in the human brain. *J. Neurochem.* **38**: 1177-1179

Evans, B. E., Bock, M. G., Rittle, K. E., DiPardo, R. M., Whitter, W. L., Veber, D. F., Anderson, P. S. and Freidinberg, R. M. (1986) Design of potent, orally effective, nonpeptidal antagonists of the peptide hormone cholecystokinin. *Proc. Natl. Acad. Sci. USA* **83**: 4918-4922

Evans, B. E., Rittle, K. E., Bock, M. G., DiPardo, R. M., Freidinger, R. M., Whitter, W. L., Gould, N. F., Lundell, G. F., Homnick, C. F., Veber, D. F., Anderson, P. S., Chang, R. S. L., Lotti, V. J., Cerino, D. J., Chen, T. B., King, P. J. and Kunkel, K. A. (1987) Design of nonpeptidal ligands for a peptide receptor: cholecystokinin antagonists. *J. Med. Chem.* **30**: 1229-1239

Farmery, S. M., Owen, F., Poulter, M. and Crow, T. J. (1985) Reduced high affinity cholecystokinin binding in hippocampus and frontal cortex of schizophrenic patients. *Life Sci.* **36**: 473-477

Gall, C. (1984) The distribution of cholecystokinin-like immunoreactivity in the hippocampal formation of the guinea pig: localization in the mossy fibers. *Brain Res.* **306**: 73-83

Gall, C., Berry, L. M. and Hodgson, L. A. (1986) Cholecystokinin in the mouse hippocampus: localization in the mossy fiber and dentate commisural systems. *Exp. Brain Res.* **62**: 431-437

Gardner, J. D., Knight, M., Sutliff, V. E., Tamminga, C. A. and Jensen, R. T. (1984) Derivatives of CCK-(26-32) as cholecystokinin receptor antagonists in guinea pig pancreatic acini. *Am. J. Physiol.* **246**: G 292-G 295

Gardner, J. D. and Jensen, R. T. (1984) Cholecystokinin receptor antagonists. *Am. J. Physiol.* **246**: G 471-G 476

Goltermann, N. R., Stengaard-Pedersen, K., Rehfelt, J. F. and Christensen, N. J. (1981) Newly synthesized cholecystokinin in subcellular fractions of the rat brain. *J. Neurochem.* **36**: 959-963

Gut, S. H., Demoliou-Mason, C. D., Hunter, J. C., Hughes, J. and Barnard, E. A. (1989) Solubilization and characterization of cholecystokinin B binding site from pig cerebral cortex *Eur. J. Pharmacol.* **172**: 339-346

Hahne, W. F., Jensen, R. T., Lemp, G. F. and Gardner, J. D. (1981) Proglumide and benzotript members of a different class of cholecystokinin receptor antagonists. *Proc. Natl. Acad. Sci.* **78**: 6304-6308

Hamilton, M. H., Rose, I. C., Herberg, L. J. and de Belleroche, J. S. (1990) Effect of intracerebroventricular and systemic injections of caerulein, a CCK analogue on electrical self-stimulation and its interaction with the CCK_A receptor antagonist, L-364, 718. *Psychopharmacology* **101**: 384-389

Handelmann, G. E., Meyer, D. K., Beinfeld, M. C. and Oertel, W. H. (1981) CCK-containing terminals in the hippocampus are derived from intrisic neurons: an immunohistochemical and radioimmunological study. *Brain Res.* **224**: 180-184

Harro, J. and Vasar, E. (1991) Evidence that CCK_B receptors mediate the regulation of exploratory behaviour in the rat. *Eur. J. Pharmacol.* **193**: 379-381

Hendry, S. H. C., Jones, E. G. and Beinfeld, M. C. (1983) Cholecystokinin-immunoreactive neurons in rat and monkey cerebral cortex make symmetric synapses and have intimate associations with blood vessels. *Proc. Natl. Acad. Sci. USA* **80**: 2400-2404

Hewson, G., Leighton, G. E., Hill, R. G. and Hughes, J. (1988) The cholecystokinin receptor antagonist L 364, 718 increases food intake in the rat by attenuation of the action of endogenous cholecystokinin. *Br. J. Pharmacol.* **93**: 79-84

Hill, D. R., Shaw, T. M., Dourish, C. T. and Woodruff, G. N. (1988) CCK-A receptors in the rat interpeduncular nucleus: evidence for a presynaptic location. *Brain Res.* **454**: 101-105

Hill, D. R. and Woodruff, G. N. (1990) Differentiation of central cholecystokinin receptor binding sites using the non-peptide antagonists MK-329 and L-365, 260. *Brain Res.* **526**: 276-283

Hirosue, Y., Inui, A., Miura, M., Nakajima, M., Okita, M., Himori, N., Baba, S. and Kasuga, M. (1992) Effects of CCK antagonists on CCK-induced suppression of locomotor activity in mice. *Peptides* **13**: 155-157

Holladay, M. W. and Lin, C. W. (1992) CCK agonists: a summary of structure-activity relationship with a focus on A-71378, a potent selective CCK-A agonist. *Drugs Future* **17**: 197-206

Holladay, M. W., Lin, C. W., May, C. S., Garvey, D. S., Witte, D. G., Miller, T. R., Wolfram, C. A. W. and Nadzan, A. M. (1991) Trans-3-n-Propyl-L-prolin is a highly favorable conformationally restricted replacement for methionine in the C-terminal tetrapeptide of cholecystokinin. Stereoselective synthesis of 3-allyl- and 3-n-propyl-L-prolin derivatives from 4-hydroxy-L-prolin. *J. Med. Chem.* **34**: 455-457

Hosotani, R., Chowdhury, P., McKay, D. and Rayford, P.L. (1987) L 3647 k 8, a new CCK antagonist, inhibits biological actions of CCK in conscious dogs. *Peptides* **8**: 1061-1064

Hsiao, S., Katsuura, G. and Itoh, S. (1984) Cholecystokinin tetrapeptide, proglumide and open-field behavior in rats. *Life Sci.* **34**: 2165-2168

Hughes, J., Boden, P., Costall, B., Domeney, A., Kelly, E., Horwell, D., Hunter, J.C., Pinock, R.D. and Woodruff, G.N. (1990) Development of a class of selective cholecystokinin type B receptor antagonists having potent anxiolytic activity. *Proc. Natl. Acad. Sci. USA* **87**: 6728-6732

Innis, R.B., Correa, F.M.A., Uhl, G.R., Schneider, B. and Snyder, S.H. (1979) Cholecystokinin octapeptide-like immunoreactivity: histo-chemical localization in rat brain. *Proc. Natl. Acad. Sci. USA* **76**: 521-525

Innis, R.B. and Snyder, S.H. (1980 a) Cholecystokinin receptor binding in brain and pancreas: regulation of pancreatic binding by cyclic and acyclic guanine nucleotides. *Eur. J. Pharmacol.* **65**: 123-124

Innis, R.B. and Snyder, S.H. (1980 b) Distinct cholecystokinin receptors in brain and pancreas. *Proc. Natl. Acad. Sci. USA* **77**: 6917-6921

Itoh, S. and Takashima, A. (1989) Effect of cholecystokinin octapeptide antagonists on the extinction of an active avoidance task in the rat. *Drug Dev. Res.* **17**: 83-87

Jansen, J.B.M.J., de Jong, A.J.L. and Lamers, B.H.M. (1989) The cholecystokinin receptor antagonist CR 1409 increases plasma cholecystokinin in rats. *Regul. Rept.* **24**: 209-213

Jensen, R.T., Murphy, R.B., Trampota, M., Schneider, L.H., Jones, S.W., Howard, J.M. and Gardner, J.D. (1985) Proglumide analogues: potent cholecystokinin receptor antagonists. *Am. J. Physiol.* **249**: G 214-G 220

Katsuura, G., Hsiao, S. and Itoh, S. (1984) Blocking of cholecystokinin octapeptide behavioral effects by proglumide. *Peptides* **5**: 529-534

Katsuura, G. and Itoh, S. (1985) Potentiation of β-endorphin effects by proglumide in rats. *Eur. J. Pharmacol.* **107**: 363-366

Khosla, S. and Crawley, J.N. (1988) Potency of L-364, 718 as an antagonist of the behavioral effects of peripherally administered cholecystokinin. *Life Sci.* **42**: 153-159

Köhler, C. and Chan-Palay, V. (1988) Cholecystokinin-octapeptide (CCK-8) receptors in the hippocampal region: a comparative *in vitro* autoradiographic study in the rat, monkey and the postmortem human brain. *Neurosci. Lett.* **90**: 51-56

Kubota, K., Matsuda, I., Sugaya, K. and Uruno, T. (1986) Cholecystokinin antagonism by benzodiazepines in the food intake in mice. *Physiol. Behav.* **36**: 175-178

Lin, C. W., Holladay, M. W., Witte, D. G., Miller, T. R., Wolfram, C. A. W., Bianchi, B. R., Bennett, M. J. and Nadzan, A. M. (1990) A 71378: a CCK agonist with high potency and selectivity for CCK-A receptors. *Am. J. Physiol.* **258**: G 648-G 651

Lin, C. W., Shiosaki, K., Miller, T. R., Witte, D. G., Bianchi, B. R., Wolfram, C. A. W., Kopecka, H., Craing, R., Wagenaar, F. and Nadzan, A. M. (1991) Characterization of two novel cholecystokinin tetrapeptide (30-33) analogues A-71623 and A-70874, that exhibit high potency and selectivity for cholecystokinin-A receptors. *Molec. Pharmacol.* **39**: 346-351

Lotstra, F. and Vanderhaeghen, J. J. (1987) Distribution of immunoreactive cholecystokinin in the human hippocampus. *Peptides* **8**: 911-920

Lotti, V. J. and Chang, R. S. (1989) A new potent and selective nonpeptide gastrin antagonist and brain CCK-B receptor ligand: L-365, 250. *Eur. J. Pharmacol.* **162**: 273-280

Lotti, V. J., Pendeleton, R. G., Gould, R. J., Hanson, H. M., Raymond, M., Chang, S. L. and Clineschmids, B. V. (1987) *In vivo* pharmacology of L-364, 718, a new potent nonpeptide peripheral cholecystokinin antagonist. *J. Pharmacol. Exp. Ther.* **241**: 103-109

Louie, D. S., Liang, J. P. and Owyang, C. (1988) Characterization of a new CCK antagonist, L 364, 718: *in vitro* and *in vivo* studies. *Am. J. Physiol.* **255**: G 261-G 266

Mailleux, P. and Vanderhaeghen, J. J. (1990) Cholecystokinin receptors of A type in the human dorsal medulla oblongata and meningiomas, and of B type in small cell lung carcinomas. *Neurosci. Lett.* **117**: 243-247

Makovec, F., Bani, M., Cereda, R., Chiste, R., Revel, L., Rovati, L. C., Setnikar, I. and Rovati, L. A. (1986) Protective effect of CR 1409 (cholecystokinin antagonist) on experimental pancreatitis in rats and mice. *Peptides* **7**: 1159-1164

Makovec, F., Bani, M., Revel, C. L., Bovati, L. C. and Setnikar, I. (1986 a) Different peripheral and central antagonistic activity of new glutaramic acid derivatives on satiety induced by cholecystokinin in rats. *Regul. Pept.* **16**: 281-290

Makovec, F., Chiste, R., Bani, M., Revel, L., Setnikar, I. and Rovati, A. L. (1986 b) New glutamic and aspartic derivatives with potent CCK-antagonistic activity. *Eur. J. Med. Chem.* **21**: 9-20

Maletinska, L., Lignon, M. F., Galas, M. C., Bernad, N., Pirkova, J., Hlavacek, J., Slaninova, J. and Martinez, J. (1992) Pharmacological characterization of new cholecystokinin analogues. *Eur. J. Pharmacol.* **222**: 233-240

Mantyh, C. R. and Mantyh, P. W. (1985) Differential localization of cholecystokinin-8 binding sites in the rat vs. the guineapig brain. *Eur. J. Pharmacol.* **113**: 137-139

Mendre, C., Rodriguez, M., Lignon, M. F., Galas, M. C., Gueudet, C., Worms, P. and Martinez, J. (1990) Pharmacological activity of cholecystokinin analogues modified in the Met^{28}-Gly^{29} region. *Eur. J. Pharmacol.* **186**: 213-222

Merritt, J. E., Taylor, C. W., Rubin, R. P. and Putney, J. W. (1986) Evidence suggesting that a novel nucleotide regulatory protein couples receptors to phospholipase C in exocrine pancreas. *Biochem. J.* **236**: 337-343

Miesner, J., Smith, G. P., Gibbs, J. and Tyrka, A. (1992) Intravenous infusion of CCK$_A$-receptor antagonist increases food intake in rats. *Am. J. Physiol.* **262**: R216-R219

Moran, T. H., Robinson, P. H., Goldrich, M. S. and McHugh, P. R. (1986) Two brain cholecystokinin receptors for behavioral actions. *Brain Res.* **362**: 175-179

Niederau, M., Niederau, C., Strohmeyer, G. and Grendell, J. H. (1989) Comparative effects of CCK receptor antagonists on rat pancreatic secretion *in vivo*. *Am. J. Physiol.* **256**: G150-G157

Niederau, C., Niederau, M., Williams, J. A. and Grendell, J. M. (1986) New proglumide-analogue CCK receptor antagonists: very potent and selective for peripheral tissues. *Am. J. Physiol.* **251**: G856-G860

Niehoff, D. L. (1989) Quantitative autoradiographic localization of cholecystokinin receptors in rat and guinea pig brain using ^{125}I-Bolton-Hunter-CCK-8. *Peptides* **10**: 265-274

O'Neill, M. F., Dourish, C. T. and Iversen, S. D. (1991) Hypolocomotion induced by peripheral or central injection of CCK in the mouse is blocked by the CCK$_A$ receptor antagonist but not by the CCK$_B$ receptor antagonist L-365, 260. *Eur. J. Pharmacol.* **193**: 203-208

Orosco, M., Gourch, A., Rodriquez, M., Matrinez, J., Jacquot, C. and Cohen, Y. (1990) Comparative activity of two cholecystokinin analogues with partial agonist activity: effects on food intake and brain monoamines. *Peptides* **11**: 873-877

Peikin, S. R., Costenbader, C. L. and Gardner, J. D. (1979) Actions of derivatives of cyclic nucleotides on dispersed acini from guinea pig pancreas discovery of a competitive antagonist at the action of cholecystokinin. *J. Biol. Chem.* **254**: 5321-5327

Peters, A., Miller, M. and Kimerer, L. M. (1984) Cholecystokinin-like immunoreactive neurons in rat cerebral cortex. *Neurosci.* **8**: 431-448

Pinget, M., Straus, E. and Yalow, R. S. (1979) Releases of cholecystokinin peptide from a synaptosome-enriched fraction of rat cerebral cortex. *Life Sci.* **25**: 339-342

Poitras, P., Iacino, D. and Walsh, J. M. (1980) Dibutyryl cGMP: inhibitor of the effect of cholecystokinin and gastrin on the guinea pig gall bladder *in vitro*. *Biochem. Biophys. Res. Commun.* **96**: 476-482

Praissman, M., Martinez, P. A., Saladino, C. F., Berkowitz, J. M., Steggless, A. W. and Finkelstein, J. A. (1983) Characterization of cholecystokinin binding sites in rat cerebral cortex using a ^{125}I-CCK-8 probe resistant to degradation. *J. Neurochem.* **40**: 1406-1413

Rehfelt, J. F. (1978) Immunochemical studies on cholecystokinin. II. Distribution and molecular heterogeneity in the central nervous system and small intestine of man and hog. *J. Biol. Chem.* **253**: 4022-4030

Reidelberger, R. D. and O'Rourke, M. F. (1989) Potent cholecystokinin antagonist L-364718 stimulates food intake in rats. *Am. J. Physiol.* **257**: R 1512-R 1518

Robberecht, P., Deschdt-Lanckman, M. and Vanderhaeghen, J. J. (1978) Demonstration of biological activity of brain gastrin-like peptide material in the human: its relationship wih the COOH-terminal octapeptide of cholecystokinin. *Proc. Natl. Acad. Sci. USA* **75**: 524-528

Rodriguez, M., Ambland, M., Galas, M. C., Lignon, M. F., Aumelas, A. and Martinez, J. (1990 a) Synthesis of cyclic analogues of cholecystokinin highly selective for central receptors. *Br. J. Peptide Protein Res.* **35**: 441-451

Rodriguez, M., Lignon, M. F., Galas, M. C., Ambland, M. and Martinez, J. (1990b) Cyclic cholecystokinin analogues that are highly selective for rat and guinea pig central cholecystokinin receptors. *Molec. Pharmacol.* **38**: 333-341

Saito, A., Sankaran, H., Goldfine, I. D. and Williams, J. A. (1980) Cholecystokinin receptors in the brain: characterization and distribution. *Science* **208**: 1155-1156

Sakamoto, N., Takatsuji, K., Shiosaka, S., Tateishi, K., Hashimura, E., Miura, S., Hamaoka, T. and Tohyama, M. (1984) Cholecystokinin-8-like immunoreactivity in the pre- and post-central gyri of the human cerebral cortex. *Brain Res.* **307**: 77-83

Sakamoto, C., Williams, J. A. and Goldfine, I. D. (1984) Brain CCK receptors are structurally distinct from pancreas CCK receptors. *Biochem. Biophys. Res. Commun.* **124**: 497-502

Schjoldager, B., Park, J., Johnsen, A. H., Yamada, T. and Rehfeld, F. (1991) Cionin, a protochordean hybrid of cholecystokinin and gastrin: biological activity in mammalian systems. *Am. J. Physiol.* **260**: G 977-G 982

Schmidt, W. E., Choudhury, A. R., Siegel, E. G., Lopser, C., Conlon, J. M., Fölsch, U. R. and Creutziefeldt, W. (1989) CCK-antagonist L-364, 718: influence on rat pancreatic growth induced by caerulein and bombesin-like peptides. *Regul. Pept.* **24**: 67-79

Shiosaki, K., Lin, C. W., Kopecka, H., Craig, R., Wagenaar, F. L., Bianchi, H., Miller, T., Witte, D. and Nadzan, A. M. (1990) Development of CCK-tetrapeptide analogues as potent and selective CCK-A receptor agonists. *J. Med. Chem.* **33**: 2950-2952

Shiosaki, K., Lin, C. W., Kopecka, H., Tufano, M. D., Bianchi, B. R., Miller, T. R., Witte, D. G. and Nadzan, A. M. (1991) Boc-CCK-4 derivatives containing side-chain ureas as potent and selective CCK-A receptor agonists. *J. Med. Chem.* **34**: 2837-2842

Singh, L., Field, M. J., Hughes, J., Menzies, R., Oles, R., Vass, C. A. and Woodruff, G. N. (1991 a) the behavioural properties of CI-988, a selective cholecystokinin$_B$

receptor antagonist. *Br. J. Pharmacol.* **104**: 239-245

Singh, L., Lewis, A. S., Field, M. J., Hughes, J. and Woodruff, G. N. (1991 b) Evidence for an involvement of the brain cholecystokinin B receptor in anxiety. *Proc. Natl. Acad. Sci. USA* **88**: 1130-1133

Spanarkel, M., Martinez, J., Briert, C., Jensen, R. T. and Gardner, J. D. (1983) Cholecystokinin-27-32-amide. *J. Biol. Chem.* **258**: 6746-6749

Staley, J., Jensen, R. T. and Moody, T. W. (1990) CCK antagonists interact with CCK-B receptors on human small cell lung cancer cells. *Peptides* **11**: 1033-1036

Takashima, A. and Itoh, S. (1989) Memory impairment induced by CCK-8 antagonists in passive avoidance response of the rat. *Drug Dev. Res.* **18**: 95-100

Vanderhaeghen, J. J., Signeau, J. C. and Gepts, W. (1975) New peptide in the vertebrate CNS reacting with antigastrin antibodies. *Nature* **257**: 604-605

Vanderhaeghen, J. J., Lotstra, F., De Mey, J. and Gilles, C. (1980) Immunohistochemical localization of cholecystokinin- and gastrin-like peptides in the brain and hypophysis of the rat. *Proc. Natl. Acad. Sci. USA* **77**: 1190-1194

Vasar, E., Harro, J., Lang, A., Pold, A. and Soosaar, A. (1991) Differential involvement of CCK-A and CCK-B receptors in the regulation of locomotor activity in the mouse. *Psychopharmacology* **105**: 393-399

Williams, J. A., Gryson, K. A. and McChesney, D. J. (1986) Brain CCK receptors: species differences in regional distribution and selectivity. *Peptides* **7**: 293-296

Williams, J. A. and McChesney, D. J. (1987) Cholecystokinin induces the interaction of its receptor with guanine nucleotide binding protein. *Regul. Pept.* **18**: 109-117

Zucker, K. A., Adrian, T. E., Bilchik, A. J. and Modlin, I. M. (1989) Effects of CCK receptor antagonist L 364, 718 on pancreatic growth in adult and developing animals. *Am. J. Physiol.* **257**: G 511-G 516

4. コレチストキニンの行動薬理学

4.1 CCK の鎮静作用

睡眠に及ぼす影響

　セルレイン(CER)あるいはCCK-8の皮下注射でヘキソバルビタールによる睡眠時間が長くなることが報告されており(Zetler, 1980 a)，著者らの実験でも，ラットの腹腔内にペントバルビタールを 50 mg/kg 注射して睡眠時間を測ったところ，生理食塩水を投与した対照ラットでは平均 57 分であったが，CCK-8 を脳室内に注射すると，400 ng 以上でその用量に応じて睡眠時間が長くなり，1600 ng の投与では 75 分になった．一方，TRH の脳室内注射では 50 ng 以上でペントバルビタールによる睡眠時間が短縮し，400 ng を注射したときには 41 分になった．そして CCK-8 による睡眠時間の延長効果は，TRH を同時に与えるとみられなくなった．

　エタノール 3.5 g/kg を腹腔内に注射したときにも同様の効果があって，対照ラットの睡眠時間が 58 分であったのに対して，CCK-8 を 1600 ng 投与したものでは 71 分に長くなったが，この睡眠時間の延長は TRH の同時注射で消失した(Katsuura と Itoh, 1982)．

　著者らはこの結果を単に CCK-8 の鎮静効果の一つとして，睡眠についての研究はそれ以上に行わなかったが，その後 Mansbach と Lorenz (1983)はラットで CCK-8 によって睡眠がうながされることをみとめ，また De Mesquita と Haney (1986)はラットの脳室内に慢性に CCK-8 を持続注入したところ，非レム睡眠間におこる 1 時間当りのレム睡眠の数がふえることを知り，中枢で放出される CCK-8 が正常の睡眠・覚醒のパターンを変えるらしいことを暗示し

た．パラクロロフェニルアラニンを投与すると脳のセロトニン含量が極度に少なくなって，不眠状態になってしまうが，この処置をうけたネコに 100 ng の CCK-8 を与えると眠れるようになる．しかしその効果はレム睡眠に限られているから，CCK-8 はレム睡眠の調節に関係するのかもしれない(Prospero-Garcia ら, 1987).

ウサギで CCK-8 を脳室内あるいは腹腔内に注射した Kapas ら(1991)の実験でも，腹腔内注射後 1 時間に覚醒が減って，非レム睡眠が増加した．そしてこの睡眠に伴って体温の低下がみられたが，脳室内注射では効果が弱かったから，血中の CCK は末梢の作用部位を介して，睡眠をおこすようである．しかし，CCK-8 をラットに注射したときの脳波は正常とはやや違っているから，このペプチドが生理的な睡眠をおこすのかどうか疑わしいという研究者もいる(Hilaire-Kafi ら, 1989).

自発運動の抑制

痙攣剤の静脈内注射による毒性効果の発現が，CCK-8 と CER の皮下注射によって抑制され(Zetler, 1980 b)，自発性の立ち上がり行動も抑えられる(Zetler, 1980 b). 一方 TRH は L-ドーパによる興奮性を強化し(Plotnikoff ら, 1972, 1974), バルビタールその他鎮静物質による睡眠時間を短縮することは先に述べたとおりである(Breese ら, 1975; Brown と Vale, 1975; Cott ら, 1976). TRH による中枢性興奮(Carino ら, 1976)と自発運動の亢進(Manberg ら, 1979)についての報告もある．このような文献からみて，CCK-8 は TRH およびその他の中枢性刺激物質による興奮性行動に拮抗すると考えられ，前述の睡眠実験につづいて，さらにオープンフィー

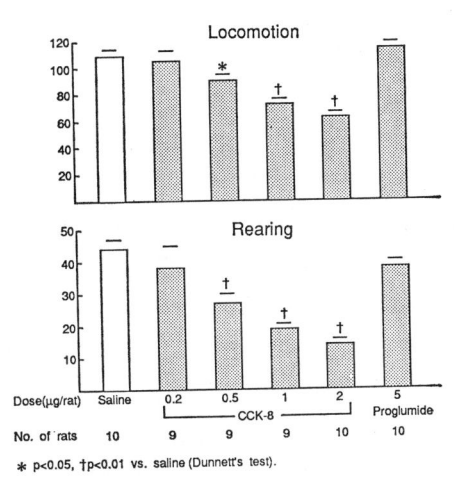

図 4.1 オープンフィールド法でみた自発運動と立ち上がり行動に対する CCK-8 の影響.

$* p<0.05, † p<0.01$ vs. saline (Dunnett's test).

ルド法で実験した．その成績は図4.1に示すようにCCK-8の投与量を増すとともに，自発運動も立ち上がり行動も減少したが，CCK拮抗物質のプログルミドでこれらの変化が消失した．しかし，分子中のチロシンに硫酸基のついていないCCK-8-NSでは用量を増加するとともに，逆に運動値が大きくなった．また，TRHを注射したときの自発性運動量の増加はCCK-8によって明らかに抑制され，メタンフェタミンの皮下注射による運動量の増加もCCK-8によって抑制された(図4.2)．

これに関連してCrawleyら(1981 a, b)はラットとマウスで，CCK-8の腹腔内注射で探索行動が減少し，周囲の物体に対し無関心になるという．なお，CCK-8による運動の抑制はラットをカプサイシンで前処置しておくとみられなくなる．カプサイシンは細い無髄の知覚性ニューロンを破壊するから，CCKの抑制作用は迷走神経の知覚性線維をふくめ，これら無髄の知覚性ニューロンを介するらしい(Ritterら，1986)．

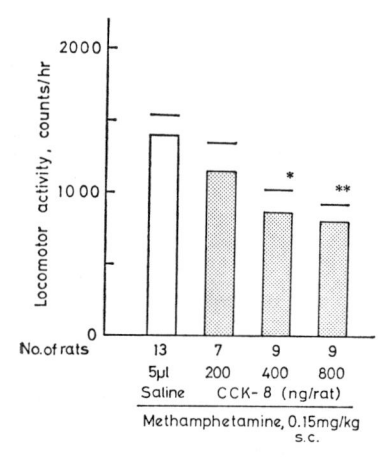

図4.2 メタンフェタミンの皮下注射による運動の亢進に対するCCK-8脳室内投与の抑制効果($* p<0.05$, $** p<0.01$).

日周リズムの観点で興味があることは，夜行性動物のラットは暗期に自発性活動がいちじるしく高くなって，前頭葉新皮質を除去してもこの活動の高まりにほとんど影響しないが(図4.3)，側坐核の内側後部にCCKレセプター拮抗物質のプログルミドを微量に注射すると，暗期の運動亢進が抑えられることである．しかしプログルミドは明期の運動には影響しない．このことは，内因性のCCKがDA作動系の活動化しているときに限って行動に作用することを示している(Crawley, 1988)．Della-Feraら(1989)はラットで視床下部と中脳のCCK濃度の日周サイクルによる変化を調べた．その結果，暗期に空腹にしたラットと明期に餌を与えたラットでCCK濃度には差がなく，明期に空腹にしたラットでは室傍核のCCK濃度は，その後暗期の始めに餌を食べなかったものより，餌を食べたものの方が高かった．自由に摂食させたラットでは，暗期の始めに餌を食べなかったものより，食べたラットで前視床下部のCCK濃度

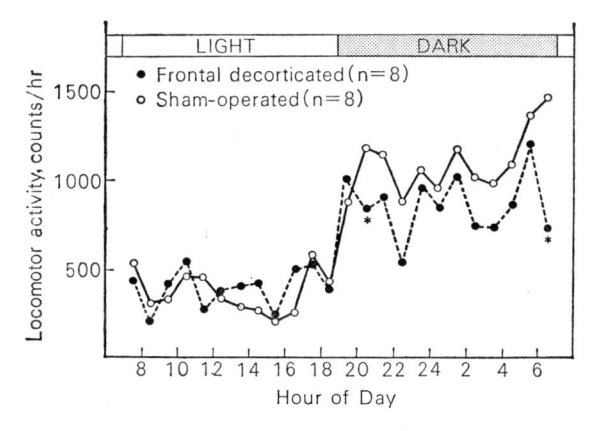

図 4.3 前頭葉皮質除去ラットと偽手術ラットの自発運動の日周リズム．

が低く，視索上核で CCK 濃度が高かった．視床下部の CCK 濃度に影響する要因としては，摂食以外に，日周サイクルの位相，それ以前の絶食期間の長さも関係しているらしい．

体温の下降

各種の神経ペプチドが体温に影響することが知られている．たとえば，VIP は産熱を増加して体温の上昇をおこし，TRH と β-エンドルヒンも体温の上昇をおこすと報告されている．一方，ボンベシン，ニューロテンシン，アンギオテンシンなどは体温を下げる．

著者らは午前 9 時半から 10 時までの間に，ラットの脳室内に CCK-8 を注射して体温の変動を調べたところ (Katsuura と Itoh, 1981)，50 ng 以上の投与で体温が下降することを知った．しかし CCK-8-NS は 200〜1600 ng を投与してもまったく効果がなかった．

ラットの脳室内に TRH を注射すると，200 ng あるいは 400 ng で軽度ながら有意に体温が上昇した．そこで 800 ng の CCK-8 と同時に 100, 200, 400 ng の TRH を注射すると，図 4.4 にみるように，CCK-8 の低体温効果が消失し，体温は生理食塩水を投与した対照群のレベルにとどまることがわかった．

ペントバルビタールによって著明な低体温がおこるが，CCK-8 の 400 ng 以上を脳室内に注射すると，低体温が増大し，一方，TRH 200 ng あるいは 400

ngの注射で体温の下降がふせがれた．しかし，エタノール（3.5 g/kg）の腹腔内注射による低体温は，200～1600 ngのCCKの脳室内注射で影響をうけなかった．

一方，プロスタグランディンE_2（PGE_2）100 ngを脳室内に注射すると明らかな体温の上昇があり，PGE_2と同時にCCK-8を注射すると，CCK-8そのものの低体温効果がみられなくなった．

このようにCCK-8の脳室内注射で低体温のおこることは，Morleyら（1981）によってもみとめられている．

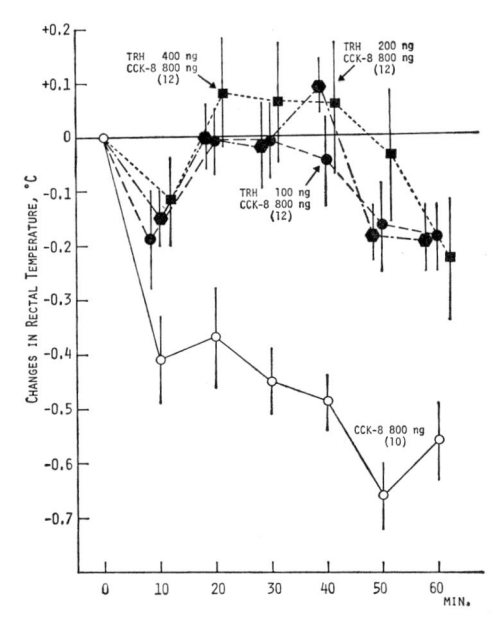

図4.4 CCK-8の脳室内注射による体温の下降とTRHの同時投与による低体温の消失．

摂食の抑制

食欲の調節には各種の脳内アミンとペプチドホルモンがかかわっているが，とくに注目されるのはCCKによる摂食の抑制と，オピエートペプチドによる食欲の亢進である．

CCKの中枢作用として最初に注目されたのは摂食の調節である（Gibbsら，1973）．その後飽食ホルモンとしてのCCKについて，おびただしく多数の論文が相ついで発表されており，その詳細を述べることは本書の紙面を無駄にするだけであるから，ここには概要を記すにとどめたい．

小腸でのCCKの放出はL-フェニルアラニンによって強く刺激され，このアミノ酸によって摂食が大きく低下するが，CCKの放出に影響しないD-フェニルアラニンでは食欲に変化をおこさないことが知られていた（MeyerとGrossman, 1972）．このことはCCKが飽食因子として作用することを暗示するものであった．痩せたヒトでもCCK-8を注射すると摂食が減退し，CCKが短期

の飽食因子として役立つという考えが一般に受けいれられているが，これを否定する報告もあって，意見の一致をみなかった．ことに CCK が末梢で作用して中枢効果を発現するのか，あるいは中枢に直接に作用するかが問題の焦点となった．この問題に関連して注目されたのは，先天性肥満動物についての研究である．

先天性肥満動物

脳に特異的な CCK 結合部位があって，そのレセプターの分布はそれぞれの部位の CCK 含量にほぼ並行している(Saito ら, 1980)．CCK は飽食に関係しているから，空腹にしたマウスで CCK の結合を調べると，嗅球と視床下部で増加しているが，それ以外の部位には変化がない(Saito ら, 1981 a)．しかし先天性肥満 ob/ob マウスでは大脳皮質の CCK が増加しており，視床下部その他の部位では変化がなかった(Saito ら, 1981 b)．Hays と Paul (1981)も肥満ラットとマウスの脳で CCK の特異的結合を調べ，肥満 Zucker ラットの大脳皮質では対照レベルより約 18% 増加しており，ob/ob マウスでは 15% 高かったが，両動物とも視床下部では変化がなかったという．

先天性肥満マウスでは対照の野性型マウスよりも，CCK による摂食抑制反応が大きく，肥満マウスの過食は一部，内因性 CCK が少ないためとみなされた(Parrott と Batt, 1980)．正常ラットに CCK 抗血清を毎日投与すると，平均摂食量と体重が増加するが，これは CCK が飽食に生理的な役割をもつことを示している．ところが肥満ラットではその反応が現れない．それは CCK の摂食抑制，膵酵素の分泌などの効果に対する感受性が肥満ラットで低下しているためと考えられた(McLaughlin ら, 1985 a)．

ラットで餌を与えた後，視床下部の CCK 含量を測定すると，摂食ラットでは空腹ラットにくらべて，腹内側核，視床下部外側部，視索上核で CCK 濃度が高く，また肥満ラットでは痩せたラットより，腹内側核，背内側視床下部，前視床下部で高い．そして視床下部全領域の CCK 平均濃度は雄より雌のほうが高い．McLaughlin ら(1985 b)はこの成績から，摂食で視床下部の特殊な領域で CCK 濃度が上昇することは，CCK が脳内で飽食ホルモンとして働くという考えを支持するものであり，肥満ラットの CCK 濃度は痩せたラットの値より高いが，摂食による濃度の変化は同じであって，肥満は CCK 濃度の変化

によっておこるのではないと考えた.

　ついで McLaughton ら(1986)は, オピエートが空腹をおこし, CCK が満腹をおこすことから, ラットに CCK を末梢投与し, 視床下部の Met-エンケファリン濃度を測った. それによると, CCK の注射によって室傍核, 視交叉上核, 視索上核, 視床下部背内側部, 腹内側部で Met-エンケファリン濃度が低下した. そして摂食ラットでは空腹ラットに比べて Met-エンケファリン濃度が前視床下部で高く, 視交叉上核で低かった. Zucker 肥満ラットの値は痩せたものにくらべて, 前視床下部, 室傍核, 視交叉上核, 視索上核, 背内側核, 視床下部の外側部と腹内側部で高かった. すなわち, CCK の末梢投与は脳の Met-エンケファリン濃度を低下させ, このオピエートが行動に影響しているらしい. そして肥満ラットの過食は Met-エンケファリンの上昇によることを示唆した. しかしこの考えを支持するためには, さらに詳しい検討が必要であろう.

　先に触れたように CCK レセプターについての研究をみると, ゴールドチオグルコースで処置して肥満したマウスの脳で, CCK のレセプター結合は大脳皮質, 視床下部および嗅葉で増加しているから, 肥満には CCK のレセプター結合に異常があるらしい(Saito ら, 1982). ラットの脳で CCK レセプター結合を調べた Finkelstein ら(1983)の報告によると, 72時間飼料を与えないで空腹にした動物では, その結合が嗅球で低下し, 尾状核, 視床下部および中脳で高くなっていたが, 大脳皮質, 海馬および後脳では変化がなかったという. このことは動物の代謝状態の変化で CCK のレセプター結合が変化することを示しているが, そのパターンは研究者によって違っており, 明確な結論は得られていない.

　Straus と Yalow (1980)はマウスを2～5日絶食すると, 脳の CCK が 274 ng/g から 133 ng/g にまで減少した. そして餌を与えたマウスの脳の CCK の80%以上が大脳皮質に含まれているから, 絶食は大脳皮質での CCK の生合成を減少すると考えたが, これには反論もある. 彼らは当初, 大脳皮質の CCK が視床下部に働いて摂食を調節すると考えていたが, これは立証されるに至らなかった.

　研究者によって実験結果は必ずしも一致しないが, 飽食ホルモンとしての CCK の生理的役割は明らかである. ただ反芻類で得た結果がそのままヒトや

4.2 迷走神経の役割

ラットにあてはまらないことはいうまでもなかろう．

4.2 迷走神経の役割

夜行性動物であるラットの自発運動に大きい日周リズムのあることはいうまでもない．このリズムに視交叉上核が関係すると一般に考えられており(Stephan と Zucker, 1972; Stetson と Watson-Whitmyre, 1976)，その後多数の研究者によってこの神経核の破壊が，血漿コルチコステロン，摂食と飲水，睡眠と覚醒，体温，松果体の活動に大きい変化を及ぼすことが報告された．しかし，Krieger ら(1977)と Moore (1980)は視交叉上核の破壊が絶食あるいは断水による日周リズムの変化に影響しないことを報告している．このことからみて，生体の日周リズムは明暗の変化によるだけでなく，内臓の状態によっても影響を受けているのではないかと考えて，著者らは横隔膜のすぐ下で左右迷走神経を完全に切除したラットについて，手術後2週間たってから自発活動をAutomex で測った．

その結果は図4.5に示すように，開腹手術をしても迷走神経を遊離するだけで切除しなかった偽手術ラットでは正常ラットと同様に夜間の活動がさかんであったが，迷走神経を切除したラットでは暗期の運動量がいちじるしく低下し，明期よりわずかに多い程度にとどまった (Itoh ら, 1981 a)．

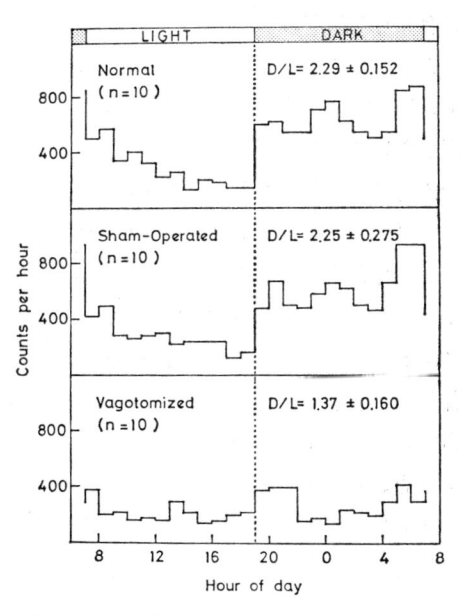

図 4.5 迷走神経を横隔膜の直下で切除したラット(下段)の自発運動の日周リズム．

つぎに同様の手術をしたラットで血漿コルチコスチロンの日周リズムを調べたが，偽手術動物で夜間に大きく高い値が得られたのに反し，迷走神経切除ラットでは暗期の上昇がきわめて軽微にとどまった(図4.6)(Itoh ら, 1981 b)．

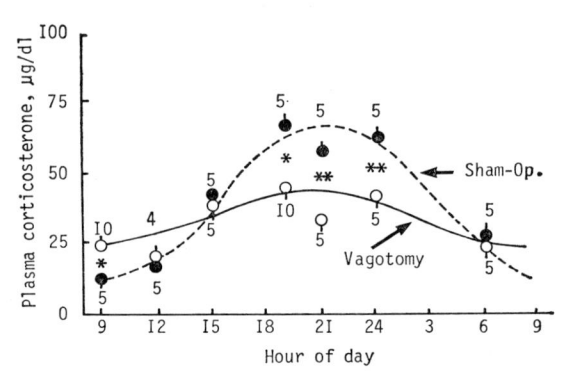

図 4.6 迷走神経を横隔膜の直下で切除したラットの血漿コルチコステロンの日周リズム（実線）．破線は対照の偽手術ラットの成績．

　これらの実験結果は迷走神経を介する求心性情報が脳の活動に大きく影響することを示唆している．このことは，今までの多くの神経生理学者の考えとして，脳が全身の独裁的な支配者であるとみなすのとは違っており，自律神経支配をうける内臓の諸器官も，さらには免疫系も脳の働きに関与し，からだは脳をふくめ全体として活動していることを示すといえよう．

　ところでCCK-8とCERについて末梢投与の影響をみると，これらのペプチドに中枢効果があることは明らかであるが，一部の学者はCCK-8の作用には迷走神経がかかわっているという(Smithら，1981；LorenzとGoldman，1982；Kawasakiら，1983)．ゲッシ類で実験をしてCCK-8の飽食または鎮静作用が迷走神経の切除によって消失ないし減弱するからである．Smithら(1981)はアトロピン・メチール硝酸塩を使って末梢のコリン作動系を働かなくすると，これはコリン作動性遠心性線維がなくなった状態に似るが，この薬物によってCCK-8の飽食効果に影響がなかったという．この知見は中枢神経系の機能に対するCCK-8の作用に迷走神経の求心路がかかわることを暗示している．Palkovitsら(1982)によると，孤束核の神経線維とその終末には免疫反応性CCK-8があって，これは主として迷走神経に由来していることを示唆した．Raybouldら(1985)もまた，末梢にCCK-8を投与すると，胃からの入力とともに孤束核のニューロンに作用し，その反応は胃の機械的レセプターの興奮によって迷走神経の求心路を介する直接作用であると考えた．さらにMoranら(1987)は迷走神経幹と腹部の分枝のすべてにCCK-8の特異的な結合および

軸索輸送のあることを見い出した．迷走神経に CCK レセプターのあることは Zarbin ら(1981)によっても報告されている．

ネコとイヌの迷走神経線維に CCK-8 が含まれ，輸送されることは，それより先 Dockray ら(1981)によって報告されており，Rehfeld と Lundberg(1983)によると，ネコで神経を遠位に向かって流れる CCK の速度は，坐骨神経で1時間に 78 fmol であり，迷走神経では 50 fmol であって，CCK-8 様ペプチドはかなり速く神経軸索内を遠位に向かって流れるらしい．

なお，迷走神経の一次性求心路から情報を受ける脳幹孤束核領野には CCK 結合部位の末梢型(CCK-A)と中枢型(CCK-B)の両方があって，この部位が CCK-8 の作用に決定的に重要な部位であるとみなされている．Branchereau ら(1992)によると，CCK 類似体の BC 264 (Boc-Tyr(SO_3H)-gNle-mGly-Trp-(NMe)-Nle-Asp-Phe-NH_2)は CCK-B レセプターに高い親和性をもっており，長期の興奮をおこす．ペプチドではない CCK-B レセプターの拮抗物質 L-365,260 は，BC 264 または CCK-8 による長期興奮をふせぐ．CCK-A レセプターの拮抗物質 L-364,718 は遅延性の興奮をふせぎ，CCK-8 による短時間の興奮を長期興奮に変える．こうした知見から，CCK-8 は孤束核のニューロンに対して CCK-A の抑制性および CCK-B の興奮性結合部位を同時に活動化することによって，それらが混合した効果をおこすと考えられる．それゆえ，外から与えた CCK-8 は孤束核において，CCK-A 部位を介して消化管の運動を抑え，CCK-B 部位によって不安感を変えるという．また Lin と Miller (1992)によると，ウサギの迷走神経に CCK-8 レセプターがあって，これには CCK-A と CCK-B/ガストリンレセプターがともにあるという．ここで問題になるのは CCK-A および -B レセプターであるが，これについては先に述べた．

いずれにしても，末梢に投与した CCK-8 は迷走神経を通して中枢に作用すると一般に考えられているが，これに反して CCK-8 の主な効果は脳内での直接作用であることも示されている．ヒツジの脳室内に微量の CCK-8 を注入すると，摂食行動の抑制がおこる(Della-Feva と Baile, 1979, 1980)．CCK-8 の作用に特異的に拮抗するジブチリル cGMP (Della-Fera ら, 1981 a)と CCK 抗血清(Della-Fera, 1981b)は，ヒツジの脳室内に注射したとき，摂食を刺激する．Parrot と Baldwin(1981)もまた CCK-8 の脳室内注射で絶食しておいたブタの摂食量が減じることを報告している．これらの知見は CCK-8 が，摂

食の調節に関係する脳部位に作用するという考えに一致している．脳にCCK-8結合部位が多いことは(Saitoら，1980；Praissmanら，1983；Knightら，1984)，脳のCCK-8濃度が高いこととともに，脳室内に投与したCCK-8が脳のCCK-8レセプターに作用して行動効果をおこすことを示している．これらの実験結果が前述の知見と一致しないのは，おそらく動物の種によって違うためであろう．

　CCK-8の行動作用に迷走神経がどんな役割をもっているかを知るため，著者らは横隔膜のすぐ下で両側迷走神経を切除したラットと切除しない偽手術ラットの脳室内あるいは皮下にCCK-8を注射し，行動効果をオープンフィールド法で調べた．図4.7の右側にみるように，CCK-8を脳室内に注射すると，迷走神経の有無にかかわらず両群のラットでともに同じ程度に自発運動と立ち

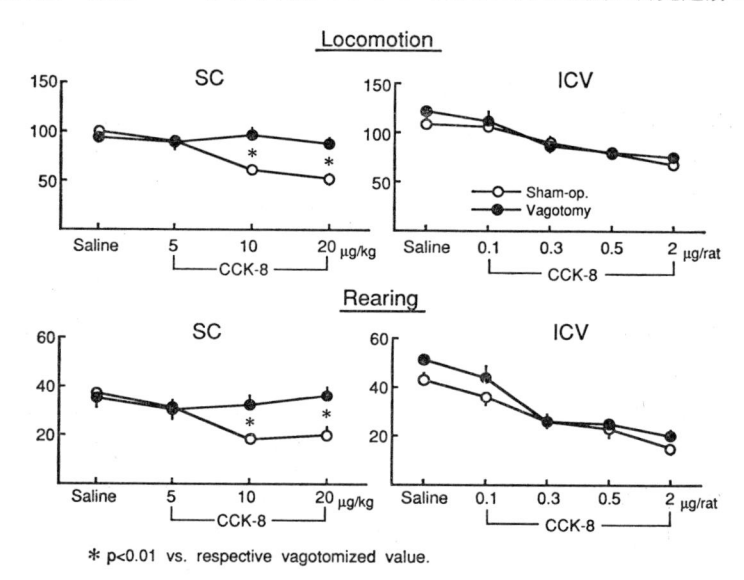

（図）

* $p<0.01$ vs. respective vagotomized value.

図 4.7　オープンフィールド法によって，迷走神経切除ラット(黒円)と偽手術ラット(白円)でCCK-8を皮下または脳室内に注射し，自発運動と立ち上がり行動を比較した実験結果．

上がりが減少した．ところが皮下注射では同図の左側にみるように，偽手術ラットでは自発運動にも立ち上がりにも低下がみとめられたが，迷走神経を切除したラットでは効果がなかった(ItohとKatsuura，1986)．これらの結果は，CCK-8のレセプターが中枢にも末梢にもあって，迷走神経は内臓から脳へ行

動効果を伝達する主要な経路であることを示している．この実験で，脳室内に注射した CCK-8 の最少有効量は $0.3\,\mu g/rat$ であり，末梢投与では $10\,\mu g/kg$ であった．脳室内に注射したとき，CCK-8 は比較的大量を必要としたが，これは脳室から末梢血管へこのペプチドが急速に流れ出るためかもしれない (Passaro ら，1982)．しかし脳室内へ注射した CCK-8 は，たとえ少量でも脳に残ってレセプターに結合して効果を発現すると考えられるし，加えて Meek ら(1983)は脳内での CCK-8 の半減時間がおよそ 16 時間で，これは活性アミンや他の神経伝達物質の半減時間よりはるかに長い．同様の実験で，横隔膜のすぐ下で迷走祖経を切除したラットでは末梢に投与した CCK-8 の記憶効果のないことも示された(Itoh と Katsuura, 1985)．

Flood ら(1987)は，T 迷路で足部ショックを回避する訓練をしたマウスで，CCK-8 の投与によって記憶の保持が高まるが，迷走神経を切断したものでは CCK-8 の記憶効果がみられなくなることを報告し，さらに Flood と Morley (1989)は食物によっておこる記憶の増進が CCK-8 の特異的な拮抗物質 L-364, 718 でみられなくなることから，CCK-8 が摂食間に放出されて記憶の保持に影響することを報告している．そして，CCK レセプターが記憶保持を高めるため生理的な役割をもっており，これには迷走神経の求心性線維の活性化が重要な因子となっているとみなした．

CER は迷走神経の求心路を介して，内因性 DA の放出を抑制する(Hamamura ら，1989)．また，ヒトの延髄で脳幹の CCK レセプターを調べた Hyde と Peroutka (1989)の結果をみると，その密度は孤束核の尾内側領野で最も高く，それ以外に多い部位として，迷走神経の背側運動核，下オリーブ核，孤束核の腹側領域および最後野がある．

このようないろいろな知見から，末梢に投与した CCK-8 は迷走神経を介して中枢に作用すると考えられ，CCK-8 そのものが血液・脳関門を通らなくても，十分に中枢効果を発現するのである．

4.3 CCK とドーパミン系の組織化学

免疫組織学的研究による知見の概要

CCK の脳内分布についての研究で，CCK とチロシン水酸化酵素の免疫反応

性をともにふくむ中脳の細胞体から側坐核への上行性投射があることがわかった(Hökfeltら, 1980). これは以前からみとめられているドーパミン(DA)経路として, A10領域から, 側坐核, 嗅結節および分界条に向かう経路があること, そしてこれらの腹側天蓋DA細胞は, 帯状回や嗅内皮質など他の領域に神経終末をもっているという知見にも一致している.

Hökfeltら(1980)は精力的に詳しい一連の研究をすすめた結果, 中脳のCCK-DA細胞について次のような知見を得た.

1) 細胞体: 中脳腹側部の細胞には免疫組織化学法で, CCKとチロシン水酸化酵素とを共有するものがある. いうまでもなく, この酵素はDA作動性ニューロンの指標になるものである. これらの細胞体の多くは, 腹側天蓋領域と呼ばれる中脳の腹側と内側部にあって, それはDahlströmとFuxeによってA10 DA細胞群と名づけられた部位である. しかし, CCK-DA細胞は黒質の外側部, 緻密部, 線条核および内側係蹄(A8細胞群)にもある.

DAニューロンのどれだけ多くのものがCCKを含んでいるかについては, 確実なことがいえない. それは, 検索に使った方法の感受性が十分でないため, CCK免疫反応性がみられないこともあるからである. チロシン水酸化酵素の抗血清は無処置の動物でも細胞体に強い蛍光を生じるから, この抗血清でDA含有細胞のほとんど大部分をみることができる. 中脳でCCKとチロシン水酸化酵素免疫反応性細胞の比率は1:2あるいは1:3であるが, この比率は部位によって違っている. たとえば, 緻密層の外側部では, その比率がだいたい1:1であるが, 吻側の正中線部では1:10になっており, A10領域では1:2と1:3の間にある.

しかしこの比率は, DA細胞のどれだけがCCKをふくむかを示すものではない. CCKはDA細胞だけにあるのではなく, ただCCKだけに免疫反応を示す細胞もある. ここにも技術的な問題が残されているが, 中脳の腹側部にはCCK-DA細胞, CCK細胞およびDA細胞の三つの形があって, その分布の割合は部位によって違っている. 脚間核に近いA10領野で調べた成績によると, CCK-DA細胞が約54%, CCK細胞が6%である. A8群の細胞をふくめ, これ以外の中脳のDA細胞群にかなり多数のCCK-DA細胞があることも注目に値する. 他方, 視床下部(A11〜A14), 嗅球(A15)あるいは延髄(A2)のDA細胞群にはCCK様免疫反応がない.

2) 線維網： 前脳の一定の部位，たとえば，側坐核，嗅結節，分界条の床核，扁桃核の中心部，尾状核内の限局された領域で，CCKとチロシン水酸化酵素免疫反応性線維の分布に緊密な重なりあいがある．しかし，これらの神経終末は非常に小さく，稠密につつみこまれているから，詳しい観察はむずかしい．

3) コルヒチンの影響： コルヒチンは神経の軸索流を止め，輸送物質を軸索内に，また細胞体に蓄積する働きがあるから，貯蔵する顆粒をふやし，その物質をふくむ細胞体を明らかにする．この意味で組織化学の研究にひろく用いられている．

コルヒチンを注射しておいて，CCKとチロシン水酸化酵素の免疫反応をみると，外側視床下部の注射部位の後方の拡張した軸索内に集積する．同じ部位に6-ヒドロキシドーパミン(6-OHDA)を注射した場合にも，注射部位の尾側にCCKとチロシン水酸化酵素が集積する．いずれの場合にも，チロシン水酸化酵素をふくむ軸索の数のほうがCCKのそれよりはるかに多く，しかもひろく分布している．しかし，一側を切断したとき，切断した尾側に多数のCCK陽性線維がみられる．そして，数は少ないがチロシン水酸化酵素陽性線維も同じように分布している．このように両者の免疫反応性があるところには，Ungerstedtが上行性DA束と記載した領域に一致している．したがって，上行性CCK-DA軸索は上行性DA束の一部に限られるのでなく，この神経束全体にひろく分布しているようである．また，上行性のDAおよびCCK-DA軸索に平行して走るDA作動性でないCCK細胞が中脳腹側部にあると考えられている．

4) 6-OHDAの影響： 6-OHDAはカテコールアミン含有ニューロンを選択的に破壊するから，これを投与すると中脳と前脳で，CCKとチロシン水酸化酵素免疫反応性細胞体と神経線維を破壊する．実際に，6-OHDAを脳室内に投与した場合，その効果は脳室の周囲にある神経線維に限られるが，それでもCCKとチロシン水酸化酵素が消失する．したがって，脳内のCCKについて研究するにあたって，6-OHDAを応用することがある．著者らの研究でも，ラットの脳室内に6-OHDAを注射して，脳のDA系に損傷を与えると，アポモルヒンに対する反応が高まり，メタンフェタミンに対する反応が低下した．そして脳室内に注射したCCK-8に対して強く反応するようになり，一方，CCK-4に対しては反応が弱くなった．この成績は，DA系の活動障害が単に

DA レセプターの感受性に影響するだけでなく，CCK 系に対する感受性にも変化を与えることを示している．そしてこの場合，CCK-8 に対する反応は拮抗物質のプログルミドでみられなくなるから，CCK-8 レセプター系がこの変化にかかわっていると思われる．つまり，ある神経作動系の変化が，密接に関連した他の系の感受性を変えるらしい(Hsiao ら，1985)．

DA を含まない CCK ニューロン

中枢神経系に CCK 免疫反応性神経線維網がひろく分布していることは，多くの研究者が等しくみとめている．これら CCK 系のほとんど大部分が DA をふくんでいないことは明らかであり，一方，DA 系の多くも CCK をふくんでいない．

このような DA をふくまない CCK 系について Hökfelt ら(1980)は次のようなものをあげている．すなわち，① 内側尾状核に寄り集まって稠密に包まれた神経終末，② 分界条床核の内側中央部にある線維の網，③ 外側中隔でバスケット様に配列された線維，④ 内側扁桃核の一部にある密な線維網，⑤ 黒質の緻密質の外側部に連絡する視床腹側部にある中等度に密な線維網，⑥ 脚間核の中等度に密な線維網．これらの線維網は半切断後にも消失しないから，それが上行性系あるいは下行性系に属するものでないとみられる．さらに，⑦ 対角帯の核にある線維．これは半切断後に消失するから，上行性系に属すると考えられる．⑧ 視床下部外側底部の CCK 様免疫反応性物質は切断によって尾側部に集まるから，この部位には上行性 CCK の軸索があると推測される．

要するに，CCK と DA との間に緊密な関係があっても，CCK はそれ自身で重要な生理作用をもつペプチドホルモンであることを忘れてはならない．

DA ニューロンの不等質

DA ニューロンにはいくつかの違った形のものがある．中脳の DA 含有ニューロンは，細胞体の大きさ，分布，線維の投射，機能の違いなどによって区分されている．これについて多数の文献があるが，とくに注目されていることは，DA ニューロンが CCK を含むかどうかによっても，区別されることである．免疫組織化学法で調べて，結果が陰性であっても，その判定には慎重でなければならないが，CCK とチロシン水酸化酵素の免疫反応性をともに示す細

胞体と神経線維が上行性の中脳 DA ニューロンの一部に限られていることは注目すべき点である．CCK-DA 細胞体の分布と，CCK と DA 神経終末の分布が重複している部位との間に関係があることは，両者の共存を示すが，それは主として中脳辺縁系である．一方，中脳線条体系，そしておそらく中脳皮質系は CCK をふくまないらしい．

　辺縁前脳系の DA 神経終末は不等質であると考えられており，成熟ラットで，DA 神経終末にいわゆる破線形とび漫形が区別されている．側坐核と嗅結節で調べると，破線形は主として側坐核の背部と尾部，嗅結節の後部と内側部に限られている．この分布は CCK をふくむ DA 終末の分布と相関がある．破線形の DA 終末はび漫形のものより DA の代謝回転が低いらしい．破線形での DA の半減時間が 98 分であるのに対して，び漫形の終末では 68 分であると報告されている．

　尾状核でも DA 終末に二つの形がある．破線形は新線条体の背・内側の半分で，内・背・側部の辺縁層で特徴のある島を作っている．一方，び漫形は新線条体のそれ以外の部分の終末にある．尾状核の内側に密に包まれた点状の CCK 免疫反応性構造が小さい島になっているが，これがホルムアルデヒドによる蛍光法で見い出された DA 島であるかどうか，はっきりしていない．

　なお検討を必要とする点が残されてはいるものの，組織学者のたゆみない努力によって，CCK と DA 系との関係にこのように多くの知見が得られた．

4.4　行動からみた CCK とドーパミン系

CCK レセプターと DA

　前述のように CCK レセプターに A（末梢形）と B（中枢形）のあることがわかり，A レセプターは膵臓，胆嚢，迷走神経にあるほか，脳の孤束核，最後野，脚間核，後視床下部，側坐核にもあることがわかった（Hill ら，1987；Moran ら，1986）．

　側坐核にある A レセプターは DA の放出をうながし，A レセプターに選択的に働く CCK 拮抗物質の CR-1409, L-364,718, A-65186 によって CCK の神経化学的ならびに行動性効果が消失することが見い出されている（Vickroy ら，1988）．同じく A 形の拮抗物質ロルグルミドをラットの静脈内に注射すると，

A9とA10にあるDA細胞の慢性ハロペリドール投与による脱分極の不活化が回復するし，微量のロルグルミドを内側側坐核に直接に注射すると，慢性ハロペリドール投与による障害がよくなる．このことから側坐核のCCKレセプターはDA細胞のハロペリドールによる脱分極の不活化を維持することに関係しており，CCKはこのような精神機能の障害に治療的な役割をもつことが暗示された(Jiangら，1988)．CCK-8はラットの中枢のDAニューロンの自発活動を増大するが，Aレセプター拮抗物質のCR-1409で処置すると，A10 (腹側天蓋領野)の自発活動をするDA細胞の数がふえる．しかしA9 (黒質緻密部)には作用しない．このことから，DA細胞群はAレセプターによる効果に違いがあると考えられる(Zhangら，1991)．また，CCK-Bレセプター拮抗物質が新線条体からのDAの放出を増加することからみて，BレセプターはCCKによるDAの放出を抑制する．ことにその放出がさかんになっているとき，抑制効果がはっきりするといわれている(AltarとBoyar, 1989)．

ラットの線条体からのDA放出が，CCK関係ペプチドのセルレイン(CER)によって減少することはKiharaら(1990, 1992; Altarら，1988)によって報告され，Cosiら(1989)はCCK-8がラット線条体だけでなく皮質においてもDAの放出を減少させ，AChの代謝回転を低下させるという．

興味あることに，DAの減少によって，線条体のCCK放出が高まるし(Butcherら，1989; SierraltaとGysling, 1990)，線条体でのCCKの産生を直接に示すCCK mRNAがDAのD_2レセプターの活動化によるというが(DingとMocchetti, 1992)，これとは違って，ラットの尾状核-被殻，皮質および海馬からのCCKの放出がD_1-DAレセプターの活動化によって増加するとも報告されている．そしてCCK放出の増加はホスホイノシトールの代謝回転の亢進によることが示唆された(BrogとBeinfeld, 1992)．

中脳の腹側天蓋野のニューロンの切片でDA含有細胞に対するCCK-8の作用をみると，CCK-8は調べた細胞の83％で発火速度を高め，この興奮は用量依存性であったが，その興奮性反応は引きつづいてCCK-8を作用させていても，低下することがしばしばあった．これらの細胞にCCKを先に投与しておくと，DAによる自発性発火の抑制がいちじるしく強くなった．このことから，ニューロン内にDAと共存するCCKがニューロンの感受性に影響して，

そのニューロンのシナプスからの DA の放出に影響するとみなされた(Brodie と Dunwiddie, 1987). CCK-8 がラットの腹側天蓋野の切片で, DA の D_2 レセプターを介する抑制性反応を強化することは Stittsworth と Mueller (1990) によっても報告された.

CCK-8 は側坐核のニューロンに興奮をおこし(Skirboll ら, 1981), 側坐核へこのペプチドを注射すると, DA による運動亢進が強くなると報告されている(Crawley ら, 1985). しかし, 著者らの研究では側坐核へ CCK-8 を注射したとき, オープンフィールド法で測った運動と立ち上がりが2.5 ng 以上で減少し, 一方 CCK-4 は 1 μg 以上でこれらの行動をさかんにすることがわかった. 一方, 尾状核あるいは前頭前野皮質に CCK-8 を注射しても, 前述の行動に影響しないことを知った(Katsuura ら, 1985). 側坐核で DA の放出が CCK-8 によって刺激されるという報告もある(Vickroy と Bianchi, 1989). また, Marshall らによると, CCK-8 は側坐核の切片からの DA の放出を増し, この増加は A レセプター拮抗物質の L-364, 718 でみられなくなるが, B レセプター拮抗物質の L-365, 260 では影響をうけないという. すなわち, 側坐核での CCK-8 による DA の放出は CCK-A レセプターを介するわけである. しかし, これらの報告とは違って, 内因性の K^+ による DA の放出が CCK-8 によって抑制されるともいわれている(Voigt ら, 1986). どうしてこのような違いがあるのだろうか, 前述の Crawley の成績と著者らの結果とがまったく逆になっていることから, 気がかりであった. しかし, この問題はその後 Marshall ら(1991)の実験によって一部解決された. それによると, ラットの側坐核の後部に CCK-8 を作用させると, 用量に応じて DA の放出が増加し, この効果は A レセプター拮抗物質の L-364, 718 で消失するが, B レセプター拮抗物質では影響をうけない. 一方, 側坐核の前部では CCK によって DA の放出が抑制される. そしてこの効果は, A レセプター拮抗物質で影響をうけないが, B レセプター拮抗物質でみられなくなるという. したがって, CCK による DA の放出は側坐核の部位によって違っており, DA の放出に対する効果も CCK レセプターによって異なるわけである. CCK が A レセプターを介して運動の低下をおこすことは他の研究者によっても報告されている(O'Neill ら, 1990). そして CCK-8 による DA の放出にも A レセプターが関係している(Altar, 1989).

前頭葉皮質のCCKとDA

脳幹でのCCKとDAの関係について，ここに述べたように詳しい研究が行われているが，前頭葉ではどうなっているのだろうか．サルの前頭前野皮質のCCK神経支配をみると，CCK陽性細胞はⅡ層とⅢ層表層に最も密であり，CCK含有神経終末はⅡ，ⅣおよびⅥ層に見い出される(OethとLewis, 1990)．Ⅵ層では線維の密度がこの層のCCK陽性ニューロンの数よりはるかに多いから，局所的な非錐体細胞から出た神経終末がⅥ層の線維網を作っているとは考えがたい．しかもサルでは，Ⅱ層とⅢ層表層にある非錐体細胞の軸索はⅥ層まで下行していない．したがって，Ⅵ層の神経終末にあるCCKは皮質外から来たものではないかと考えられる．

腹側中脳のCCK含有細胞の神経線維がサルの前頭前野のⅥ層にまで上行している可能性が十分に考えられる．第一にラットで，腹側中脳のCCKをふくむニューロンが前頭前野の皮質に投射している(SeroogyとFallon, 1989)．ラットの前頭前野皮質にはDA作動性でない腹側中脳のニューロンも投射しているが(Swanson, 1982)，前頭前野皮質に投射するニューロンの大部分はチロシン水酸化酵素をふくんでいる(Seroogyら, 1989)．したがって，前頭前野に投射する中脳のニューロンにはCCKがDAと共存していると考えられる．つぎに，サルの前頭前野皮質のDAとCCKを免疫組織化学法で調べると，Ⅵ層の線維で両者が高度に密に検出される(Bergerら, 1988；Goldman-Rakicら, 1989；Lewisら, 1988；OethとLewis, 1990)．このことはCCKがDA線維の軸索にあることを示唆している．

OethとLewis(1992)はこの問題についてさらに研究をすすめ，サルでCCK陽性ニューロンは腹側中脳で主として吻内側部に多いが，これらのCCK含有ニューロンはチロシン水酸化酵素に対する免疫反応性を欠いていた．しかも，前頭前野の皮質でCCKとチロシン水酸化酵素とは別々の軸索群にあったから，サルのこの皮質領域には内因性および外因性のCCK支配があって，外因性のCCKは中脳のDA投射とは別のものとみなされた．しかし，これには動物の種によって違いがあるらしい．このことから，前頭前野皮質に対するCCKの影響は今まで考えられていたよりも，はるかに複雑であり，霊長類のこの部位でのCCKとDA系の機能的相互関係には特異なものがあるかのようである．

行動薬理学の立場から

DA ニューロンの一部には CCK がふくまれており，また CCK が DA の代謝回転を抑制すると考えられているから(Fuxe ら, 1980)，両者の関係は行動薬理学の立場からみて興味がある．ことに TRH は NA 作動系ならびに DA 作動系に大きく影響し，カテコールアミンの代謝を促進することがみとめられており(Constantinidis ら, 1974; Keller ら, 1974)，α-メチル・パラ・チロシン(α-MT)で脳内のカテコールアミンを減少させると，TRH の行動に及ぼす効果がみられなくなるという(Horita ら, 1977). DA に関して Heal と Green (1979)はラットの脳の主要な二つの DA 終末領域, すなわち側坐核と尾状核のうち, TRH は側坐核に選択的に働いて, シナプス前で DA の作動機構を変えるという．このような文献からみて, CCK の DA 作動系に及ぼす影響を, TRH との関連で調べた(Itoh と Katsuura, 1981).

いわゆる L-ドーパ増強試験で, まずラットをモノアミン酸化酵素(MAO)抑制物質のパルギリンで前処置をして, その後脳室内に CCK-8 あるいは TRH を注射し, さらに10分後 L-ドーパを腹腔内に投与した．そしてその後1時間にわたって, 立毛, 流涎, 外部からの刺激に対する反応性, 興奮性, 闘争性などの程度を観察し, 行動反応の大きさを判定した．その成績をまとめると図4.8のようになり, 行動のスコアが生理食塩水注入後平均1.2であったのに対し, CCK-8 では明らかに低下し, この実験での最大量1600 ng を注射したときには0.1にまで低くなった．一方, TRH は L-ドーパの作用を大きく増強し, わずか3ng でも大きい効果があって, 25 ng を注射したときには行動スコアの平均が2.9

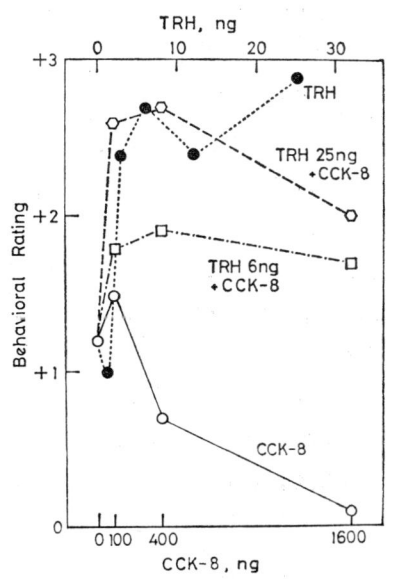

図 4.8 パルギリンおよび L-ドーパ処置ラットの行動反応に及ぼす CCK-8 と TRH の影響. CCK-8 と TRH は各種の用量を脳室内に注射し, また25 ng あるいは6 ng の TRH と同時に各種用量の CCK-8 を注射して, その後1時間の行動の変化を観察した.

にまで上昇した．このように L-ドーパによる興奮は CCK-8 によって抑制されたが，TRH 25 ng によっておこる興奮は 100 および 400 ng の CCK-8 によっては影響をうけず，1600 ng の CCK-8 によって TRH の効果が減弱した．そこで TRH を 6 ng だけ与え，同時に各種用量の CCK-8 を投与したところ，行動のスコアはすべて +2 以下にとどまった（図 4.8 参照）．

このように動物の行動を観察してスコアを決めることは判定にとどまって，正確な数値を出しえないことがあるので，変化の程度を客観的に知るため Automex を使って運動量を記録することにした．その成績は図 4.9 に示すように，1 時間のカウントをみると，対照群で平均 411 であったのに対し，CCK-8 を 400 ng 脳室内に注射すると 279 に下がり，1600 ng の注射で 281 に減少した．一方，TRH では用量に応じて運動がさかんになって，25 ng を注射したとき 881 に増加した．そしてこの TRH による L-ドーパ増強作用は，CCK-8 の同時投与によって抑えられた．たとえば，TRH 6 ng だけを投与したときのカウントが 646 であったのに対し，400 ng の CCK-8 を TRH と同時に注射すると 347 になり，TRH とともに 1600 ng の CCK-8 を注射したときには 290 になった．25 ng の TRH とともに CCK-8 を注射したときにも，ほぼ同様の成績が得られた．なお，CCK-8 とは違って CCK-8-NS には L-ドーパの興奮作用を抑制する効果がまったくなく，むしろ増強作用がみられた．

これらの実験結果から，CCK-8 が TRH の作用に拮抗すること，そして CCK-8 の中枢作用の少なくとも一部は，DA 作動性機構を抑制することにあると考えられる．

これに関連して，前述のようにラットやヒトの脳で中脳辺縁系のニューロンに DA と CCK とが共存すること（Hökfelt ら，1980），ラットの脳室内に CCK を注射したとき DA の代謝が抑制されることが報告されており（Fuxe ら，1980），

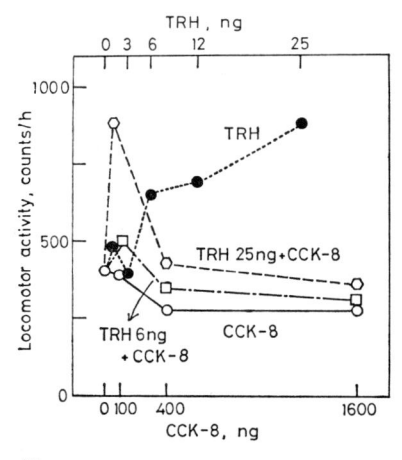

図 4.9 パルギリンおよび L-ドーパ処置ラットの運動量に及ぼす CCK-8 と TRH の影響．数値は 1 時間のカウント．

4.4 行動からみた CCK とドーパミン系

CCK-8 の DA 代謝に及ぼす抑制機序はおそらくシナプス前の神経終末にあるのではないかと推測される．

そこで DA レセプターを刺激するアポモルヒンと，これを阻害するハロペリドルを使って実験をすすめることにした(Katsuura ら，1984)．アポモルヒンの作用は複雑で，少量の皮下注射で運動量を低下し，大量では運動を亢進する(図 4.10)．そして少量の投与による運動量の減少は CCK-8 によってみられなくなったが(図 4.11)，大量の投与による運動の亢進に対して CCK-8 は影響しなかった．CCK 抗血清の投与は大量を与えたときの運動亢進には影響せず，少量の投与による運動量の減少をさらに低下した．すなわち，内因性の CCK が抗血清で作用しなくなったとき，アポモルヒンの運動抑制効果がいっそうはっきりするのであって，この運動抑制は DA 作動系の伝達障害，そして一部は NA 作動系の活動低下によると考えられている．それゆえ，CCK-8 はアポモルヒンの作用をふせぐことによって，これらカテコールアミン系の活動に影響しているらしい．一方，アポモルヒンはシナプス後の DA レセプターを直接に刺激することによって運動を亢進し，これは CCK によって影響をうけない．このことから，CCK はシナプス前で DA の放出を抑制するか，あるいは大量のアポモルヒンでレセプターが刺激されたとき，CCK

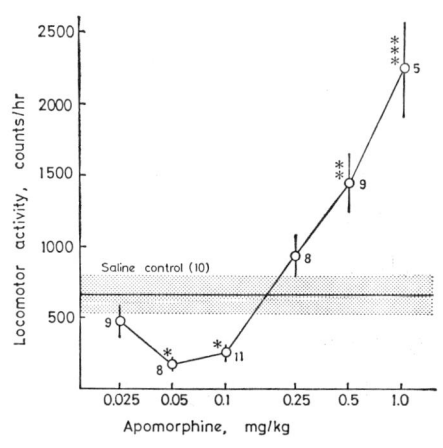

図 4.10 各種用量のアポモルヒンを注射したときの運動量の変化．Automex で測った 1 時間値を示す．

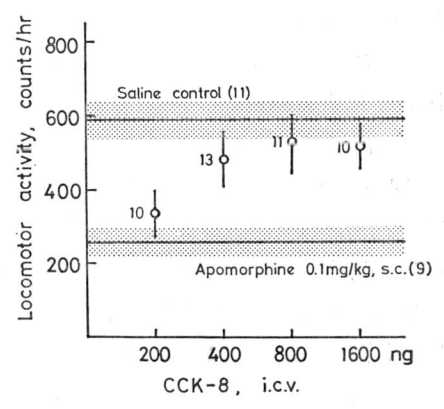

図 4.11 少量のアポモルヒン投与による運動量の低下に対する CCK-8 脳室内注射の回復効果．

はシナプス後レセプターに作用しなくなるものと考えられる．

　なお，CCK-8はこの実験ではハロペリドールの作用に対して影響をみなかったが，その後 Ibii ら(1989)は 160 μg/kg という大量の CER をラットに投与し，ハロペリドールによるカタレプシーが比較的長期にわたって抑制されることをみとめた．両側迷走神経の切除も，下垂体の摘出も，CER の抗カタレプシー作用に影響しなかった．しかし CCK 拮抗物質の L-364, 718 とプログルミドによって CER の作用はみられなくなった．また，CER はハロペリドールによっておこる線条体からの DA 放出の増加を抑制した．そしてこの効果もプログルミドで抑制された．これらの結果から，CER は主として脳の A 型 CCK レセプターに作用して，線条体の DA レセプターへのハロペリドールの結合に影響して，カタレプシーをふせぐとみなされた．

CCK-8 とその他の脳内モノアミン

　ラットの視床下部で，ノルアドレナリン(NA)は脳室周囲核，視交叉後部領域，背内側核と正中隆起に高濃度であり，腹内側核では中等度であるが，この神経核内の濃度は部位によって違っており，後内側部では高い．

　DA から NA を作る酵素ドーパミン-β-ヒドロキシラーゼは腹内側核に多いが，この神経核でチロシン水酸化酵素活性は中等度である．ドーパミン-β-ヒドロキシラーゼは，それによってできるカテコールアミンに平行すると報告されており(Saavedra ら, 1974)，実際に腹内側核の DA 含量は中等度であって，後内側部で高い(Brownstein ら, 1976)．

　Telegdy ら(1979)は各種用量の CCK-8 をラットの脳室内に注射した結果，視床下部の DA 含量は増加したが，NA とセロトニン(5-HT)には変化がなかった．中脳では CCK によって DA 値が上昇し，NA 含量も少量の CCK で増加した．一方，5-HT は大量投与後に減少，少量では増加した．扁桃核の DA 含量は中等量の CCK で増加，大量と少量では減少した．この神経核で NA 含量は少量で増加し，5-HT は大量で減少した．中脳では DA 値が上昇したが，NA と 5-HT 含量には変化がなかった．また，線条体では DA が減少し，NA が上昇，5-HT には変化がなかったという．ついで Fekete ら(1981 a)は CCK-8 の脳室内投与で，視床下部と中脳の DA と NA 含量の増加，扁桃核の DA 含量，線条体の DA と NA 含量の減少をみたという．加えて，CCK-8 (80 pmol)

は視床下部，中脳および扁桃核の DA 代謝回転を低下すると報告している(Fekete ら, 1981 b).

一方，CCK 抗血清を脳室内に投与すると，視床下部，中脳，扁桃核および中隔の DA と NA 含量が低下し，扁桃核，中隔および線条体の 5-HT 含量には軽度の変化をみたにすぎない(Fekete ら, 1981 c), Kádár ら(1981)もラットに CCK 抗血清を投与し，視床下部，中脳，扁桃核および中隔の DA と NA 含量が増加したが，線条体では DA 含量が増え，NA 含量が減少したという．大脳皮質でも NA 含量の減少があった．5-HT については，中脳，扁桃核および中隔で減少し，線条体で増加したと記載している．このように，Telegdy を中心とするハンガリーの研究グループは，脳幹のいろいろな神経核内のモノアミン含量が CCK-8 によって多様に増減することを報告しているが，その変動が薬理学的あるいは生理学的にどんな意義をもつかについて明らかにされていないのは遺憾である．

著者らも CCK-8 の中枢作用機序を知るための一つの手がかりとして，正常対照ラット，α-MT, L-ドーパ，およびパルギリンで前処置をしたラットの腹腔内に CCK-8 を注射して，脳のいろいろな領域の NA, DA および 5-HT 含量の変化を調べたが，これらモノアミンの変化は比較的小さく，明確な結論を得るに至らなかった(Katsuura ら, 1980).

いずれにしても，CCK-8 の投与による脳内モノアミンの変化が，それぞれの神経核で大きく違うのはどうしてか，大きい疑問が残されている．

なお，NA について，視床下部の切片からの $[^3H]NA$ の K^+ による放出は，α_2-刺激剤のクロニジンによって著明に抑制されるが，α_2-拮抗剤のヨヒンビンはその放出を促進する．CCK は軽度ではあるが有意に $[^3H]NA$ の放出を抑制することからみて，視床下部の CCK と NA が摂食の調節に相互作用をもつとみなされた(Beresford ら, 1988).

CCK-8 が DA 系に大きい影響をもつことは上述の通りであるが，他のモノアミン作動系に及ぼす作用については，あまり関心がもたれていなかった．脳のセロトニン(5-HT)が行動に影響し，その前駆体 5-ヒドロキシトリプトファン(5-HTP)は，モノアミン酸化酵素(MAO)抑制物質で前処置した動物で，脳内の 5-HT の合成と代謝を亢進することが知られており，古い文献ではある

が，この動物に TRH を投与すると，抗うつ病性の効果があると報告されている(Agarwal ら，1977)．この効果に CCK-8 がどんな影響を及ぼすかをみることも興味があるだろう．

著者らの実験では，ラットを MAO 抑制物質のパルギリンで前処置し，2時間後に CCK-8 または TRH を脳室内に注射し，さらにその後10分たってから 5-HTP を腹腔内に注射した．ラットの行動としては，振顫，筋強直，頭の異常な運動，四肢の外転位，興奮性をみて，これらの症状の程度に応じて効果を判定した．その成績をまとめたのが図4.12である．CCK-8 は 100〜1600 ng を投与しても，対照の生理食塩水投与群のスコアに比べて有意の差がなく，CCK-8 は 5-HT の作用に影響ないと考えられる．一方，TRH には明らかに刺激効果があって，50 ng を投与したときには，すべてのラットが最大反応を示すようになった．しかし，50 ng の TRH とともに各種用量の CCK-8 を同時に投与すると，TRH の 5-HT 増強効果は明らかに抑制された．

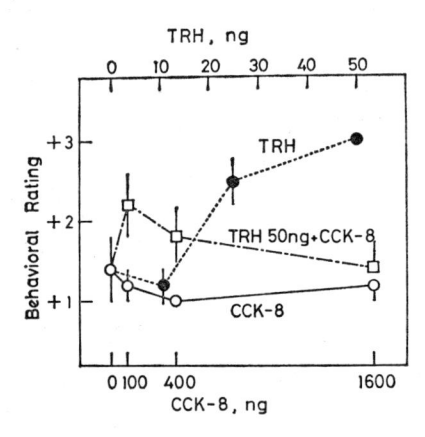

図 4.12 パルギリンと 5-ヒドロキシトリプトファンで処置したラットの行動反応に及ぼす CCK-8 と TRH の影響．CCK-8 と TRH はそれぞれ別個に脳室内に注射，または TRH 50 ng と各種用量の CCK-8 を注射した．

このように，CCK-8 そのものは 5-HT の行動作用に影響しない．これは CCK-8 がラットの脳内 5-HT 含量に影響しないこととも一致している(Katsuura と Itoh, 1980)．しかしその実験は，単に含量を測定しただけであるから，5-HT の代謝に及ぼす影響について確かなことがいえない．

近年 Boden ら(1991)は，ラットの背側縫線核にある 5-HT をふくむと考えられるニューロンの一部が CCK によって興奮し，その反応は 10〜1000 nM の範囲で用量依存性であり，テトロドトキシンの存在下でも存続した．細胞外の Ca^{2+} の減少，あるいは Mg^{2+} の添加によっても CCK の反応は妨げられることなく，縫線核ニューロンの膜にあるレセプターを介するとみなされた．CCK-B レセプターを選択的に刺激するペンタガストリンは効果がなく，A レ

セプター拮抗物質の L-364,718 によって CCK に対する反応がみられなくなり，B レセプター拮抗物質の L-365,260 で CCK 反応を抑制するためには，大量を与える必要があった．このことから，ラットの縫線核ニューロンには CCK レセプターが存在し，これは薬理学的にみて A レセプターであると考えられた．

一方，ラットの大脳皮質と側坐核で CCK の放出に対する 5-HT の作用をみた Paudice と Raiteri (1991)の研究によると，これら二つの領域で 5-HT は Ca^{2+} の存在下でその濃度に応じて，脱分極による CCK の放出を増加する．$5-HT_1/5-HT_2$ レセプター拮抗物質のメチオテピンは 5-HT による CCK の放出に影響しないが，$5-HT_3$ レセプター拮抗物質(3α-tropanyl)-1H-indole-3-carboxylic acid ester)およびオンダセトロンによって CCK の放出がみられなくなる．$5-HT_3$ レセプターの別の遮断剤 MDL 72222 ($3\alpha 5\alpha$ H-tropan-3yl-3,5-dichlorobenzoate)によっても強い拮抗をうける．さらに，$5-HT_3$ の刺激物質(1-phenyl-biguanide)は 5-HT とほとんど同じように CCK の放出を増大する．以上の知見から，5-HT はラットの大脳皮質と側坐核で，CCK 放出神経終末にある $5-HT_3$ 型のレセプターの活動化によって，CCK の放出を強くうながすことがわかった．

このように脳内の CCK の分泌と作用はいろいろな神経伝達物質の影響をうけて，きわめて複雑であるが，これは CCK-8 に限るのではなく，すべてのペプチドホルモンについてもいえることである．

文　献

Altar, C. A. (1989) Cholecystokinin receptor subtypes and neuromodulation. *Prog. Neuro-Psychopharmacol. & Biol. Psychiat.* **13**: 381-393

Altar, C. A. and Boyar, W. C. (1989) Brain CCK-B receptors mediate the suppression of dopamine release by cholecystokinin. *Brain Res.* **483**: 321-326

Altar, C. A., Boyar, W. C., Oei, F. and Wood, P. L. (1988) Cholecystokinin attenuates basal and drug-induced increases of limbic and striatal dopamine release. *Brain Res.* **460**: 76-82

Beresford, I. J. M., Hall, M. D., Clark, C. R., Hill, R. G. and Hughes, J. (1988) Cholecystokinin modulation of [³H] noradrenaline release from superfused hypothalamic slices. *Neurosci. Lett.* **88**: 227-232

Berger, B., Trottier, S., Verney, C., Gaspar, P. and Alvarez, C. (1988) Reginal and laminar distribution of the dopamine and serotonin innervation in the macaque cerebral cortex: a radioautographic study. *J. Comp. Neurol.* **273**: 99-112

Boden, P. R., Woodruff, G. N. and Pinnock, R. D. (1991) Pharmacology of a cholecystokinin receptor on 5-hydroxytryptamine neurones in the dorsal raphe of the rat. *Br. J. Pharmacol.* **102**: 635-638

Branchereau, P., Böhme, G. A., Champagnat, J., Morin-Surun, M. P., Durieux, C., Blanchard, J. C., Roques, B. P. and Denavit-Saubie, M. (1992) Cholecystokinin$_a$ and cholecystokinin$_b$ receptors in neurons of the brainstem solitary complex of the rat: Pharmacological identification. *J. Pharmacol. Exp. Ther.* **250**: 1433-1440

Breese, G. R., Cott, J. M., Cooper, B. H., Prange, A. J., Jr., Lipton, M. A. and Plotnikoff, N. P. (1975) Effects of thyrotropin-releasing hormone (TRH) on the actions of pentobarbital and other centrally acting drugs. *J. Pharmacol. Exp. Ther.* **193**: 11-22

Brodie, M. S. and Dunwiddie, T. V. (1987) Cholecystokinin potentiates dopamine inhibition of mesencephalic dopamine neurons *in vitro*. *Brain Res.* **425**: 106-113

Brog, J. S. and Beinfeld, M. C. (1992) Cholecystokinin release from the rat caudate-putamen, cortex and hippocampus is increased by activation of the D_1 dopamine receptor. *J. Pharmacol. Exp. Ther.* **260**: 343-348

Brown, M. and Vale, W. (1975) Central nervous system effects of hypothalamic peptides. *Endocrinology* **96**: 1333-1336

Brownstein, M. J., Palkovits, M., Saavedra, J. M. and Kizer, J. S. (1976) Distribution of hypothalamic hormones and neurotransmitters within the diencephalon. In: Frontiers in Neuroendocrinology. Vol. 4: 1-23 (L. Martini and W. F. Ganong, eds.), Raven Press, New York

Butcher, S. P., Varro, A., Kelly, J. S. and Dockray, G. J. (1989) *In vivo* studies on the enhancement of cholecystokinin release in the rat striatum by dopamine depletion. *Brain Res.* **505**: 119-122

Carino, M. A., Smith, J. R., Weick, B. B. and Horita, A. (1976) Effects of thyrotropin-releasing hormone (TRH) microinjected into various brain areas of conscious and pentobarbital-pretreated rabbits. *Life Sci.* **19**: 1687-1692

Cosi, C., Altar, A. C. and Wood, P. L. (1989) Effect of cholecystokinin on acetylcholine turnover and dopamine release in the rat striatum and cortex. *Eur. J. Pharmacol.* **165**: 209-214

Cott, J. M., Breese, G. R., Cooper, B. R., Barlow, T. S. and Prange, A. J., Jr. (1976) Investigations of ethanol sleep by thyrotropin-releasing hormone (TRH). *J. Pharmacol. Exp. Ther.* **196**: 594-604

Crawley, J. N. (1985) Cholecystokinin potentiation of dopamine-mediated behaviors in the nucleus accumbens. *Ann. N. Y. Acad. Sci.* **448**: 283-292

Crawley, J. N. (1988) Attenuation of dark-induced hyperlocomotion by a cholecystokinin antagonist in the nucleus accumbens. *Brain Res.* **473**: 398-400

Crawley, J. N., Hays, S. E., O'Donohue, T. L., Paul, S. M. and Goodwin, F. K. (1981 a)

Neuropeptide modulation of social and exploratory behaviors in laboratory rodents. *Peptides* **2**, Suppl. 1: 123-129

Crawley, J. N., Hays, S. E., Paul, S. M. and Goodwin, F. K. (1981 b) Cholecystokinin reduces exploratory behavior in mice. *Physiol. Behav.* **27**: 407-411

Della-Fera, M. A. and Baile, C. A. (1989) Cholecystokinin octapeptide continuous picomole injections into the cerebral ventricles of sheep suppress feeding. *Science* **206**: 471-473

Della-Fera, M. A. and Baile, C. A. (1980) Cerebral ventricular injection of CCK-octapeptide and food intake: importance of continuous injection. *Physiol. Behav.* **24**: 1133-1138

Della-Fera, M. A., Baile, C. A. and Peikin, S. R. (1981 a) Feeding elicited by injection of the cholecystokinin antagonist dibutyryl cyclic GMP into the cerebral ventricle of sheep. *Physiol. Behav.* **26**: 799-801

Della-Fera, M. A., Baile, C. A., Schneider, B. S. and Grinker, J. A. (1981 b) Cholecystokinin antibody injected in cerebral ventricle stimulates feeding in sheep. *Science* **212**: 687-689

Della-Fera, M. A., Coleman, B. D., Doubek, C. A., Marshall, H. N., Miner, J., Paterson, J., Gingerich, R. L. and Baile, C. A. (1989) Cholecystokinin concentration in specific brain areas of rats fed during the light or dark phase of the circadian cycle. *Physiol. Behav.* **45**: 801-807

DeMesquita, S. and Haney, W. H. (1986) Effect of intracerebroventricular infusion of cholecystokinin on respiration and sleep. *Brain Res.* **378**: 127-132

Ding, X. Z. and Mocchetti, I. (1992) Dopaminergic regulation of cholecystokinin mRNA content in rat striatum. *Molec. Brain Res.* **12**: 77-83

Dockray, G. J., Gregory, R. A., Tracy, H. J. and Zhu, W. Y. (1981) Transport of cholecystokinin-octapeptide-like immunoreactivity toward the gut in efferent cagal fibres in cat and dog. *J. Physiol.* **314**: 501-511

Emson, P. C., Rehfeld, J. F. and Rossor, M. N. (1982) Distribution of cholecystokinin-like peptides in the human brain. *J. Neurochem.* **38**: 1177-1179

Fekete, M., Bokor, M., Penke, B., Kovacs, K. and Telegdy, G. (1981 a) Effects of cholecystokinin octapeptide and its fragments on brain monoamines and plasma corticosterone. *Neurochem. Intern.* **3**: 165-169

Fekete, M., Kadar, T., Penke, B., Kovacs, K. and Telegdy, G. (1981 b) Influence of cholecystokinin octapeptide sulfate ester on brain monoamine metabolism in rats. *J. Neural Transmission.* **50**: 81-88

Feketa, M., Kadar, T. and Telegdy, G. (1981 c) Effect of cholecystokinin antiserum on the brain monoamine content in rats. *Acta Physiol. Acad. Sci. Hung.* **57**: 177-183

Finkelstein, J. A., Steggles, A. W., Martinez, P. and Oraissman, M. (1983) Changes in cholecystokinin receptor binding in rat brain after food deprivation. *Brain Res.* **288**: 193-197

Flood, J. F. and Morley, J. E. (1989) Cholecystokinin receptors mediate enhance memory retention produced by feeding and gastrointestinal peptides. *Peptides* **10**: 809-813

Flood, J. F., Smith, G. E. and Morley, J. E. (1987) Modulation of memory processing by cholecystokinin: dependence on the vagus nerve. *Science* **236**: 832-834

Fuxe, K., Andersson, K., Locatelli, V., Agnati, L. F., Hökfelt, T., Skirboll, L. and Mutt, V. (1980) Cholecystokinin peptides produce marked reduction of dopamine turnover in discrete areas in the rat brain following intraventricular injection. *Eur. J. Pharmacol.* **67**: 329-331

Goltermann, N. R., Rehfeld, J. F. and Petersen, H. R. (1980) Concentration and *in vivo* synthesis of cholecystokinin in subcortical regions of the rat brain. *J. Neurochem.* **35**: 479-483

Goldman-Rakic, P. S., Leranth, C., Williams, S. M., Mons, M. and Gefferd, M. (1989) Dopamine synaptic complex with pyramidal neurons in primate cerebral cortex. *Proc. Natl. Acad. Sci. USA* **86**: 9015-9019

Gibbs, J., Young, R. C. and Smith, G. P. (1973) Cholecystokinin decreases food intake in rats. *J. Comp. Physiol. Psychol.* **84**: 488-495

Hamamura, T., Kazahaya, Y. and Otsuki, S. (1989) Ceruletide suppresses endogenous dopamine release via vagal afferent system, studied *in vivo* intracerebral dialysis. *Brain Res.* **483**: 78-83

Hays, S. E. and Paul, S. M. (1981) Cholecystokinin receptors are increased in recerbal cortex of genetically obese rodents. *Eur. J. Pharmacol.* **70**: 591-592

Heal, D. J. and Green, A. R. (1979) Administration of thyrotropin-releasing hormone (TRH) to rats release dopamine in n. accumbens but not n. caudatus. *Neuropharmacol.* **18**: 23-31

Hilaire-Kafi, Z. S., Depoortere, H. and Nicolaidis, S. (1989) Does cholecystokinin induce physiological satiety and sleep? *Brain Res.* **488**: 304-310

Hill, D. R., Campbell, N. J., Shaw, T. M. and Woodruff, G. N. (1987) Autoradiographic localization and biochemical characterization of peripheral-type CCK receptors in rat CNS using highly selective nonpeptide CCK antagonists. *J. Neurosci.* **7**: 2967-2976

Hökfelt, T., Rehfeld, J. F., Skirboll, L., Ivenmark, B., Goldstein, J. M. and Markey, K. (1980) Evidence for coexistence of dopamine and CCK in mesolimbic neurons. *Nature* **285**: 476-478

Hökfelt, T., Skirboll, L., Rehfelt, J. F., Goldstein, M., Markey, K. and Dann, O. (1980) A subpopulation of mesencephalic dopamine neurons projecting to limbic areas contains a cholecystokinin-like peptide: evidence from immunohistochemistry combined with retrograde tracing. *Neuroscience* **5**: 2093-2124

Horita, A., Carino, M. A. and Lal, H. (1977) Influence of catecholamine antagonists and depletors on the CNS effects of TRH in rabbits. *Prog. Neuro-Psychopharmacol.* **1**: 107-113

Hyde, T. M. and Peroutka, S. J. (1989) Distribution of cholecystokinin receptors in the dorsal vagal complex and other selected nuclei in the human medulla. *Brain Res.* **495**: 198-202

Ibii, N., Ikeda, M., Takahara, Y., Eigyo, M., Akiyoshi, T. and Matsushita, A. (1989) Inhibitory effect of ceruletide on haloperidol-induced catalepsy in rats. *Peptides* **10**: 779-785

Itoh, S. and Katsuura, G. (1981) Suppressive action of cholecystokinin octapeptide on the behavioral effects if L-DOPA in the rat. *Eur. J. Pharmacol.* **75**: 313-316

Itoh, S. and Katsuura, G. (1982) Effect of cholecystokinin on thyrotropin releasing hormone (TRH)-induced serotonin potentiation in rats. *Jpn. J. Physiol.* **32**: 145-148

Itoh, S. and Katsuura, G. (1986) Behavioral effect of cholecystokinin octapeptide in vagotomized rats. *Can. J. Physiol. Pharmacol.* **64**: 745-747

Itoh, S., Katsuura, G. and Hirota, R. (1981 a) Diminished circadian rhythm of locomotor activity after vagotomy in rats. *Jpn. J. Physiol.* **31**: 957-961

Itoh, S., Katsuura, G., Hirota, R. and Botan, Y. (1981 b) Circadian rhythm of plasma corticosterone in vagotomized rats. *Experientia* **37**: 380-381

Jiang, L. H., Kasser, R. J. and Wang, R. Y. (1988) Cholecystokinin antagonist lorglumide reverses chronic haloperidol-induced effects on dopamine neurons. *Brain Res.* **473**: 165-168

Kadar, T., Fekete, M., Lonovics, J. and Telegdy, G. (1981) Influences of cholecystokinin antiserum on the dopamine, norepinephrine and serotonin contents of different brain regions in rats. *Neuropeptides* **1**: 293-299

Kapas, L., Obal, F., Jr., Opp, M. R., Johannsen, L. and Krueger, J. M. (1991) Intraperitoneal injection of chlecystokinin elicits sleep in rabbits. *Physiol. Behav.* **50**: 1241-1244

Katsuura, G. and Itoh, S. (1980) Effect of a cholecystokinin octapeptide preparation on brain monoamines in the rat. *Jpn. J. Physiol.* **30**: 811-814

Katsuura, G. and Itoh, S. (1981) Effect of cholecystokinin octapeptide on body temperature in the rat. *Jpn. J. Physiol.* **31**: 849-858

Katsuura, G. and Itoh, S. (1982) Sedative action of cholecystokinin octapeptide on behavioral excitation by thyrotropin releasing hormone and methamphetamine in the rat. *Jpn. J. Physiol.* **32**: 83-91

Katsuura, G., Itoh, S. and Hsiao, S. (1985) Specificity of nucleus accumbens to activities related to cholecystokinins in rats. *Peptides* **6**: 91-96

Katsuura, G., Itoh, S. and Rehfeld, J. F. (1984) Effects of cholecystokinin on apomorphine-induced changes of motility in rats. *Neuropharmacol.* **23**: 731-734

Kawasaki, A., Kodama, M. and Matsushita, A. (1983) Caerulein, a cholecystokinin-related peptide, decreases somatic function via the vagal afferent system. *Life Sci.* **33**: 1045-1050

Keller, H. H., Bartholini, C. and Pletscher, A. (9174) Enhancement of cerebral norad-

renaline turnover by thyrotropin-releasing hormone. *Nature* **248**: 528-529
Kihara, T., Ikeda, M., Ibii, N. and Matsushita, A. (1992) Ceruletide, a CCK-like peptide, attenuates dopamine release from the rat striatum via a central site of action. *Brain Res.* **588**: 270-276
Kihara, T., Ikeda, M. and Matsushita, A. (1990) Ceruletide, a cholecystokinin-related peptide, attenuates haloperidol-induced increase in dopamine release from the rat atriatum: an *in vivo* microanalysis study. *Brain Res.* **519**: 44-49
Knight, M., Tamminga, C. A., Steardo, L., Beck, M. E., Barons, P. and Chase, T. N. (1984) Cholecystokinin octapeptide fragments: binding to brain cholecystokinin octapeptide receptors. *Eur. J. Pharmacol.* **105**: 49-55
Kray, F. S. and Gibbs, J. (1980) Vagotomy fails to block the satieting effect of food in the stomach. *Physiol. Behav.* **24**: 1007-1010
Krieger, D. T., Hauser, H. and Krey, L. C. (1977) Suprachiasmatic nucleusar lesions do not abolish food-shifted circadian adrenal and temperature rhythmicity. *Science* **197**: 398-399
Lewis, D. A., Foote, S. L., Goldstein, M. and Morrison, J. H. (1988) The dopaminergic innervation of monkey prefrontal cortex: a tyrosine hydroxylase immunohistochemical study. *Brain Res.* **449**: 225-243
Lin, C. W. and Miller, T. R. (1992) Both CCK-A and CCK-B/gastrin receptors are present on rabbit vagus nerve. *Am. J. Physiol.* **263**: R 591-R 595
Lorenz, D. N. and Goldman, S. A. (1982) Vagal mediation of the cholecystokinin satiety effect in rats. *Physiol. Behav.* **29**: 599-604
Manberg, P. J., Nemeroff, C. B. and Prange, A. J., Jr. (1979) Thyrotropin releasing hormone: a comparison of pharmacological profiles in animals. *Prog. Neuro-Psychopharmacol.* **3**: 303-314
Mansbach, R. S. and Lorenz, D. N. (1983) Cholecystokinin (CCK-8) elcits prandial sleep in rats. *Physiol. Behav.* **30**: 179-183
Marley, P. D., Rehfeld, J. F. and Emson, P. C. (1984) Distribution and chromatographic characterisation of gastrin and cholecystokinin in the rat central nervous system. *J. Neurochem.* **42**: 1523-1535
Marshall, F. H., Barnes, S., Pinnock, R. D. and Hughes, J. (1990) Characterization of cholecystokinin octapeptide-stimulated endogenous dopamine release from rat nucleus accumbens *in vitro*. *Br. J. Pharmacol.* **99**: 845-848
Marshall, F. H., Barnes, S., Hughes, J., Woodruff, G. N. and Hunter, J. C. (1991) Cholecystokinin modulates the release of dopamine from the anterior and posterior nucleus accumbens by two different mechanisms. *J. Neurochem.* **56**: 917-922
McLaughlin, C. L., Baile, C. A. and Buonomo, F. C. (1985 a) Effect of CCK antibodies on food intake and weight gain in Zucker rats. *Physiol. Behav.* **34**: 277-282
McLaughlin, C. L., Baile, C. A., Della-Fera, M. A. and Kasser, T. G. (1985 b) Meal-stimulated increased concentrations of CCK in the hypothalamus of Zucker obese and lean rats. *Physiol. Behav.* **35**: 215-220

McLaughlin, C. L., Baile, C. A. and Della-Fera, M. A. (1986) Changes in brain Met-enkephalin concentrations with peripheral CCK injections in Zucker rats. *Physiol. Behav.* **36**: 681-686

Meyer, J. H. and Grossman, M. I. (1972) Comparison of D- and L-phenylalanine as pancreatic stimulus. *Am. J. Physiol.* **222**: 1058-1063

Moore, R. Y. (1980) Suprachiasmatic nucleus: secondary synchronizing stimuli and the central neural control of circadian rhythms. *Brain Res.* **183**: 13-28

Moran, T. H., Robinson, P. H., Goldrich, M. S. and McHugh, P. R. (1986) Two brain cholecystokinin receptors: implication for behavioral actions. *Brain Res.* **362**: 175-179

Morley, J. E., Levine, A. S. and Lindblad, S. (1981) Intraventricular cholecystokinin-octapeptide produces hypothermia in rats. *Eur. J. Pharmacol.* **74**: 249-251

Oeth, K. M. and Lewis, D. A. (1992) Cholecystokinin- and dopamine-containing mesencephalic neurons provide distinct projection to monkey prefrontal cortex. *Neurosci. Lett.* **145**: 87-92

Oeth, K. M. and Lewis, D. A. (1990) Cholecystokinin innervation of monkey prefrontal cortex: an immunohistochemical study. *J. Comp. Neurol.* **301**: 123-137

O'Neill, M. F., Dourish, C. T. and Iversen, S. D. (1990) Reversal of CCK-induced hypolocomotion in the mouse by the CCK-A antagonist devazepide but not by the CCK-8 antagonist L-365, 260. *Br. J. Pharmacol.* **101**: Suppl. 574 P

Palkovits, M., Kiss, J. Z., Beinfeld, M. C. and Williams, T. H. (1982) Cholecystokinin in the nucleus of the solitary tract of the rat: evidence for its vagal origin. *Brain Res.* **252**: 385-390

Parrott, R. F. and Batt, R. A. (1980) The feeding response of obese mice (genotpe, ob ob) and their wild-type littermates to cholecystokinin (pancreozymin). *Physiol. Behav.* **24**: 751-753

Parrott, R. F. and Baldwin, B. A. (1981) Operant feeding and drinking in pigs of systemic cholecystokinin octapeptide. *Physiol. Behav.* **26**: 419-422

Passaro, E., Jr., Debas, H., Oldendorf, W. and Yamada, T. (1982) Rapid disappearance of intraventricularly administered neuropeptides in the peripheral circulation. *Brain Res.* **241**: 335-340

Paudice, P. and Raiteri, M. (1991) Cholecystokinin release mediated by 5-HT₃ receptors in rat cerebral cortex and nucleus accumbens. *Br. J. Pharmacol.* **103**: 1790-1794

Praissman, M., Martinez, P. A., Saladino, C. F., Bertowitz, J. M., Stegles, A. W. and Finkelstein, J. A. (1983) Characterization of cholecystokinin binding sites in rat cerebral cortex using a ^{125}I-CCK probe resistant to degeneration. *J. Neurochem.* **40**: 1405-1413

Prospero-Garcia, O., Ott, T. and Drucker-Colin, R. (1987) Celebroventricular infusion of cholecystokinin (CCK-8) restores REM sleep in parachlorophenylalanine (PCPA)-pretreated cats. *Neurosci. Lett.* **78**: 205-210

Raybould, H. E., Gayton, R. J. and Dockray, G. J. (1985) CNS effects of circulating CCK-8: involvement of brainstem neurons responding to gastric distension. *Brain Res.* **342**: 187-190

Rehfeld, J. F. (1978) Localisation of gastrin to neuro- and adenohypophysisi. *Nature* **271**: 771-773

Rehfeld, J. and Lundberg, J. M. (1983) Cholecystokinin in feline vagal and sciativ nerves: concentration, molecular form and transport velocity. *Brain Res.* **275**: 341-347

Ritter, R. C., Kalivas, P. and Bernier, S. (1986) Cholecystokinin-induced suppression of locomotion is attenuated in capsaicin pretreated rats. *Peptides* **7**: 587-590

Saavedra, J. M., Brownstein, M., Palkovits, M., Kizer, J. S. and Axelrod, J. (1974 c) Tyrosine hydroxylase and dopamine-β-hydroxylase: distribution in individual rat hypothalamic nuclei. *J. Neurochem.* **23**: 869-871

Saito, A., Sankaran, B., Goldfine, I. D. and Williams, J. A. (1980) Cholecystokinin receptors in brain: characterization and distribution. *Science* **208**: 1155-1156

Saito, A., Williams, J. A. and Goldfine, I. D. (1981 a) Alterations of brain cerebral cortex receptors in the obese mouse. *Endocrinology* **109**: 984-986

Saito, A., Williams, J. A. and Goldfine, I. D. (1981 b) Alterations in brain cholecystokinin receptors after fasting. *Nature* **289**: 599-600

Saito, A., Williams, J. A., Waxler, S. H. and Goldfine, I. D. (1982) Alterations of brain cholecystokinin receptors in mice made obese with goldthioglucose. *J. Neurochem.* **39**: 525-528

Savory, C. J. and Hodgkiss, J. P. (1984) Influence of vagotomy in domestic fowls on feeding activity, food passage, digestibility and satiety effects of two peptides. *Physiol. Behav.* **33**: 937-944

Savory, C. J. and Gentle, M. J. (1980) Intravenous injections of cholecystokinin and caerulein suppress food intake in domestic fowls. *Experientia* **36**: 1191-1192

Schneider, B. S., Monahan, J. W. and Hirsch, J. (1979) Brain cholecystokinin and nutritional status in rats and mice. *J. Clin. Invest.* **64**: 1348-1356

Seroogy, K. B., Dangaran, K., Lim, S., Haycock, J. W. and Fallon, J. H. (1989) Ventral mesencephalon neurons containing both cholecystokinin and tyrosine hydroxylase-like immunoreactivities project toforebrain regions. *J. Comp. Neurol.* **279**: 397-414

Seroogy, K. B. and Fallon, J. H. (1989) Forebrain projection from cholecystokinin-like immunoreactive neurons in the rat midbrain. *J. Comp. Neurol.* **279**: 415-434

Sierralta, J. and Gysling, K. (1990) Effect of dopamine depletion upon K^+-evoked release of CCK from superfused striatal slices. *Neurosci. Lett.* **112**: 313-317

Skirboll, L. R., Grace, A. A., Hommer, D. W., Rehfelt, J., Goldstein, M., Hökfelt, T. and Bunney, B. S. (1981) Peptide monoamine coexistence: studies of the actions of CCK-like peptide on the electrical activity of mid brain dopamine neurones. *Neurosci.* **6**: 2111-2124

Smith, G. P., Jerome, C., Cushin, B. J., Eterno, R. and Simansky, K. J. (1981) Abdominal vagotomy blocks the satiety effect of cholecystokinin in the rat. *Science* **213**: 1036-1037

Stephas, F. K. and Zuker, I. (1972) Circadian rhythms in drinking behavior and locomotor activity of rats are eliminated by hypothalamic lesions. *Proc. Natl. Acad. Sci. USA* **69**: 1583-1586

Stetson, M. H. and Watson-Whitmyre, M. (1976) Nucleus suprachiasmatics: the biological clock in the hamster? *Science* **191**: 197-199

Stittsworth, J. D., Jr. and Mueller, A. L. (1990) Cholecystokinin octapeptide potentiates the inhibitory response mediated by D_2 dopamine receptors in slices of the ventral tegmental area of brain in the rat. *Neuropharmacology* **29**: 119-127

Straus, E. and Yalow, R. S. (1980) Brain cholecystokinin in fasted and fed mice. *Life Sci.* **26**: 969-970

Telegdy, G., Fekete, M., Varazegi, M. and Kadar, T. (1979) Effect of peptide hormones on biogenic amines of the central nervous system. "Aminergic and Peptidergic Receptors" (E. S. Vizi and M. Wollemann eds.), Szeged, pp. 169-185

Vickroy, T. W., Bianchi, B. R., Kerwin, J. R., Jr., Kopecka, H. and Nadzan, A. M. (1988) Evidence that type A receptors facilitate dopamine efflux in rat brain. *Eur. J. Pharmacol.* **152**: 371-372

Vickroy, T. W. and Bianchi, B. R. (1989) Pharmacological and mechanistic studies of cholecystokinin-facilitated |³H| dopamine efflux from rat nucleus accumbens. *Neuropeptides* **13**: 43-50

Voigt, M., Wang, R. Y. and Westfall, T. C. (1986) Cholecystokinin octapeptide alter the release of endogenous dopamine from the rat nucleus accumbens *in vitro*. *J. Pharmacol. Exp. Ther.* **237**: 147-153

Zaebin, M. A., Wamsley, J. K., Innis, R. B. and Kuhar, M. J. (1981) Cholecystokinin receptors: presence and axonal flow in the rat vagus nerve. *Life Sci.* **29**: 697-705

Zetler, G. (1980 a) Effects of cholecystokinin-like peptides on rearing activity and hexobarbital-induced sleep. *Eur. J. Pharmacol.* **66**: 137-139

Zetler, G. (1980 b) Anticonvulsant effects of caerulein and cholecystokinin octapeptide, compared with those of diazepam. *Eur. J. Pharmacol.* **65**: 297-300

Zhang, J., Chiodo, L. A. and Freeman, A. S. (1991) Effects of the CCK-A receptor antagonist CR 1409 on the activity of rat midbrain dopamine neurons. *Peptides* **12**: 339-343

5. コレチストキニンによる記憶の増強

　CCK-8 が大脳皮質にいちじるしく大量にふくまれており，ことに前頭部の連合野でその濃度がきわめて高いことからみて，このペプチドホルモンは何か精神活動に関係しているのではなかろうか，と考えて，著者らは CCK-8 の神経薬理学的な研究をはじめた．当初，行動薬理の立場から実験を行ったが，これでは最終目的とは外れることになってしまうおそれがある．しかし，精神活動は容易に実験できるものではない．非常にお粗末な実験条件でかろうじて手を着けたのが，ラットを使って CCK-8 とその類似体のセルレイン（CER）を中心に記憶作用を調べることであった．

　この実験に主として使ったのは，CCK-8 そのものよりむしろ CER とその類似体であり，これを表 5.1 に示した．

表 5.1　記憶実験に使ったセルレイン類似体（Itoh ら，1989，1992）．

名称	配列
Cholecystokinin octapeptide (CCK-8)	H–Asp–Tyr(SO$_3$H)–Met–Gly–Trp–Met–Asp–Phe–NH$_2$
Cholecystokinin tetrapeptide amide (CCK-4)	Trp–Met–Asp–Phe–NH$_2$
Caerulein (CER)	pGlu–Gln–Asp–Tyr(SO$_3$H)–Thr–Gly–Trp–Met–Asp–Phe–NH$_2$
Des-Gln^2-CER	pGlu――――Asp–Tyr(SO$_3$H)–Thr–Gly–Trp–Met–Asp–Phe–NH$_2$
[Leu^5, Nle^8]-CER	pGlu–Gln–Asp–Tyr(SO$_3$H)–Leu–Gly–Trp–Nle–Asp–Phe–NH$_2$
[Gly^2]-CER	pGlu–Gly–Asp–Tyr(SO$_3$H)–Leu–Gly–Trp–Met–Asp–Phe–NH$_2$
[N-MeGlu^1, Gly^2]-CER	N-MeGlu–Gly–Asp–Tyr(SO$_3$H)–Thr–Gly–Trp–Met–Asp–Phe–NH$_2$
Des-Gln^2-[Leu^5, Nle^8]-CER (DQ-CER)	pGlu――――Asp–Tyr(SO$_3$H)–Leu–Gly–Trp–Nle–Asp–Phe–NH$_2$
Des-Gln^2, Asp^3-[Leu^5, Nle^8]-CER	pGlu――――――――Tyr(SO$_3$H)–Leu–Gly–Trp–Nle–Asp–Phe–NH$_2$
Des-Glu^1, Gln^2-cyclo-[Nle^8]-CER	Asp–Tyr(SO$_3$H)–Thr–Gly–Trp–Nle–Asp–Phe

5.1 受動性回避反応

床に電線を張った暗箱の一側に長さ 30 cm の走路をつけ，この走路は 60 W の電球で照明をした．ラットを走路の終端におくと，夜行性動物の特性として，暗い箱の中に走りこんだ．ラットが暗箱に入ると，自動的に走路の入口がシャッターで閉ざされるようにして，入るまでの時間（秒）を記録して，これを潜時として反応の指標にした．その値は無処置のラットでは通常 1～2 秒である．実験の第 1 日には，1 回だけこのような暗箱への回避訓練をして，装置を覚えさせ，第 2 日には 3 回訓練をしてその直後に暗箱の床面にあるグリッドに 0.2 mA の電流を 2 秒間流した．これによってラットは跳び上がるはげしい足部ショックを受けた．この学習後 24 時間たってから，ラットを走路におくと，前日受けた足部ショックの経験を記憶していて，容易に暗箱の中へ入ろうとしない．この潜時を 300 秒まで測ることにした．正常ラットあるいは生理食塩水を注射したラットでは，潜時の中間値がおよそ 200 秒であった．

ラットの記憶を失わさせる方法の一つとして最初に使ったのは電気けいれんショックである．第 2 日に足部ショックを与えた直後，両側の耳たぶをクリップではさんで，60 mA の電流を 0.4 秒流すと，これによってラットは激しい全

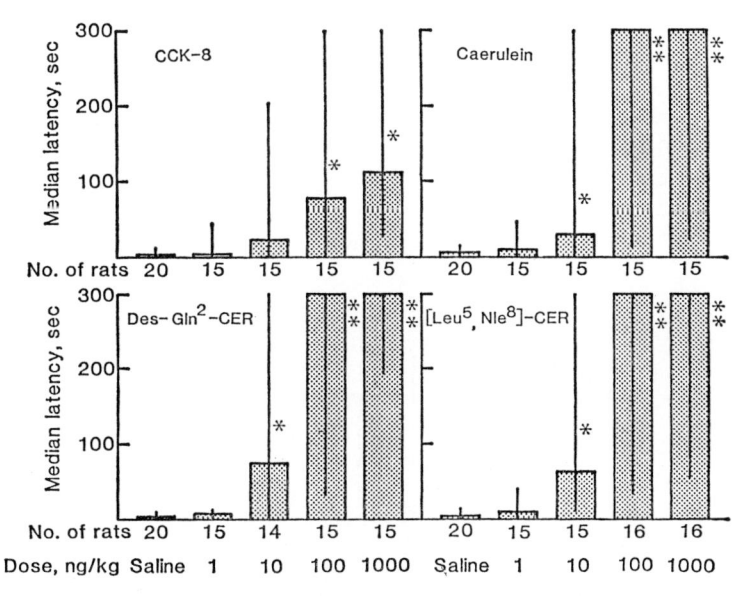

図 5.1　CCK-8，セルレインおよび類似体の受動性回避反応に及ぼす影響．ペプチドは電気けいれんショックの直後に皮下注射し，24 時間後に想起テストを行った．

身のけいれんをおこした．CCK-8 あるいは CER は，このけいれんの直後に皮下に注射した．

実験は2回に分けて行ったが，第1回の成績は図5.1に示すように，生理食塩水の対照群では電気けいれんショックによる記憶喪失効果が明らかにみられ，潜時は数秒以内にとどまったが，CCK-8 を注射すると 100 ng/kg 以上である程度記憶の保持されることがわかった．この点 CER の効果はきわめて顕著で，10 ng/kg でも潜時が有意に高まり，100 あるいは 1000 ng/kg の皮下注射で，このテストでの最大値 300 秒にまで達した．CER 類似体の他の二つでも同様の成績を得た．先に記したように，無処置のラットの中間潜時が 200 秒

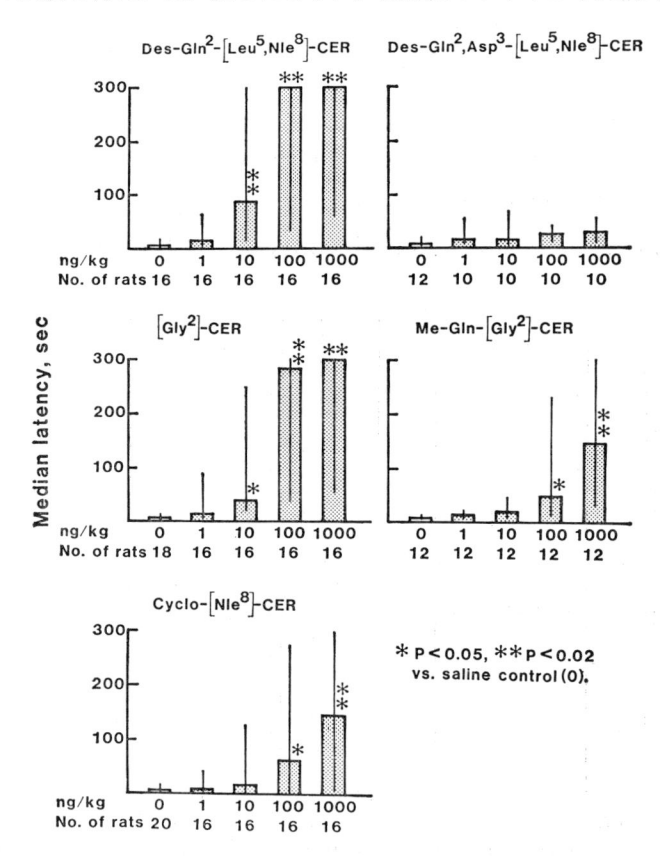

図 5.2 各種セルレイン類似体の受動性回避反応に及ぼす影響．ペプチドは電気けいれんショックの直後に皮下注射し，24時間後に想起テストを行った．

内外であるから，CERを投与したときには，電気けいれんショックによる記憶喪失をふせぐだけでなく，正常ラット以上に記憶の保持をよくすると考えられる(Itohら，1989).

次の実験では，五つのCER類似体について受動性回避反応を調べた．その結果は図5.2にみるように，Des-Gln^2-[Leu^5, Nle^8]-CERに最も強い記憶効果があった．そこで以後この化合物をしばしば用いることにしたが，長い名前にかえてDQ-CERとかりに呼ぶことにした．2位のGlnをGlyに変えた類似体にも一応の効果があったが，ここにはとくにGlnもGlyも必要ないようである．しかし，3位のAspは絶対必要で，これを取りのぞくと記憶効果はなくなってしまうことがわかった．また，N端のGluにメチル基をつけたもの，あるいは分子全体を環状にした場合には，記憶効果がCERそのものよりかなり低下することがわかった(Itohら，1992).

スコポラミンによる記憶喪失

コリン作動性拮抗物質のスコポラミンを腹腔内に学習試行の15分前に注射すると，著明な記憶障害がおこる(Itohら，1988)．この実験では学習試行の30分前に各種用量のDQ-CERを皮下に注射し，15分前にスコポラミン0.5mg/kgを腹腔内に投与して，回避反応を学習させた．24時間後の保持テストの成績は図5.3に示すようになって，中間潜時の用量-反応曲線は逆U字形になり，最大効果は2μg/kgを与えたときにみられた(Itohら，1992)．この結果は，先

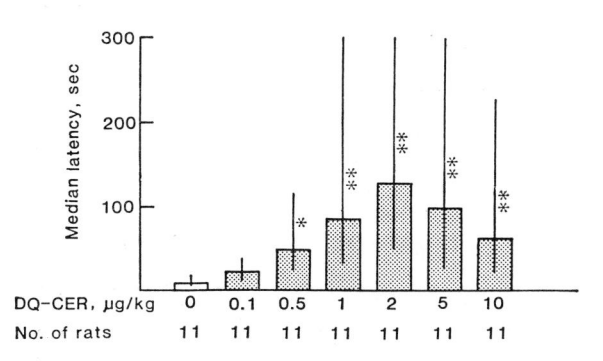

図 5.3 スコポラミン0.5 mg/kgを腹腔内に注射すると，受動性回避反応の潜時がほとんど0に近くなるが，DQ-CERの前処置によってこの記憶喪失がふせがれる．

に CER について行った実験結果と同様であって(Itoh ら，1989)，他の各種の記憶増進物質による効果によく似ている．ただ注目に値することは，2 μg/kg というきわめて少量のペプチドを実験に先立って皮下に注射しても，このようにはっきりした効果が得られることである．

ピュロマイシンによる記憶喪失

タンパク質合成阻止剤の投与によって顕著な記憶障害が現れることについて，今までに多数の文献があるし，本書でもこの問題について後章で述べるから，ここには簡単に合成阻止剤の一つのピュロマイシンだけについて記するにとどめたい．

ピュロマイシンは学習試行の 30 分前に 0.5 mg/kg を腹腔内に注射し，DQ-CER は 1～10 μg/kg を学習試行の直後に注射した．この条件の下では，1 および 2 μg/kg の DQ-CER によって記憶喪失を回復させることができなかったが，もっと大量に 5 あるいは 10 μg/kg を皮下に注射すると，中間潜時が長くなった(図 5.4)．ことに 10 μg/kg の DQ-CER は，タンパク質の合成が阻止されていると考えられるにもかかわらず，記憶反応をほとんど正常のレベルにまで回復させる効果があった．

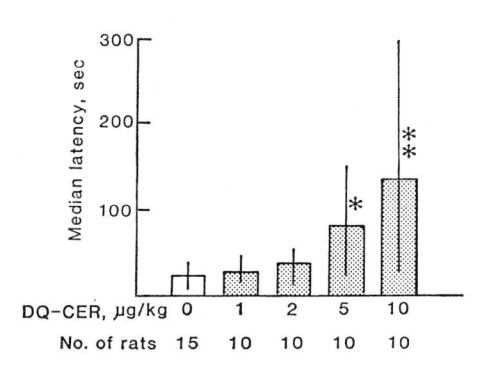

図 5.4 ピュロマイシンによる記憶喪失に対する DQ-CER の回復効果．ピュロマイシンは受動性回避学習の 30 分前に腹腔内注射，DQ-CER は学習試行の直後に皮下注射して，24 時間後に想起テストを行った．

DQ-CER の 1 回投与による長期記憶の保持

能動性回避反応で CER の 1 回注射によって，学習した作業の記憶が長く保持されることをみとめたが(後述)，受動性回避反応でも CER によって記憶の長期保持があるかどうかを調べるため，電気けいれんショックの直後に DQ-CER 1 μg/kg を皮下に注射し，24, 72, 120 時間後に想起テストを行った．この 3 回のテストで，生理食塩水注射対照群の潜時はそれぞれ 5, 14, 20 秒で，時間がたつにつれてわずかに長くなる傾向があったにすぎない．一方，DQ-CER

投与群の値は 24 および 72 時間後 300 秒, 120 時間は 195 秒で, 5 日後でもなお高い値が保たれており, DQ-CER の効果が長期にわたって持続することがわかった(Itoh ら, 1992).

5.2 能動性回避反応

能動性回避行動は実験箱の一隅に高さ 11 cm のプラットホームを取りつけ, これへの跳び上がりをみる方法を用いた. 各々の試行の初めに, 条件刺激としてブザーを鳴らし, ラットをプラットホームから箱の床面に手で下ろした. ブザーは 15 秒間つづけ, ついで床のグリッドに 2 mA の電流を 15 秒間与え足部ショックを加えた. ラットはこれを避けるため, プラットホームに跳び上がった. このショックが終ってから 10 秒間ラットを電流のない床に放置し, ついで同じ試験を繰り返した. 各ラットは午前と午後 5 回ずつ, あわせて 10 回訓練をうけた. それが終ってからすぐ皮下に CER を注射した. その後, 翌日(第 1 日), 5, 10, 15 日後に, 足部ショックなしで, ブザーを鳴らすだけで 1 日 10 回のテストのうち何回プラットホームへ跳び上がって回避反応を行うかを調べ, 記憶保持の指標とした.

著者らは先に CCK-8 がラットに学習させた能動性回避行動の消去を遅らせることを報告したが(Itoh と Katsuura, 1987), その後各種用量の DQ-CER を学習の直後に 1 回だけ皮下に注射をして, 15 日に至るまでの回避反応を調べた. その成績は図 5.5 に示すように, 対照として生理食塩水を注射したラットでは 5 日後すでに記憶の消去があったが, 1 ng/kg の DQ-CER を注射したと

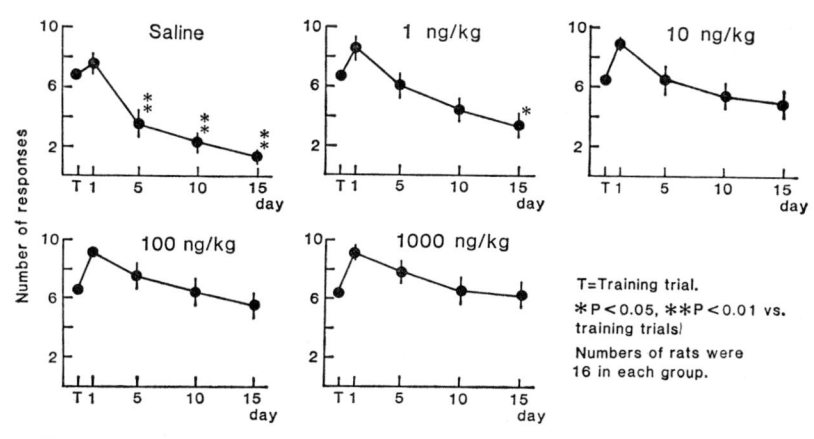

図 5.5 能動性回避反応で学習した作業の記憶に対する各種用量の DQ-CER の影響.

きには15日後になって学習時より低くなり，10 ng/kg 以上を投与すると，15日後でも学習時の値にくらべて反応数は低下しなかった(Itoh ら，1992)．

能動性回避反応で，CER の長期持続効果について，さらに驚異的な成績が得られた．上述の実験で CER の1回皮下注射の効果が15日以上に及ぶことがわかったので，もしラットに CER をあらかじめ注射しておいて，ある期間たってから学習テストをしても効果がみられるかもしれないと考え，CER 1 μg/kg を1回だけ皮下注射し，そのラットをホームケージに戻して1〜4週間はそのまま放置しておいた．その後，能動性回避行動を学習させ，その翌日と5日後にプラットフホームへの跳び上がりの回数を調べた．その成績は図5.6に示すように，CER で前処置をしたラットの学習5日後の値は，対照として食塩水を注射したラットにくらべ，3週間放置しておいたものでも有意に高かった．しかし注射後4週間たったラットではその差が有意でなかった．

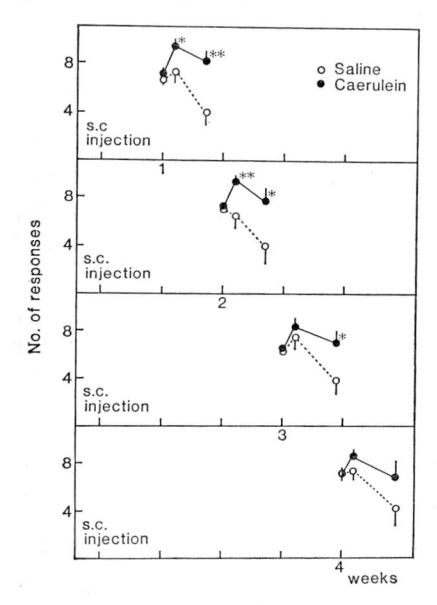

図 5.6 CER 前処置ラットで1〜4週後に能動性回避反応を調べた結果．1 μg/kg の皮下注射で3週間後にも記憶効果がみとめられた．

実験の方法によって学習と記憶に及ぼす効果が違うことは一般にみとめられてはいるが，この成績は CER をただ1回注射しただけの効果がきわめて長期間に及ぶことを示している．

5.3 Morris 水槽法での空間記憶

Morris の水槽装置は，直径170 cm，高さ40 cm の大きい円形のステインレス・スチールで作ったプールで，内面は暗い紺色のレシンで蔽い，この中に22°C の温水を27 cm の深さにみたしたものである．プールの中を四つの区画に分け，その一つの中央に直径

12cmの円形で透明なアクリルレジンのプラットホームを水面より1.5cm下に置いて，これをラットの逃避場所とした．部屋はうす暗くし，水面を泳ぐラットにはこのプラットホームがまったくみえないようにした．そしてラットを一定の出発点からプールに入れ，この見ることのできないプラットホームの位置を覚えさせるよう，3日間にわたって毎日5回，10分間隔で訓練した．ラットがこのプラットホームに泳ぎついたら，そこに30秒間だけとどめておいて，その後プールから外に出した．もしラットが120秒以内にプラットホームをみつけることができなければ，10分後に再び同じ訓練を行うようにした．そして3日間の訓練をすませてから，4日目には同様の訓練を3回だけ行うと，ラットは10秒以内に目的のプラットホームに到達するようになった(図5.7)．その後，プール内のプラットホームを取りはずして，いわゆるトランスファー・テストを60秒間行った．この間のラットの泳ぎまわる軌路は，部屋の天井に取りつけたビデオカメラで写し取って，コンピュータで各区画での遊泳時間と距離を自動的に計測するようにした．この場合，最初にプラットホームを置いたのがTr (training)，その反対側がOpp (opposite)，左隣りAdj/L (adjacent-left)，右隣りAdj/R (adjacent-right)である．訓練をしたラットの60秒間遊泳軌路をみると図5.8のようになる．Trの区画に書いてある小

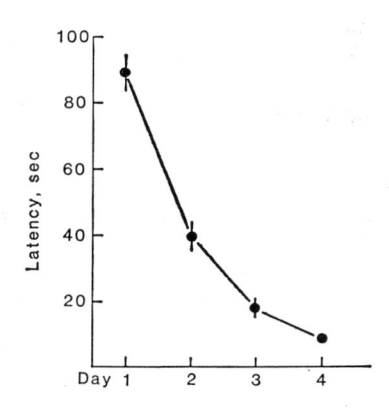

図5.7 Morris水槽法で3日間の訓練間におけるラットのプラットホーム到達時間(秒)．

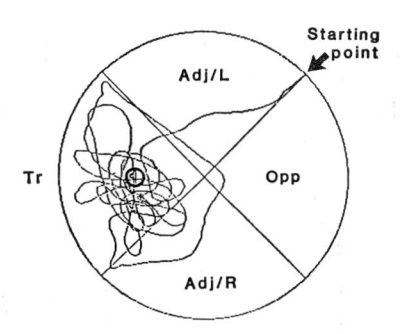

図5.8 Morris水槽法でのプールの区画．3日間の学習によって，プラットホームのある区画Trへ容易に泳ぎつくようになる．この図ではプラットホームを取りのぞいたときのラットの遊泳軌路を示す．

さい円は訓練の際プラットホームの置いてあった場所を示したもので，トランスファー・テストの際にはこれが取りのぞいてある．

　記憶障害をおこすため，いろいろな薬物を用いたが，ここにはスコポラミン0.5mg/kgを腹腔内に注射した実験結果だけを述べるにとどめ，その他の薬物の影響については，後節で述べることにしたい．なお，DQ-CERはトランスファー・テストの30分前に1または2μg/kgを皮下に注射した．

　上述の方法によって，透明なプラットホームの位置を学習させ，4日目にその記憶の正しいことを確認した後，DQ-CERの1～10μg/kgを皮下に注射し

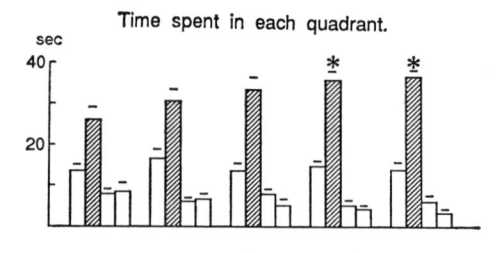

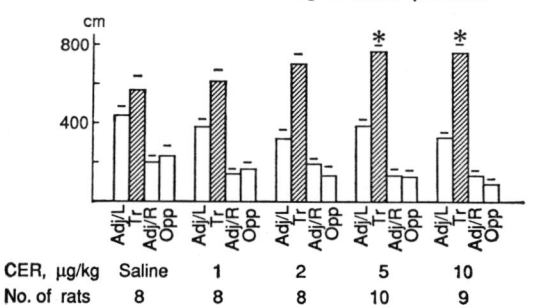

図 5.9 DQ-CER を注射したときの Morris 水槽法で，プールの各分画での消費時間と遊泳距離．

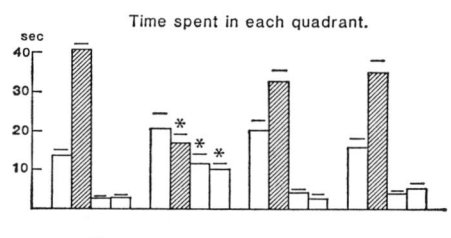

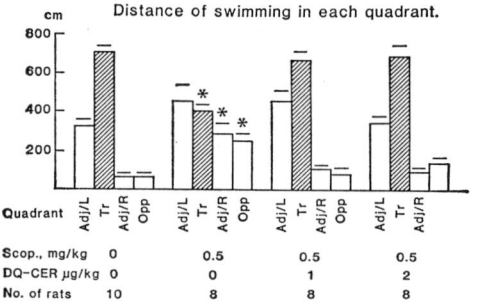

図 5.10 Morris 水槽法で，スコポラミンの腹腔内注射による空間記憶の障害と，DQ-CER によるその障害の改善．

て30分たってから，プール内のプラットホームを取り出して，60秒間のトランスファー・テストを行うと，各分画でのラットの遊泳時間と距離は図5.9にみるように，このペプチドを投与したものでは左端に示す生理食塩水群の値にくらべて，Tr区画での値が大きくなり，他の三つの区画での遊泳時間と距離が小さくなった．すなわちDQ-CERが空間記憶の増強に役立つことがわかる．

同様の実験でトランスファー・テストの15分前にスコポラミン0.5 mg/kgを腹腔内に注射すると，図5.10の左から二つ目にみるように，対照（同図左端）にくらべて，Trの値が大きく低下し，他の区画ことにAdj/RとOppの値が高くなった．これは学習したプラットホームの所在を忘れてしまったことを示している．しかし，スコポラミン投与に15分

先立って，すなわちトランスファー・テストの30分前にDQ-CER 1または2 μg/kgを皮下注射しておくと，スコポラミンによる記憶障害がすっかり消失して，プール内でのラットの行動は完全に正常状態に戻った．同じことは，他の記憶障害剤を使った実験でもみられ，DQ-CERが顕著な記憶改善効果をもつといえる．

5.4 CCKとNMDAレセプター

興奮性アミノ酸は中枢神経系での興奮伝達に重要な役割をもっており，これはN-methyl-D-aspartate (NMDA)，カイネイトおよびキスカレイトの3種の刺激物質に対して，それぞれ違ったレセプターがある．これら3種のレセプターはそれぞれ別個の認知要素になると考えられ，通路の阻害物質は違っていて，たとえばNMDAレセプターの阻害物質はカイネイトあるいはキスカレイトレセプターに対して作用しない．このうち，とくにさかんに研究され，各種の生理的ならびに病的過程に重要であるとみなされているのは，NMDAレセプターである．ことにこのレセプターは海馬のCA 1, CA 3および顆粒細胞の樹状突起にあって，長期増強(long-term potentiation; LTP)にかかわっている(Kauer ら, 1988).

LTPは，たとえば，海馬の貫通路に10〜20 Hzの刺激を10〜15秒間反復して与えると，歯状回の顆粒細胞に発生するシナプス後電位の振幅が数十分から数十時間にわたって増大する現象で，これは海馬の切片でもみとめられ，おそらく細胞レベルでの記憶の実体であろうとみなされている．このようなLTPが現れるためにはニューロン内にCa^{2+}の流入することが決定的に必要であって，そのCa^{2+}貫通路をもつのがNMDAレセプターである．そしてLTPにともなって各種の生化学的変化がニューロン内に現れる．それにはホスホイノシチドが関係しており，したがってフォルボール・エステルはLTP様の効果を生じ，あるいはテタヌス性のLTPの発現をうながす．プロテイン・キナーゼCを抑制するとLTPの発生には変わりないが，その持続が妨げられる．そしてLTPにともなって，プロテイン・キナーゼCがそれまで可溶性であったのを膜結合形に変え，ホスホイノシチドの代謝回転でGタンパク質への結合が増加する．プロテイン・キナーゼCは通常F 1と名づけられているタンパク質

をリン酸化する．この効果は LTP の発生ならびに NMDA レセプターの活性化に直接に関係をもつものである．F1 はニューロンの成長と発達に作用すると考えられ，したがって LTP に伴う樹状突起の形態学的な構造上の変化がおこる(Colligridge, 1987). また，NMDA レセプターの活性化によって 39 キロダルトンのタンパク質に急速で一過性のチロシンのリン酸化がおこることも報告されている(Bading と Greenberg, 1991).

近年 NMDA レセプターについてきわめて多数の研究が発表されており，それはこのレセプターを介して海馬ならびに新皮質のニューロン内へ Ca^{2+} が流入し，学習と記憶に役立っているとみなされるからである．あわせてこのレセプターに対する拮抗物質がいくつか発見され，それによって記憶過程に重篤な障害の現れることが明らかになった．著者らは前述のように CER に実験的記憶喪失を回復する効果のあることをみとめたので，CER は NMDA レセプター拮抗物質による記憶喪失に対しても有効かどうかをラットの受動性回避反応で調べることにした．この実験で用いた拮抗物質は次の四つである．

    2-amino-5-phosphopentanoic acid　　　　　　　　　　　　　　(AP5)
    2-amino-7-phosphoheptanoic acid　　　　　　　　　　　　　　 (AP7)
    cis-(±)-3-(2-carboxypiperazine-4-yl)propyl-1-phosphonoic acid　　(CPP)
    (±)-5-methyl-10,11-dihydro-5H-dibenzo[a,d]cycloheptan-5,10-imine
　　　　　　　　　　　　　　　　　　　　　　　　　　　　　　(MK-801)

実験にあたって薬物の投与は，I：学習の 15 分前に拮抗物質を脳室内に注射，II：I と同様，学習 15 分前に拮抗物質を脳室内に注射し，学習試行の直後に CER 1 μg/kg を皮下に注射，III：CER を学習試行の 30 分前に皮下注射し，拮抗物質は 15 分前に脳室内に注射した．各実験成績は図 5.11〜5.14 に I, II, III と区別して示した．

各々の図の I をみるとわかるように，これら拮抗物質の脳室内単独投与によって，受動性回避反応の潜時はいちじるしく短くなり，記憶障害が現れたものと考えられる．有意の低下をおこす量は AP5 が 1 μg (5.1 nmol)，AP7 が 0.2 μg (0.9 nmol)，CPP が 0.05 μg (0.2 nmol)，そして MK-801 は 0.1 μg (0.3 nmol)であった．しかしこの実験は最小有効量に決めるために行ったものでないから，上記の値は概算にすぎない．ただ明らかなことは CPP と MK-801 の記憶に対する作用が強く，AP7 がこれにつぎ，AP5 はそれより弱いことであって，この成績は今までの報告とも一致している(Danysz ら, 1988;

5.4 CCK と NMDA レセプター

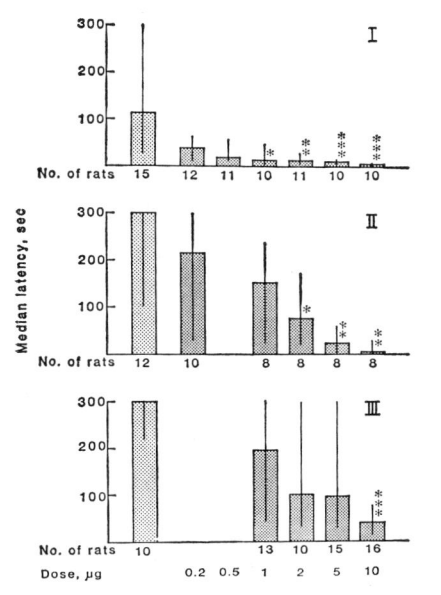

図 5.11 NMDA レセプター阻害物質 AP 5 による記憶喪失と CER の影響.

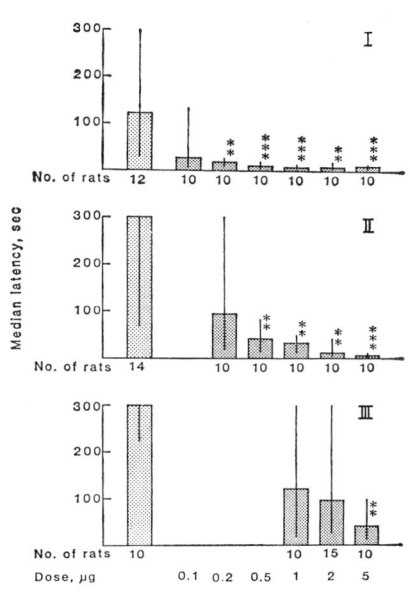

図 5.12 NMDA レセプター阻害物質 AP 7 による記憶喪失と CER の影響.

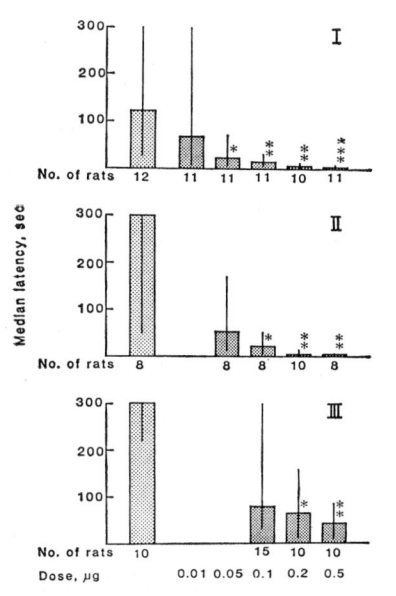

図 5.13 NMDA レセプター阻害物質 CPP による記憶喪失と CER の影響.

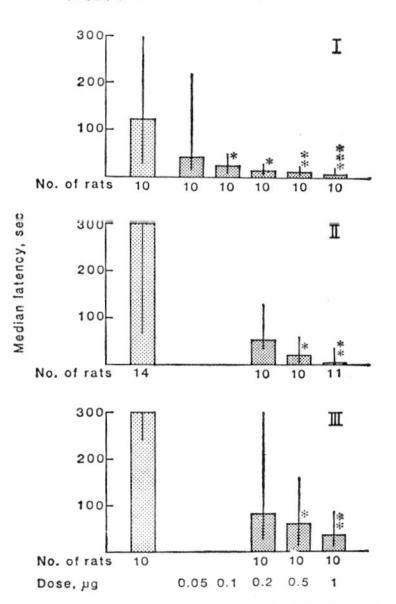

図 5.14 NMDA レセプター阻害物質 MK 801による記憶喪失と CER の影響.

Harris ら, 1986).

ここで問題になるのはこの記憶喪失に対して CER が回復効果をもつかどうかということである. 図のⅡに示したのは, 学習試行の15分前に拮抗物質を脳室内に注射しておいて, 足部ショックの直後に CER 1 μg (0.7 nmol/kg) を皮下に注射した場合の実験結果であって, この量の CER はラットあたりおよそ 0.2 nmol に相当するが, 皮下注射であるから脳に作用する量はもちろんこれよりははるかに少量であることはいうまでもない. いずれにしても, CER 処置ラットでの潜時を有意に低下する拮抗物質の最小有効量は, CER 処置を行わなかったものより大きくなって, AP5 で 2 μg (10.2 nmol), AP7 で 0.5 μg (2.2 nmol), CPP で 0.1 μg (0.4 nmol), MK-801 で 0.5 μg (1.5 nmol) になった. この値を前述のそれとくらべると, 競合性レセプター拮抗物質 AP5, AP7 および CPP の最小有効量はおよそ2倍になったが, 競合性でない MK-801 の値はおよそ5倍にも増えたわけであって, 拮抗物質のレセプターに対する作用が学習直後に投与した CER によって減弱し, とくに MK-801 の効果に大きい改善があったといえる.

つぎに, ラットに CER 1 μg/kg を学習試行の30分前に皮下注射し, 拮抗物質を15分前に脳室内に投与して, 受動性回避反応を試験した. その成績は図の下段Ⅲに示すとおりで, CER の効果はいっそう明らかであった. 最小有効量をみると, AP5 は 10 μg (50.8 nmol), AP7 は 5 μg (22.2 nmol), CPP は 0.5 μg (4.0 nmol) となったが, 非競合性拮抗物質の MK-801 は 0.5 μg (1.5 nmol) にとどまってⅡの実験成績と同じようであった. これらの値を CER を投与しないときの値(Ⅰ)にくらべると, AP5 で10倍, AP7 で25倍, CPP で4倍, MK-801 で5倍であった.

どうしてこんな違いがあるのだろうか. これには拮抗物質のレセプターに対する親和性だけでなく, 作用部位が違っているためではないかと考えられる. NMDA レセプターには多数の作動薬に対する結合部位があって, 非常に複雑な構造をしている. 図5.15に示した Mayer ら(1989)の模式図はその一例であって, 今後修正されなければならない点があると思われるが, このレセプター複合体にはニューロンの細胞外に面した膜に三つの結合部位があると考えられる. それは, ① グルタミン酸, アスパラギン酸および NMAD が結合する刺激物質認知部位で, これによって Ca^{2+} 貫通路が開く, ② グリシン, D-セリ

ンおよび D-アラニンの結合
部位で，立体的に異形の変化
をおこすように作用する．そ
して，③ 非競合性拮抗物質
としてスズやカドミウムが結
合する部位である．加えて貫
通路には二つの結合部位があ
って，その一つはマグネシウ
ムとそれに関連する二価のカ
チオンに対するものであっ
て，いま一つは解離性麻酔剤
に対するもので，これらの結

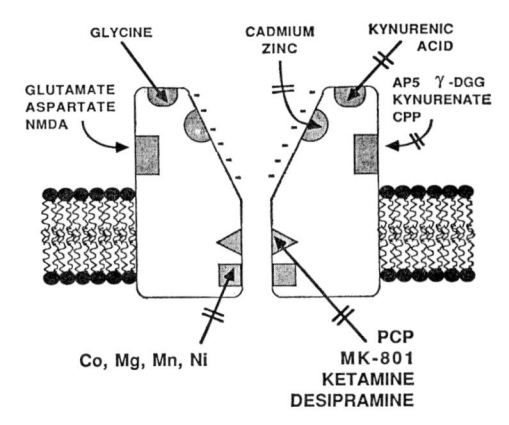

図 5.15 NMDA レセプター貫通路での各種薬物の作用部位(Mayer ら, 1989).

合部位は細胞膜の中にある．要するに，AP5, AP7 および CPP は細胞外に面した膜に結合部位をもっており，一方 MK-801 とフェンサイクリジン(phencyclidine; PCP)は貫通路内の結合部位に作用するというのである．したがって，受動性回避反応の実験で MK-801 に対する CER の効果が弱かったことは，このような結合部位の解剖学的な位置によるのかもしれない．

ここでとくに注目しなければならないことは，今までの他の実験結果と違って，CER の NMDA レセプター拮抗物質に対する効果が意外に弱いことである．AP5 の作用は CER によってかなり改善されたが，他の拮抗物質の作用にはそれほどの記憶改善効果がなかった．このことは記憶の獲得にまず何より NMDA レセプターを介する Ca^{2+} のニューロン内への流入が重要なことを示唆している．

上述の実験で CER によって若干の記憶改善効果があったことに関して，キスカレイトおよびカイネイト・レセプターに対する効果も一応考慮する必要もあるが，NMDA レセプターが記憶に大きくかかわっていることは確かであろう．実際に Keller ら(1992)は，シャトル・ボックスを使って，条件づけた反応を 70％ 以上遂行する学習能のよいラットと，それが 15％ 以下の学習能の悪いラットで，海馬の NMDA レセプターを調べ，その密度と学習能との間に正の相関があることをみとめている．また Wenk ら(1989)も T 迷路で海馬と前頭葉新皮質の NMDA 結合部位の数が，記憶保持テストでの間違いの数と有意

の逆相関をもつという．

5.5 プロテイン・キナーゼC

Ca^{2+} が NMDA レセプター複合体の貫通路を通してニューロン内に入ることが，新しい情報を記憶として獲得するため，決定的に重要な意義をもっているらしい．このレセプターに対するいろいろな拮抗物質を作用させると，まったく記憶が得られなくなるからである．この場合 CER を投与すると，拮抗物質による障害が一部軽減するとしても，CER の基本的な作用部位がここにあると考えるのは，あまりにも早計である．正常状態で CCK-8 がニューロン内への Ca^{2+} の流入を強くうながすかどうかを調べることが，この問題を解明するための最初のステップであると思ったが，必要な機器の借用が困難であり，研究員1名という手不足もあって，その実験を断念せざるをえなかった．また，Ca^{2+} の流入によってニューロンにおこる生化学的な種々の変化についても同様であった．ただ Ca^{2+} の流入によっておこる多様な生化学的変化のうち，とくに重要なのはプロテイン・キナーゼC（PKC）の活性化であることから，PKC の活性を抑制したとき記憶過程にみられる変化と，それに対する CER の影響をラットで調べることにした．

今までの文献をみると，CCK あるいは CER が膵細胞で PKC の活動化をうながして膵酵素の分泌を刺激するとされているが，中枢神経系での役割についての研究は少ない．Wehner ら(1990)は Morris の水槽法で空間記憶能を調べ，海馬の PKC 活性が低いマウスでは学習能が悪いと報告しており，Burchuladze ら(1990)は出生後1日のヒナドリで受動性回避反応を調べた結果，記憶が得られるためには膜に PKC が結合することによると考えた．未成熟のラットの海馬切片でも NMDA によって PKC が細胞質から膜分画に移動することが報告されている(Etoh ら，1991)．また学習をすることによって海馬 CA1 内の PKC が細胞質から樹状突起へ移動するという報告もある(Olds ら，1989)．さらに，アルツハイマー病から得た線維細胞で PKC 活性が著しく減少しており，それによってタンパク質のリン酸化に異常があるとみなされた(Bruel ら，1991)．

LTP との関係をみると，ラットの海馬で PKC の活動化が LTP の維持を高め(Lovinger と Routtenberg, 1988)，膜の PKC の基質である膜タンパク質 F_1

のリン酸化に LTP が直接に関係し(Lovinger ら, 1986), 一方 PKC 抑制物質が海馬の LTP をなくしてしまうとも報告されている(Lovinger ら, 1987).

著者らの実験に使った PKC 抑制物質は H-7 とメリチンである. H-7 は 1-(5-isoquinolinyl-sulfonyl) 2-methylpiperazine の略名であり, メリチンはアミノ酸残基 26 個のペプチドである. いずれもラットの脳室内に注射した. 受動性回避反応では学習の直後に, H-7 は $1 \sim 20 \mu g$ を, メリチンは $0.1 \sim 5.0 \mu g$ を注射して, 24 時間後の潜時を測ると, 図 5.16 にみるように, 前者では $5 \mu g$ 以上, 後者では $0.5 \mu g$ 以上の用量で明らかに潜時が短くなった. そこで CER の影響をみるため学習試行の 3 時間前に $1 \mu g/kg$ を皮下注射し, 同様の実験を行

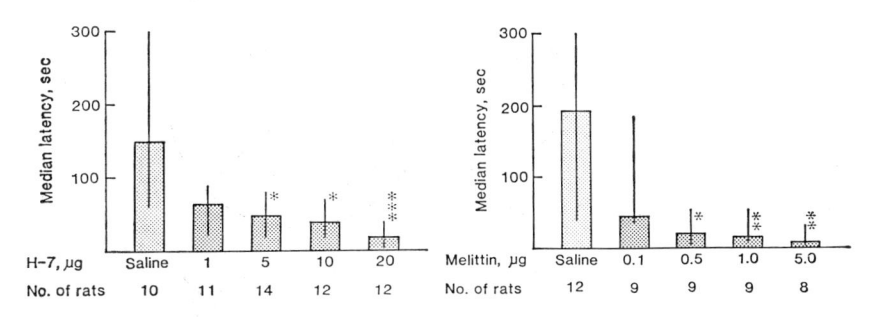

図 5.16 プロテイン・キナーゼ C 阻害物質の脳室内注射による記憶障害.

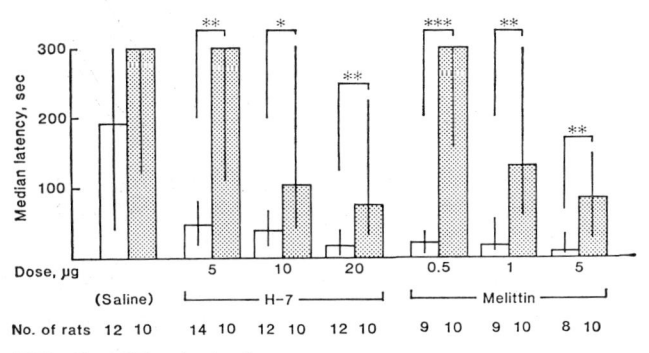

*P < 0.05, **P < 0.02, ***P < 0.002.

図 5.17 プロテイン・キナーゼ C による記憶障害に対する CER 前処置の影響. CER をあらかじめ投与しておいたラットでは同じ用意の PKC による受動性回避反応の潜時が長くなる.

ったところ，CER前処置ラットではPKC抑制物質の効果が減弱することをみとめた(図5.17).

つぎにMorris水槽法で空間記憶をテストした．その方法は先に述べた通りである．実験の4日目にPKC抑制物質を脳室内に注射した．その5分後，プールからプラットホームを取りのぞいて，トランスファー・テストを行った．このときラットの行動はビデオカメラでとり，コンピュータに接続して，プールの四つの区画内での遊泳時間と距離を記録した．おのおのの処置ラットの遊泳軌路を例示したのが図5.18である．左上は食塩水を注射した対照ラットで，

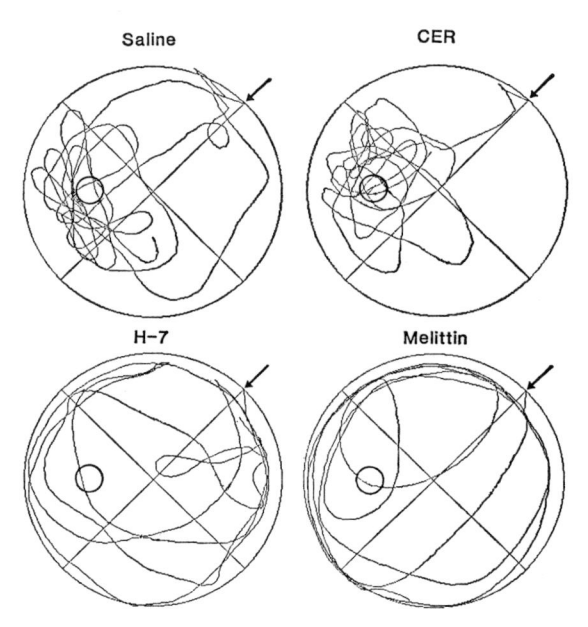

図5.18 Morris水槽法のトランスファー・テストでみたPKC抑制物質による空間記憶の喪失(下段)と，これに対するCERの回復効果(右上図).

あらかじめ学習訓練をした区画(Tr)の中をぐるぐる泳ぎまわるが，下段のH-7あるいはメリチンを注射したラットは学習したプラットホームの位置をすっかり忘れてしまって，プール全体をどことなく泳ぎまわるようになる．一方，CERを投与したものでは，学習した位置をよく覚えている(右上の図).

この図にみるように，ビデオ画像ではプール全体を四つの区画に分けたが，プールそのものにはこのような線はなく，コンピュータによる計算の便宜上書

き入れたものである．そのうち，あらかじめプラットホームを置いて学習した部位が Tr，その左隣りが Adj/L，右隣りが Adj/R，そして Tr の反対側が Opp であることは先に述べた．

H-7 の 2〜20 μg を注射したときの各区画でラットが消費した時間(秒)と泳いだ距離(cm)をみると，図 5.19 に示すように，H-7 の 5 μg 投与で Tr の値が

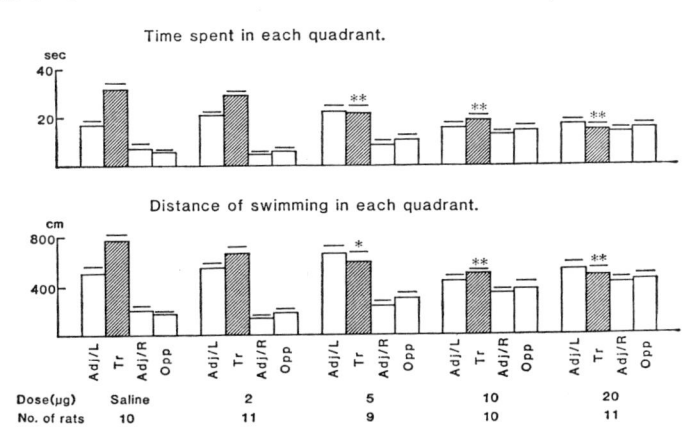

図 5.19 Morris 水槽法のトランスファー・テストで，各分画での滞留時間(上図)と遊泳距離(下図)に対する H-7 の影響．

低下しはじめ，10 μg あるいは 20 μg を注射すると，Tr はさらに減少して，その代わりに他区画の値が高くなる．20 μg を与えたときには，四つの区画の値がほぼ同じになった．このことはラットの空間記憶がまったくなくなってしまったことを示している．

メリチンは 0.5〜5.0 μg を注射したが，1 μg あるいは 5 μg で Tr の値が小さくなって他の区画の値とほぼ同じになる．すなわち，記憶の完全な喪失があるといえる(図 5.20)．

CER が各種の実験的記憶障害に回復効果をもつことは今までしばしば述べてきたが，PKC 抑制物質による空間記憶の喪失に対しても同様の効果があるのだろうか．この点を明らかにするため，水槽テストの 3 時間前に CER を 1 および 2 μg/kg 皮下注射し，この CER 前処置ラットの脳室内に H-7 を 5 μg あるいはメリチンを 1 μg 注射した．実験成績は図 5.21 と図 5.22 にみるように，H-7 またはメリチンによる Tr 分画で過ごす時間および同分画を泳ぐ距離の短縮が完全にふせがれ，食塩水対照ラットと同じにまで回復することがわかった．

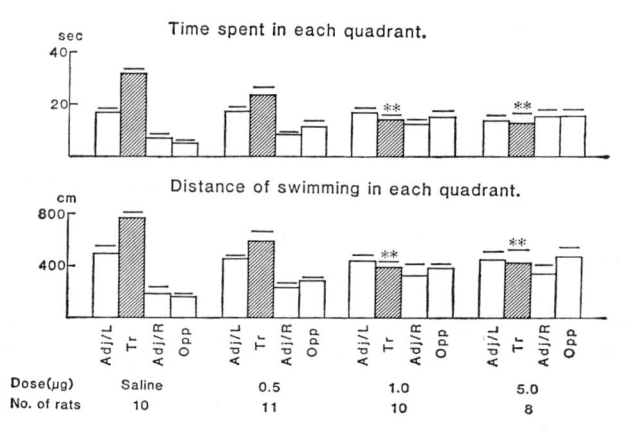

図 5.20 Morris 水槽法のトランスファー・テストで，各分画での滞留時間(上図)と遊泳距離(下図)に対するメリチンの影響．

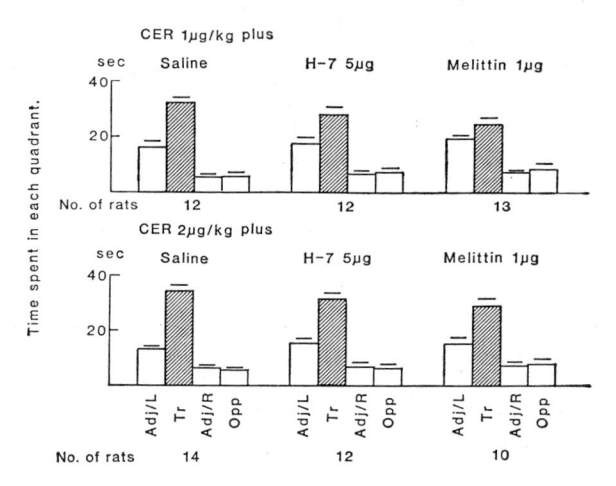

図 5.21 Morris 水槽法のトランスファー・テストで，PKC 抑制物質による各分画での滞留時間の低下(前2図)に対する CER 前処置の影響．上図は CER 1 μg/kg，下図は CER 2 μg/kg を投与．

この場合，末梢に投与した CER は 1 μg/kg で有効であり，この量はラットあたりおよそ 0.25 μg，モル濃度では 0.17 nmol であるが，これが脳に入る量はきわめて少ないと考えられる．一方，中枢に注射した抑制物質の量は H-7 が 5 μg(7.15 nmol)であり，メリチンは 1 μg(0.35 nmol)であった．このことからみて，CER は PKC 抑制物質の作用をなくしてしまうため，きわめて微量で

5.5 プロテイン・キナーゼC

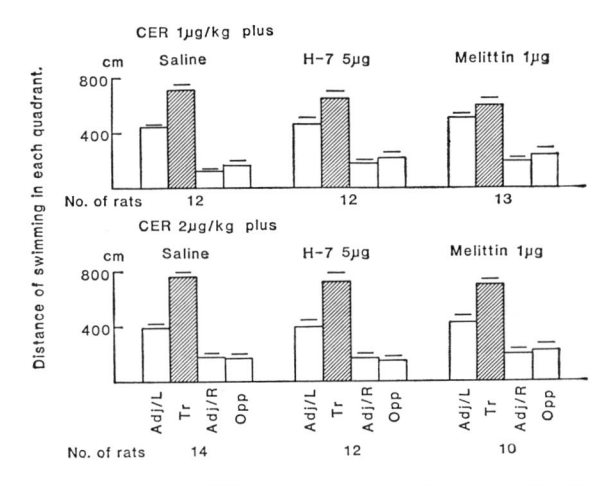

図 5.22 Morris 水槽法のトランスファー・テストで，PKC 抑制物質による各分画でのラットの遊泳時間の減少(前図)に対する CER 前処置の影響．上図は CER 1 μg/kg，下図は 2 μg/kg を投与．

有効なことがわかる．なお，メリチンは H-7 にくらべて記憶障害に強力な作用をもつようであるが，メリチンは PKC に対して選択的に抑制効果をもつとはいえないから，その作用部位が H-7 とは同じでないかもしれない．H-7 については，PKC 活性によるタンパク質のリン酸化を抑制することがみとめられている(Hidaka と Hagiwara, 1987; McCabe と Horn, 1988; Szente ら, 1990)．

一方，PKC 活性を高めると考えられているフォルボール・エステル(phorbol 12,13-dibutyrate)をラットの脳室内に注射すると，Morris 水槽法で逃避プラットホールの位置の学習がよくなり，またその位置をよく記憶することが報告されており(Paylor ら, 1991)，脳の PKC が記憶に大きい役割をもつと考えられる．

プロテイン・キナーゼに関連して，もっとやりたい研究がたくさんあった．たとえば，H-7 やメリチンなどの阻害剤で PKC 活性が低下するに違いないが，CER によってその活性低下がどの程度にふせがれるのか，また記憶喪失をおこす電気けいれんショック，炭酸ガスの吸入，冷凍麻酔，スコポラミンの投与などで，常に一様に PKC 活性が低下し，その低下が CER でふせがれるかどうか，さらに当然のことながら，PKC 活性の低下以前にみられるイノシ

トール・フォスファチドの変化，もっと欲をいえばアデニレート・シクラーゼ，cAMPなどについても一貫した系統的な研究によってCERの作用様式を知る手がかりにしたかった．加えて，PKC以外のプロテイン・キナーゼについて研究をすすめることも必要であろう．しかし研究員1人で，これといった設備をもたない著者にとって，いわば"各駅停車"の研究をする余地はなかった．

5.6 タンパク質の生合成

前述のようにCERはNMDAレセプター拮抗物質ならびにPKC抑制物質による記憶喪失に対して，かなりの改善効果をもつことがわかった．それではCERはタンパク質合成阻止物質に対しても同様な作用をもつかどうかが問題になる．

タンパク質の合成が記憶に関係することについてはDavisとSquire (1984)の広範な総説があって，行動からみても，可塑性の実験結果からみても，タンパク質の合成が長期可塑性の発達に基本的に重要であって，学習間あるいは学習直後のタンパク質の合成が長期記憶に必要であると結論している．Squire (1987)はまた著書"Memory and Brain"で，たとえ現在の知見が間接的なものであっても，タンパク質の合成は記憶が成り立つために本質的な役割をもつと強調している．また，Schliebsら(1985)も受動性回避実験で学習後1時間に取り出したニワトリの前脳背側の切片で^{14}C-ロイシンのとり込みが対照のニワトリのそれより23%高かったと報告している．同様の知見はMileusnicら(1980)，Sukumarら(1980)によっても得られた．

この問題についての研究は主としてタンパク質合成阻止剤として抗生物質を使って行われている．

受動性回避反応

著者らの実験で使ったタンパク質合成阻止剤はピュロマイシン，アニソマイシンとシクロヘキシミドで，受動性回避反応で学習試行の直後に0.1~5mg/kgを腹腔内に注射したラットで24時間の回避潜時を測ると，そのいずれでも0.5mg/kg以上を投与したとき，潜時がいちじるしく短くなって，記憶が得られなかったことがわかる(図5.23)．

5.6 タンパク質の生合成

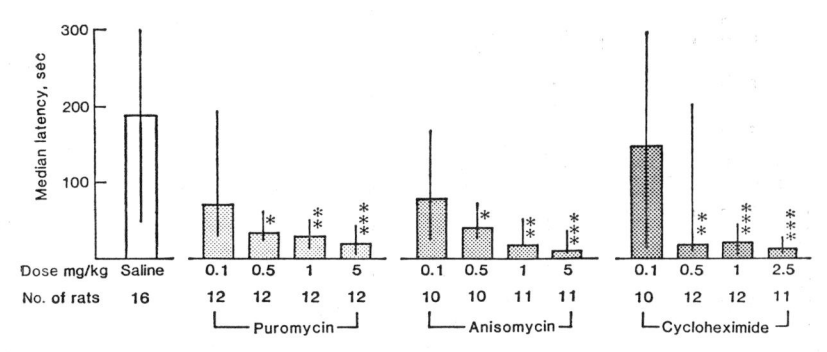

図 5.23 受動性回避反応でみたタンパク質合成阻止剤による記憶障害.

そこでこの記憶障害に対する CER の効果をみるため三つの実験を行った. 実験 I は学習の 30 分に合成阻止剤だけを腹腔内に注射し, II では同じく学習 30 分前に合成阻止剤の腹腔内注射と同時に CER ($1\,\mu g/kg$) を皮下注射し, III では CER $1\,\mu g/kg$ を学習の 3 時間前に投与し, 合成阻止剤は上述と同様に学習 30 分前に腹腔内に注射した. その実験結果をみると, 図 5.24〜5.26 に示すように, いずれの合成阻止剤の記憶障害作用も CER によって影響をうけな

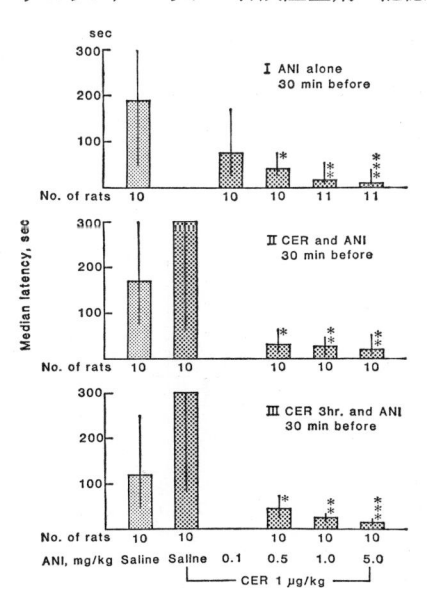

図 5.24 アニソマイシンの記憶障害に対する CER $1\,\mu g/kg$ 皮下注射の影響.

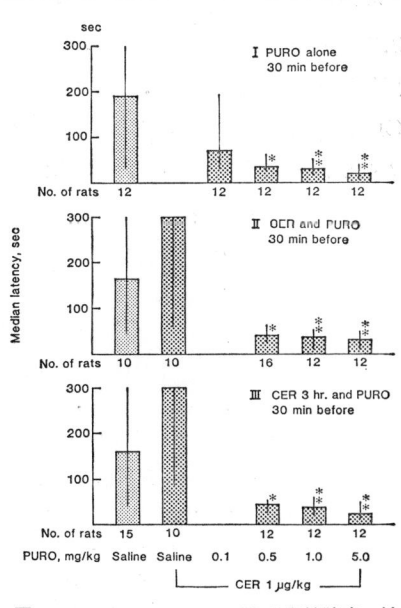

図 5.25 ピュロマイシンによる記憶障害に対する CER $1\,\mu g/kg$ 皮下注射の影響.

いことがわかった．ただここで問題になるのは，比較的大量の阻止剤を腹腔内に投与することによって全身状態に重篤な異常がおこると考えられることである．モル濃度でいえば，タンパク質合成阻止剤は1～2 μmol/kg 以上を与えているのに反して，CER は 1 μg すなわち 0.7 nmol/kg を与えただけである．したがって阻止剤の投与量は CER の 1000～2000 倍にもあたる．

これら阻止剤のうちシクロヘキシミドは腹腔内に注射したとき，とくに強い毒性を示して一般状態が悪くなるので以下の実験から除いて，アニソマイシンとピュロマイシンを

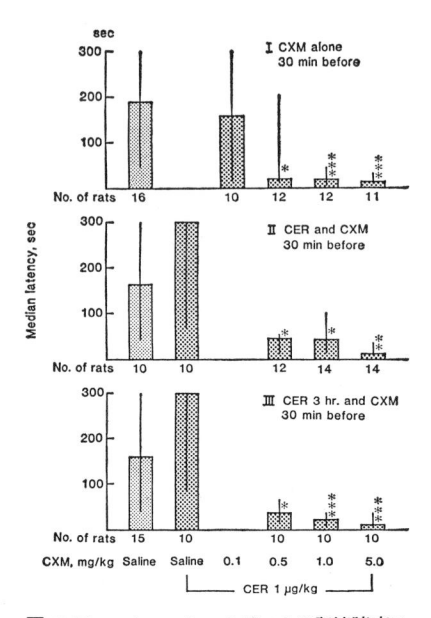

図 5.26 シクロヘキシミドによる記憶障害に対する CER 1 μg/kg 皮下注射の影響．

0.5 mg/kg 腹腔内に注射して，CER は 1～10 μg/kg を学習直後に投与し，受動性回避反応を調べた．その結果，アニソマイシン 0.5 mg/kg の抑制効果は CER 1 μg/kg 以上で，ピュロマイシンのそれは CER 5 μg/kg で用量依存性にふせがれることがわかった（図 5.27）．

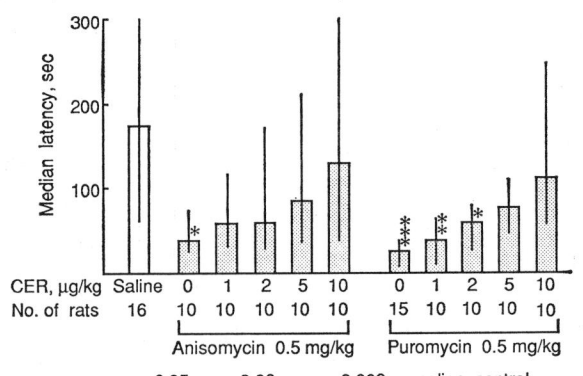

*p<0.05, **p<0.02, ***p<0.002 vs. saline control.

図 5.27 アニソマイシンおよびピュロマイシンの腹腔内注射による受動性回避反応の低下に対する各種用量の CER の回復効果．

5.6 タンパク質の生合成

これをモル濃度で比較すると，アニソマイシン 0.5 mg (1.9 μmol)/kg の記憶喪失効果が CER 10 μg (7 nmol) を与えるとほとんど完全になくなることになるから，CER はおよそ 300 倍量のアニソマイシンに拮抗するわけである．ピュロマイシンの場合は 0.5 mg (0.9 μmol)/kg による記憶喪失が CER 5 μg (3.2 nmol) でふせがれるから，280 倍のピュロマイシンに拮抗するということになる．したがって，CER はタンパク質合成阻止剤の作用を大きく抑えているといえる．

能動性回避反応

プラットホーム跳び上がり能動性回避行動で，学習直後に生理食塩水を注射した対照ラットでは，翌日と 5 日後の回避反応数が学習時に比べて低下しなかったが，10 日後にはその反応数が減少した．しかしアニソマイシンを学習の直後に 1 mg/kg 注射すると，回避反応数が 5 日後に著明に減少した．ところが皮下に 1 または 2 μg/kg の CER をアニソマイシンと同時に注射した場合にはアニソマイシンの効果が完全になくなり，食塩水対照ラットの値と同じになった（図 5.28）．同様の実験を 0.5 および 1.0 mg/kg のピュロマイシンを学習直後

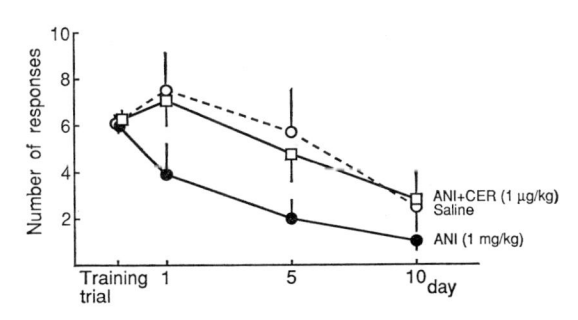

図 5.28 能動性回避反応でアニソマイシン (ANI) による回避能の消失に対する CER の回復効果．

に腹腔内に注射して行ったが，この阻止剤では回避反応数が学習の翌日すでに著明に減少した．ところが CER 1 あるいは 2 μg/kg の同時投与で反応数は 5 日後でも高かった．しかし 10 日後には低下した．この成績をモル濃度で比較すると，CER は 6000 倍のアニソマイシン，3000 倍のピュロマイシンの記憶喪失効果を改善するということになる．

Morris 水槽法

方法については先に述べたとおりで，3日間の学習後，4日目に3回だけ同じ学習を繰り返し，アニソマイシンあるいはピュロマイシン 1 mg/kg を腹腔内に注射して，24時間後にプールからプラットホームを取りのぞいてトランスファー・テストを行った（図5.29）。

アニソマイシンを与えたとき，今までプラットホームのあることを学習した Tr 区画で費やす時間も，その区画で泳ぐ距離も，対照食塩水注射ラットより明らかに減少し，それに代わって右隣りの区画（Adj/R）と反対側（Opp）でのこれらの値が増加した．しかし CER の1または2 μg/kg を皮下にアニソマイシンと同時に注射したラットでは，このような変化がまったくみられなくなった（図5.29）。

ピュロマイシンを注射したラットの成績もほぼ同じで，泳ぎまわる時間と距離の値は Tr 区画で減少し，Adj/L 区画で増加した．そしてピュロマイシンと同時に CER を投与したラットでは，ピュロマイシンによる変化がみられなくなった．図5.30はラットがプール内で泳ぎまわった通路をビデオで画いたものであり，ピュロマイシンによる空間記憶の忘却（右上）が CER の投与（下段）によって，食塩水対照群（左上）とほぼ同じになることを示したものである．

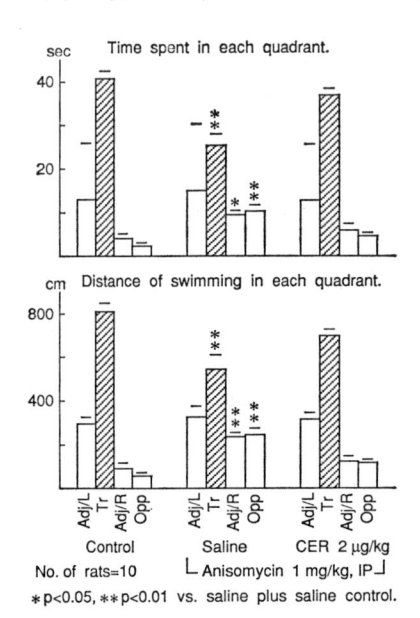

図 5.29 Morris 水槽法のトランスファー・テストで四つの区画にとどまる時間（上図）とそれぞれの区画内を泳ぐ距離．アニソマイシンの投与で中央の図にみるように大きい変化がみられるが，CER を併用投与すると，アニソマイシンによる障害がみられなくなる．

タンパク質合成阻止剤による記憶の喪失が神経下垂体ホルモンならびにその分子断片によって改善されると報告されている（Lande ら，1972; Walter ら，1975）．これらのペプチドはカテコールアミンの代謝回転を亢進するから（Kovács ら，1979; Tanaka ら，1977），この合成阻止剤による記憶の欠陥に対する

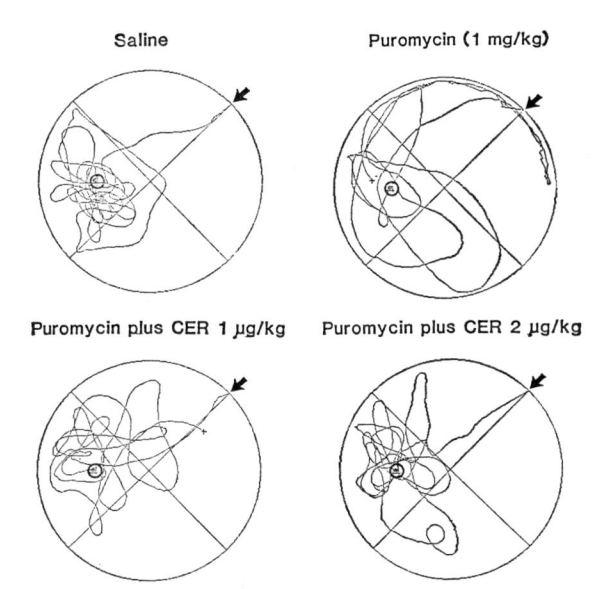

Saline　　　　　　Puromycin (1 mg/kg)

Puromycin plus CER 1 μg/kg　　Puromycin plus CER 2 μg/kg

図 5.30 Morris 水槽法でピュロマイシン投与ラットのプール内の遊泳軌道と CER によってピュロマイシンによる変化が消失することを示す図.

神経下垂体ホルモンの効果にはカテコールアミンが関係しているともいえるかもしれない．しかし CER のカテコールアミン代謝回転について今までに行われた研究結果をみると，その変化は脳の部位によって違っており(Fekete ら，1981)，結論はまだ得られていない．CER には鎮静作用があるから，カテコールアミン代謝の刺激がタンパク質合成阻止剤による記憶喪失をふせぐ要因であると考えるには，もっと直接的な証拠が必要である．

　Flood ら(1980, 1986)はタンパク質合成阻止剤とカテコールアミン抑制物質が長期記憶ができるのにどんな影響をもつかを調べた結果，阻止剤の種類によって違っており，たとえ特定の構造をもつタンパク質がシナプスの変化あるいは発達に必要であるとしても，阻止剤が何らかの特殊なタンパク質の合成だけを抑制するとはいえないという．Olds ら(1989)によると PKC の活動化が学習の生物物理学的な効果に似ていて，ウサギの瞬膜の古典的な条件づけで，海馬の CA1 領域で PKC 活性が細胞質から膜へ移動することからみて，学習に関して特異的な役割をもつと考えられる海馬の CA1 領域内での PKC の量と分布の変化が重要なことを示した．Mizumori ら(1985)もラットの海馬にアニ

ソマイシンを注射した実験で，タンパク質の合成が長期の作業記憶に重要であると述べている．

いずれにしても，前述のNMDAレセプター拮抗物質やPKC抑制物質の実験と同じく，タンパク質合成阻止剤は記憶に大きい障害を与えるが，CERはきわめて少量でこれら阻止物質による記憶障害を改善し，しかもその効果が長期間にわたって持続することをみとめた(Takashimaら，1992)．著者らはこの実験について，タンパク質のリン酸化が記憶過程にどんな影響をもつかについて実験を始め，おそらく有効であると思われる成績を得たが，各種の事情で中断しなければならなくなってしまった．

近年，タンパク質のリン酸化がシナプス前神経終末の機能に重要であることがわかってきた．シナプス小胞がリンタンパク質に関係していて，このタンパク質は小胞内の神経伝達物質の放出に関係しているらしい．主要なシナプス小胞に関連するタンパク質として，シナプシン，シナプトフィジン，シナプトブレビンがある．これらのリンタンパク質の生理的機能について詳しいことはまだわかっていないが，シナプシンIについて研究がかなり進展している．

シナプシンIには，cAMP依存性のプロテイン・キナーゼにより，また，Ca^{2+}/カルモデュリン依存性のプロテイン・キナーゼIによってリン酸化される頭部あるいは球状部と，Ca^{2+}/カルモデュリン依存性プロテイン・キナーゼIIによってリン酸化される尾部あるいは線糸部がある．シナプシンIのリン酸化は正常の神経系で神経インパルスに反応して，また，シナプス前のレセプターに働く各種の神経伝達物質によっておこる．デホスホシナプシンIは尾部を介して小胞に結合し，頭部を介してアクチンに結合する．これによってシナプシンIは小胞をつつみこんで，放出されないよう抑えている．

Ca^{2+}/カルモデュリン依存性プロテイン・キナーゼIIによって尾部でシナプシンIのリン酸化がおこると，シナプス小胞に対する親和性が低下して，小胞のかこいからタンパク質が外れて，それ自身の放出機構には関係なしに，神経伝達物質を放出してしまう．このことはクモの巨大シナプスとキンギョのMauthner細胞で，ホスホシナプシンIではなく，デホスホシナプシンIを神経終末に注射すると，自発性およびインパルスによる神経伝達物質の放出が抑制されるが，一方，Ca^{2+}/カルモデュリン依存性プロテイン・キナーゼIIの注

射で神経伝達物質の放出が促進することによって推測された．同じようなことは，おそらく哺乳動物のニューロンにもみられるという．

シナプシンIの頭部にリン酸化がおこると，アクチンに対する親和性が低下する．このことは，神経終末の細胞質内で小胞のリン酸化によるかこいから外れるのに役立ち，ひいては神経伝達物質の放出をうながすことになる．

以上述べたシナプス前神経終末の機能の調節に加えて，いま明らかにされていることはニューロンでの中心的な調節作用である．すなわち，神経伝達物質の合成，シナプス電位の発生，ニューロンの電気的興奮性，軸索流，ニューロンの形と運動，樹状および軸索突起の発生，ニューロンのそれぞれに違った特性の発達と維持などに影響している．そしてタンパク質のリン酸化は神経の可塑性の主要な機序でもある．

これらの知見は *Neuroscience Facts*, Vol. 2, No. 11 (1991)から引用したものであるが，タンパク質のリン酸化がニューロンの活動にきわめて大きい役割をもつことが明らかであって，CERがこのプロセスに促進的な作用をもつ可能性が立証されれば，CERの中枢作用機序に大きい進展が得られるものと期待される．

学習と記憶の基礎的な仕組みを知るために近年しばしば用いられるのは *Aplysia*（軟体動物のアメフラシ）である．知覚性刺激に対するニューロンの電気的反応が，非連合性学習の簡単なモデルになるからである．活動化された促進性ニューロンから放出されるセロトニンは，cAMP依存性の機序によって知覚性ニューロンのK^+の流れを減少し，これによって興奮性を高め，活動電位を増幅する．ついでCa^{2+}の流入がふえて，伝達物質の放出を高める．これはシナプス前の促進として知られている現象である．

知覚性刺激にはまた抑制性の効果がある．抑制性神経伝達物質のFMRFアミド($Phe-Met-Arg-Phe-NH_2$)は，セロトニンによっておこるいろいろな反応を逆転する．近年の研究で，セロトニンおよびcAMPによってリン酸化が刺激されるニューロンのタンパク質が，FMRFアミドに反応して脱リン酸をおこすことがわかった．オカダ酸とミクロシスチン-LR (microcystin-LR)がともに，ニューロンのタンパク質のホスファターゼPP-1とPP-2Aに対する強力な抑制物質であり，K^+の流れに対するセロトニンの効果に似ており，その基礎電

流を変えることによって，最終的にはセロトニンの反応をさえぎることになる．これらの化合体はまた，FMRF アミドに対する電気反応を抑制するから，この抑制性伝達物質の細胞内での働きの一部は，タンパク質ホスファターゼを介すると考えられる．

脊椎動物から取り出した PP-1 あるいは PP-2A を純化し，これを細胞内に注入すると，知覚性ニューロンに FMRF アミドのような反応がみられる．また脊椎動物の組織から単離した高度に特異的な抑制性タンパク質を注入した実験でも，PP-1 が FMRF アミドの反応の重要な仲介物であることが明らかにされた．FMRF アミドがどんな機序で PP-1 を活性化にするかについては明らかでないが，*Aplysia* のニューロンの PP-1 によるタンパク質抑制には，知覚性ニューロンのタンパク質ホスファターゼを調節する分子的機序が重要な手がかりになると考えられる．

要するに，こうした研究で，記憶と学習に関係する過程とみなされるシナプス伝達と可塑性の調節にタンパク質ホスファターゼがかかわるといえよう．先にも記したように，この調節に CER がどんな形で作用しているかを知ることは，当面する一つの大きい課題である．

このような NMDA レセプター拮抗物質やプロテイン・キナーゼ抑制物質，あるいはタンパク質合成阻止剤の投与によって，記憶に明らかな障害がおこるが，この記憶喪失が CER によって一部，あるいは全面的に回復することは予想をはるかに越えた効果である．この場合，阻害物質は脳内にひろく作用するに違いないから，記憶以外のもろもろの中枢活動に大きい影響を与えるものと考えられるが，そのすべてに CER が回復効果をもつとは考えがたい．CER が特に強く作用する部位と機能について，さらに研究の余地が残されている．

CER を臨床的に試用したとき，いろいろな効果が報告されている．その報告はまだ断片的ではあるが，錐体外路系の運動障害，分裂病の一部症状，初期老年性痴呆などに有効であるといわれ，またヒトの不安感をなくす作用があるとも報告されている．CER をどの範囲にまで応用することができるかについては，臨床医の手によって決められることであるが，ここでとくに強調しておきたいことは，患者への1回筋肉内注射量がおよそ $0.8\,\mu g/kg$，すなわち1人あたり $50\,\mu g$ 程度という少量で，その効果が2週間くらいも持続することであ

る．副作用としては，注射後に軽度ながら小腸の運動亢進による不快感のみられることもあるが，それはほんの一過性にすぎない．前述のように近年CCKレセプターにA型とB型があると考えられるようになり，これら二つのレセプターに対する拮抗物質の研究がさかんに行われているから，A型レセプターの拮抗物質で特に腸管に対して強く作用するものが開発されたら，この副作用はまったくなくなるかもしれないが，これはそれほど簡単ではないだろう．むしろ，B型レセプターに対して現在のCERよりさらに強力に特異的に作用する化合物を開発することのほうが重要であろう．

以上述べたことから，ニューロンが情報に反応するプロセスには，グルタメート・レセプター，細胞内へのCa^{2+}の流入，一連のイノシトール・ホスファチドの変化，プロテイン・キナーゼの活性化，タンパク質の合成，おそらくはタンパク質のリン酸化などが あるのではないかと推測される．そしてCERの中枢効果を知るためには，これらの過程でどの点にCERが特異的に重要な反応促進，あるいは少なくとも変化の渋滞を改善するかを明らかにする必要がある．これについて現在結論めいたことは何もわかっていないが，CERが何かの形で，そしてひろい意味でタンパク質の代謝に影響する可能性は十分に考えられる．臨床での試みでも，CERの脳機能改善効果が1回注射でおよそ2週間に及ぶことが報告されているが，これはタンパク質の合成作用以外に，現在の知識では説明されえないであろう．

文　献

Bading, H. and Greenberg, M. E. (1991) Stimulation of protein tyrosine phosphorylation by NMDA receptor activation. *Science* **253**: 912-914

Bruel, A., Cherqui, G., Columelli, S., Margelin, D., Roudier, M., Siner, P. M., Priur, M., Perignon, J. L. and Delbar, J. (1991) Reduced protein kinase C activity in sporadic Alzheimer's disease fibroblasts. *Neurosci. Lett.* **133**: 89-92

Burchuladze, R., Potter, J. and Rose, S. P. R. (1990) Memory formation in the chick depends on membrane-bound protein kinase C. *Brain Res.* **535**: 131-138

Collingridge, G. (1987) The role of NMDA receptors in learning and memory. *Nature* **330**: 604-605

Danysz, W., Wroblewski, J. T. and Costa, E. (1988) Learning impairment in rats by N-methyl-D-aspartate receptor antagonists. *Neuropharmacology* **27**: 653-656

Davis, H. P. and Squire, L. R. (1983) Protein synthesis and memory: A review. *Pharmacol. Biochem. Behav.* **18**: 809-815

Etoh, S., Baba, A. and Iwata, H. (1991) NMDA induces protein kinase C translocation in hippocampal slices of immature rat brain. *Neurosci. Lett.* **126**: 119-122

Fekete, M., Kádár, T., Penke, B., Kovács, K. and Telegdy, G. (1981) Influence of cholecystokinin octapeptide sulfate ester on brain monoamine metabolism in rats. *J. Neural Transmission* **50**: 81-88

Flood, J. F., Smith, G. E., Bennett, E. L., Alberti, M. H., Orme, A. E. and Jarvik, M. E. (1986) Neurochemical and behavioral effects of cathecolamine and protein synthesis inhibitors in mice. *Biochem. Behav.* **24**: 631-645

Flood, J. F., Smith, G. E. and Jarvik, M. E. (1980) A comparison of the effects of localized brain administration of catecholamine and protein synthesis inhibitors on memory processing. *Brain Res.* **197**: 153-165

Harris, E. W., Ganong, A. H., Monaghan, D. T., Watkins, J. C. and Cotman, C. W. (1986) Actions of 3-(($\pm$)-2-carboxypiperazin-4-yl)-propyl-1-phosphoric acid (CPP): a new and highly potent antagonist of N-methyl-D-aspartate receptors in the hippocampus. *Brain Res.* **382**: 174-177

Hidaka, H. and Hagiwara, G. (1987) Pharmacology of the isoquinoline sulfonamide protein kinase C inhibitor. *Trends Pharmacol. Sci.* **8**: 162-164

Itoh, S. and Lal, H. (1990) Influence of cholecystokinin and analogues on memory process. *Drug Dev. Res.* **21**: 257-276

Itoh, S., Takashima, K., Igano, K. and Inouye, K. (1989) Memory effect of caerulein and its analogs in active and passive avoidance responses in the rat. *Peptides* **10**: 843-848

Itoh, S., Takashima, K. and Katsuura, G. (1988) Preventive effect of cholecystokinin octapeptide on scopolamine-induced memory impairment in the rat. *Drug Dev. Res.* **12**: 63-70

Kauer, J. A., Malenka, R. C. and Ncoll, R. A. (1988) NMDA application potentiates synaptic transmission in the hippocampus. *Nature* **334**: 250-252

Keller, E. A., Borghese, C. M., Carter, H. F. and Ramirez, O. A. (1992) The learning capacity of high or low performance rats is related to the hippocampus NMDA receptors. *Brain Res.* **576**: 162-164

Kovács, G. L., Bohus, B., Versteeg, D. H. G., DeKloet, E. R. and de Wied, D. (1979) Effect of oxytocin and vasopressin on memory consolidation: Sites of action and catecholaminergic correlates after local microinjection into limbic-midbrain structures. *Brain Res.* **175**: 303-314

Lande, S., Flexner, J. B. and Flexner, L. B. (1972) Effects of corticotropin and desglycinamide-lysine vasopressin on suppression of memory by puromycin. *Proc. Natl. Acad. Sci. USA* **69**: 558-560

Loviner, D. M., Colley, P. A., Akers, R., Nelson, R. B. and Routtenberg, A. (1986) Direct relation of long-term synaptic potentiation to phosphorylation of membrane protein F_1, a substrate for membrane protein kinase C. *Brain Res.* **399**: 205-211

Lovigner, D. M. and Routtenberg, A. (1988) Synapse-specific protein kinase C activation enhances maintenance of long-term potentiation in rat hippocampus. *J. Physiol.* **400**: 321-333

Lovigner, D. M., Wong, K. L., Murakami, K. and Routtenberg, A. (1987) Protein kinase C inhibitors eliminate hippocampal long-term potentiation. *Brain Res.* **436**: 177-183

Mayer, M. L., Vylicky, L., Jr. and Sernagor, E. (1989) A physiologist's view of the *N*-methyl-D-aspartate receptor: an allosteric ion channel with multiple regulatory sites. *Drug Dev. Res.* **17**: 263-280

McCabe, B. J. and Horn, G. (1988) Learning and memory: regional changes in *N*-methyl-D-aspartate in the chick after imprinting. *Proc. Natl. Acad. Sci. USA* **85**: 2949-2953

Mileusnic, R., Rose, S. P. R. and Tillson, P. (1980) Passive avoidance learning results in region-specific changes in concentration of and incorporation into colchicine binding proteins in the chick forebrain. *J. Neurochem.* **34**: 1007-1015

Mizumori, S. J., Rosenzweig, M. R. and Bennett, E. L. (1985) Long-term working memory in the rat: Effect of hippocampally applied anisomycin. *Behav. Neurosci.* **99**: 220-232

Olds, J. L., Anderson, N. L., McPhie, D. L., Staten, L. D. and Alkon, D. L. (1989) Imaging of memory-specific changes in the distribution of protein kinase C in the hippocampus. *Science* **245**: 866-869

Paylor, R., Rudy, J. W. and Wehner, J. M. (1991) Acute phorbol ester treatment improves spatial learning performance in rats. *Behav. Brain Res.* **45**: 189-193

Schliebs, R., Rose, S. P. R. and Stewart, M. G. (1985) Effect of passive avoidance training on *in vitro* protein synthesis in forebrain of day-old chicks. *J. Neurochem.* **44**: 1014-1028

Squire, L. R. (1987) Memory and Brain. Oxford Univ. Press, New York

Sukumar, R., Rose, S. P. R. and Burgoyne, R. D. (1980) Increased incorporation of |^{3}H| fucose into chick brain glycoproteins following training on a passive avoidance task. *J. Neurochem.* **34**: 1000-1006

Szente, M. B., Baranyi, A. and Woody, C. D. (1990) Effects of protein kinase C inhibitor H-7 on membrane properties and synaptic responses of neocortical neurons of awake cat. *Brain Res.* **506**: 281-286

Takashima, A., Maeda, Y. and Itoh, S. (1990) Effect of caerulein on decreased latency of passive avoidance response in rats treated with NMDA receptor antagonists. *Peptides* **11**: 1263-1267

Takashima, A., Yokota, T., Maeda, Y. and Itoh, S. (1991) Pretreatment with caerulein protects against memory impairment induced by protein kinase C inhibitors in the rat. *Peptides* **12**: 699-703

Tanaka, M., Versteeg, D. H. G. and de Wied, D. (1977) Regional effects of vasopressin on rat brain catecholamine metabolism. *Neurosci. Lett.* **4**: 321-325

Walter, R., Hoffman, P. L., Flexner, J. B. and Flexner, L. B. (1975) Neurohypophyseal hormones, analogs, and fragments: their effect on puromycin-induced amnesia. *Proc. Natl. Acad. Sci. USA* **72**: 4180-4184

Wehner, J. M., Steight, S., Upchurch, M. (1990) Hippocampal protein kinase C activity is reduced in poor spatial learners. *Brain Res.* **523**: 181-187

Wenk, G. L., Grey, C. M., Ingram, D. K., Spangler, E. L. and Olton, D. S. (1989) Retention of maze performance inversely correlates with N-methyl-D-aspartate receptor number in hippocampus and frontal neocortex in the rat. *Behav. Neurosci.* **103**: 688-690

6. コレチストキニンの分子断片

6.1 プレプロCCKのプロセシング

プレプロCCKの構造が明らかにされ(Deschenesら, 1984)(図6.1), そのプロセシングによってCCK-58, -39, -33, -8, -4ができるが, それ以外にいくつかのペプチド断片のできることが報告されている. それを表6.1に示した.

ラットの脳内でのV-9-M, L-8-DおよびD-10-Yの分布は表6.2に示すよ

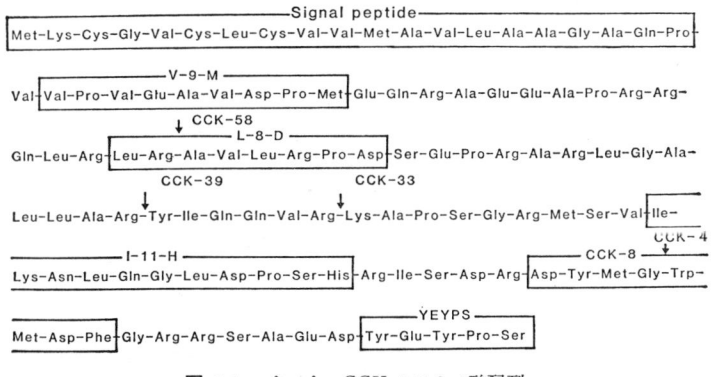

```
                    ┌─────────────────Signal peptide─────────────────┐
                    Met-Lys-Cys-Gly-Val-Cys-Leu-Cys-Val-Val-Met-Ala-Val-Leu-Ala-Ala-Gly-Ala-Gln-Pro-

                            ┌───V-9-M───┐
                    Val-Val-Pro-Val-Glu-Ala-Val-Asp-Pro-Met-Glu-Gln-Arg-Ala-Glu-Glu-Ala-Pro-Arg-Arg-
                            ↓ CCK-58
                                        ┌───L-8-D───┐
                    Gln-Leu-Arg-Leu-Arg-Ala-Val-Leu-Arg-Pro-Asp-Ser-Glu-Pro-Arg-Ala-Arg-Leu-Gly-Ala-
                            CCK-39                CCK-33
                            ↓                     ↓
                    Leu-Leu-Ala-Arg-Tyr-Ile-Gln-Gln-Val-Arg-Lys-Ala-Pro-Ser-Gly-Arg-Met-Ser-Val-Ile-
                                                                                              CCK-4
                            ┌───I-11-H───┐                              ┌─── CCK-8
                    Lys-Asn-Leu-Gln-Gly-Leu-Asp-Pro-Ser-His-Arg-Ile-Ser-Asp-Arg-Asp-Tyr-Met-Gly-Trp-
                                                            ┌──YEYPS──┐
                    Met-Asp-Phe-Gly-Arg-Arg-Ser-Ala-Glu-Asp-Tyr-Glu-Tyr-Pro-Ser
```

図 6.1 プレプロCCKのアミノ酸配列.

表 6.1 プレプロCCKからできる分子断片.

V-9-M	Prepro-CCK	24-32	Val-Pro-Val-Glu-Ala-Val-Asp-Pro-Met
L-8-D		44-51	Leu-Arg-Ala-Val-Leu-Arg-Pro-Asp
I-11-H		80-90	Ile(Leu)-Lys-Asn-Leu-Gln-Ser(Gly)-Leu-Asp-Pro-Ser-His
D-10-Y		102-111	Asp-Phe-Gly-Arg-Arg-Ser-Ala-Gly-Asp-Tyr
S-9-S		107-115	Ser-Ala-Glu-Asp-Tyr-Glu-Tyr-Pro-Ser
T-5-S		111-115	Tyr-Glu-Tyr-Pro-Ser

表 6.2 ラットの脳内 CCK 分子断片免疫反応性ペプチドの分布(ng/g)(Beinfeld, 1985).

部位	CCK-8	V-9-M	L-8-D	D-10-Y
大脳皮質	760	65	1	15
扁桃核	370	95	6	25
嗅結節・扁桃核	351	47	8	24
海馬	349	140	3	51
線条体	304	61	8	14
中隔	260	118	9	10
嗅球	146	62	4	85
中脳	145	50	4	18
視床	75	27	6	14
視床下部	73	30	8	7
延髄	38	34	2	13
脊髄	38	27	2	4
橋	26	43	3	14
小脳	1	13	1	8

うに CCK-8 とはかなり違っており、また濃度が低い。I-11-H の濃度も CCK-8 にくらべていちじるしく低いが(表 6.3)，その分布は CCK-8 に似ており，ただ YEYPS ペプチドだけが CCK-8 とほぼ同じ濃度で，分布もよく似ている(表 6.4).

CCK-8 にくらべて一部のペプチドの分布が違うことについて，Beinfeld

表 6.3 ラットの脳内 I-11-H 免疫反応性ペプチドの分布と CCK-8 のそれとの比較(ng/g)(Han ら, 1987).

部位	I-11-H	CCK-8	部位	I-11-H	CCK-8
前頭葉皮質	83	1340	中脳	47	365
嗅球	80	351	延髄	20	198
尾状核・被殻	79	564	脊髄	18	228
海馬	78	618	橋	15	129
視床下部	52	421	小脳	8	1
視床	50	357			

表 6.4 ラットの脳内 YEYPS 免疫反応性ペプチドの分布と CCK-8 のそれとの比較(pmol/g)(Varro と Dockray, 1986).

部位	YEYPS	CCK-8	部位	YEYPS	CCK-8
大脳皮質	95	93	海馬	60	74
視床下部	53	61	脳幹	10	9
線条体	63	78	小脳	10	3

6.2　V-9-M

(1985 a, b)は脳の部位によってプレプロCCKのプロセシングが違うためか,あるいは安定性が同じでないことによると述べているが,はっきりした理由はわかっていない。これらのペプチドのうちL-8-DはCCK-58のN端アミノ酸配列に対して作った抗血清に反応する。おそらくL-8-DはArg-Ala結合のところで,あるいはそれ以外の部位でペプチダーゼの作用をうけて分解すると考えられる。著者らはL-8-Dを合成してラットの脳室内に注射し生物反応を調べたが,何もこれという変化をみなかった。加えて表6.2に示したように,脳内の濃度がいちじるしく低いから,これが生理的な神経ペプチドであるとはみなしがたい。

いま一つの分子断片,I-11-HはCCK-39とCCK-33の一部である。これらCCK-39とCCK-33の生物学的な活性はCCK-8と違っていないから,I-11-Hの神経薬理作用はCCK-8と比べて特異なものとは思えない。D-10-YはCCK-8とも,YEYPSともアミノ酸がそれぞれN端とC端で重複しており,こうした形のペプチドが実際に存在するかどうか疑わしい。YEYPSはプレプロCCKのC端にあるが,モルモットの胆嚢と小腸,ラットの膵腺細胞と胃に対して生物活性がないと報告されている(Varroら,1986)。しかし,中枢作用があるかどうかについては何もわかっていない。Beinfeld (1985 a, b)はこれらのペプチドがCCK-8とともに神経終末から放出され,シナプス伝達に影響すると考えたが,生理的あるいは薬理学的活性についての研究は行われていない。それゆえ著者らはV-9-Mを合成し,ラットの側脳室内に注射して神経薬理学的研究を行った(TakashimaとItoh, 1989 a, b)。

6.2　V-9-M

自 発 運 動

ラットが安静にしている明期(午前10時から午後3時)と活発な運動を始める暗期(午後7時)に,側脳室内にV-9-Mを0.2, 1および2 μg を注射してその後60分間の活動量をAutomexで測ると,明期には多少活動が少なくなる程度にとどまり,生理食塩水を注射した対照群との差は有意でないが,暗期には1および2 μg の投与で運動亢進が抑制された(図6.2)。

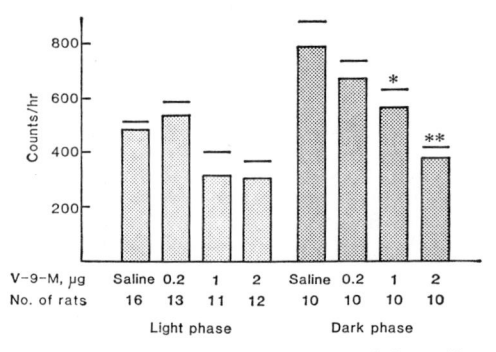

図 6.2 明期と暗期の初めに V-9-M を脳室内に注射したときの自発運動性.

TRH およびメタンフェタミンによる運動亢進に対する作用

　TRH とメタンフェタミンはいずれも強い運動亢進作用をもつことが知られている．事実，TRH 100 ng を脳室内に投与し，あるいはメタンフェタミン 0.2 mg/kg を皮下に注射すると著明な運動の亢進をみるが，V-9-M 2 μg により TRH の効果が減少し，メタンフェタミンの効果は 1 μg 以上の V-9-M で有意に低下した(図 6.3)．毎 10 分間の測定値を示すと，TRH の作用は注射後 30 分間に(図 6.4)，メタンフェタミンの作用に対しては 60 分間の測定のほとんど全期間にわたって V-9-M が抑制作用を示した(図 6.5)．

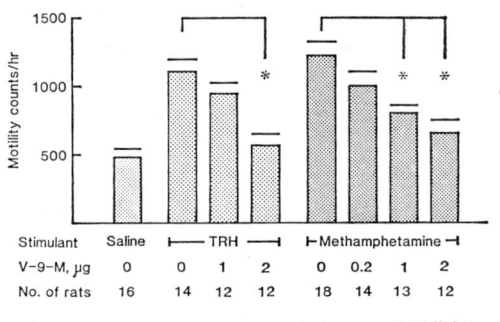

図 6.3 TRH およびメタンフェタミンによる運動亢進に対する V-9-M 脳室内注射の影響.

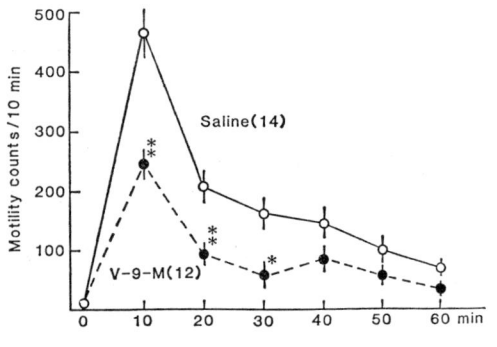

図 6.4 TRH による運動亢進に対する V-9-M の抑制効果の時間経過.

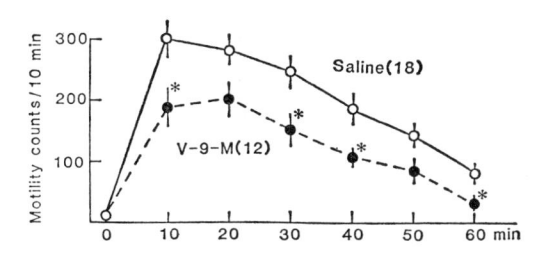

図 6.5 メタンフェタミンによる運動亢進に対する V-9-M の抑制効果の時間経過.

アポモルヒンによる運動の変化に対する作用

ラットの皮下にアポモルヒンを注射すると，二相性の変化があって，少量では運動量を減少し，大量で増加することは先に述べた(Katsuuraら，1984)．そこでアポモルヒン 0.1 mg/kg または 0.5 mg/kg を皮下に注射し，併せて各種用量の V-9-M を脳室内に注射したところ，少量のアポモルヒンを与えたときにも V-9-M 2 μg で運動量がさらに少なくなり，大量のアポモルヒンによる運動の亢進は著明に抑制された．図 6.6 は V-9-M 2 μg を投与したときの変化を示したものである．

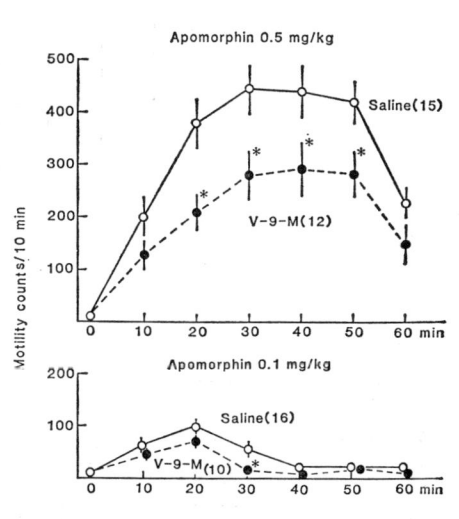

図 6.6 アポモルヒンによる運動量の変化に対する V-9-M の影響.

睡眠持続時間に及ぼす影響

麻酔薬のペントバルビタール 50 mg/kg をラットの腹腔内に注射し，10 分後に 0.2, 1, 2 μg の V-9-M を脳室内に投与した．この場合 V-9-M はペントバルビタールの後で投与したから，眠り始めるまでの時間はいずれの実験群でも同じである．しかし図 6.7 にみるように，睡眠の持続時間は V-9-M によって大きく影響し，その用量に応じて長くなった．

体温に及ぼす影響

昼間，25°C の室内で V-9-M を脳室内に注射したラットの直腸温を測ると，実験前の体温は 38.1±0.04 °C であったが，2 μg の注射によって明らかに低下し，注射後 40 分にその低下が最も大きかった．1 μg の注射でも体温がいくらか低くなる傾向があったが，対照レベルとの間に有意差はみられなかった（図 6.8）．

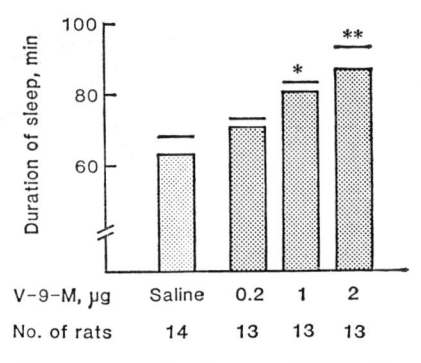

図 6.7 ペントバルビタールによる睡眠の持続時間の V-9-M による延長．

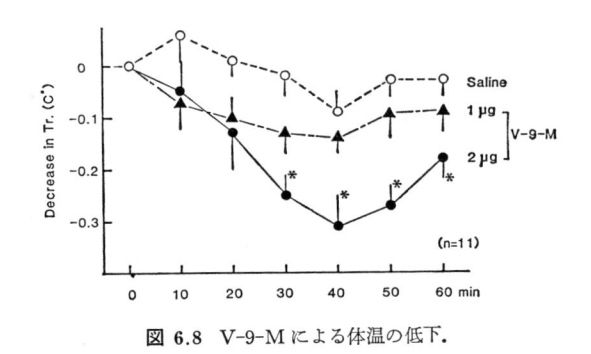

図 6.8 V-9-M による体温の低下．

オープンフィールド法

ラットの脳室内に 0.2〜2 μg の V-9-M を注射して 1 分後オープンフィールド装置に入れて，5 分間の行動を観察した結果 V-9-M 2 μg を投与すると装置内の区画線を横切る数が 108 回から 71 回に大きく減少したが，立ち上がりや脱糞などには変化をみなかった．これらの実験成績からみて，V-9-M の中枢投与で明らかに鎮静効果のあることがわかった．

摂食に対する作用

CCK-8 が飽食ホルモンとして知られているから，V-9-M にも同様の作用があるかもしれない．この点を明らかにするため，24 時間絶食のラットの脳室内に V-9-M および CCK-8 をそれぞれ 2 μg，対照ラットには生理食塩水を注

射してその後 30 分の摂食量を 90 分間にわたって調べたところ，最初の 30 分間の摂食量は対照群で 2.27 g，V-9-M 群は 2.31 g，これに対して CCK-8 群は 0.97 g であった．90 分間の総摂食量はこれら 3 群でそれぞれ 3.30 g，4.09 g，2.06 g で，CCK-8 によって明らかに摂食の減少をみたが，V-9-M にはそのような効果がまったくないことがわかった．

V-9-M の記憶増強効果

ラットの脳内での V-9-M の分布は CCK-8 と同じでないが，その濃度は海馬で最も高く，中隔と扁桃核がそれについでいる．そして大脳皮質にも中等度に見い出される（表 6.2）．これらの V-9-M が高濃度にふくまれている部位は一般に記憶過程に関係すると考えられているから，V-9-M は記憶を増進する効果をもっているかもしれない．これについて受動性ならびに能動性回避テストを用いてラットで調べた（Takashima と Itoh, 1989 b；Itoh と Takashima, 1990）．

受動性回避反応

一試行受動性回避反応で学習直後に V-9-M の各種用量をラットの脳室内に注射して，24 時間後に想起テストをすると，先に足に疼痛ショックを受けた暗い箱に入るまでの中間潜時が，1 または 2 μg の投与でこの実験での測定最大値（300 秒）にまで延長するが（図 6.9），個体差が大きいから，対照の生理食塩水注射群と比べて有意にはならなかった．しかし V-9-M が記憶に多少なりとも増進作用をもつ可能性が暗示された．

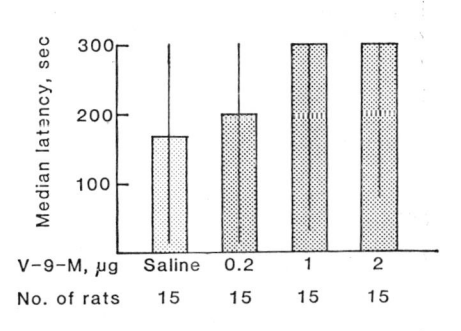

図 6.9 受動性回避反応で足部疼痛ショックの直後に V-9-M を注射したラットの 24 時間後における回避潜時．

実験的記憶喪失に対する効果

受動性回避反応で学習試行の直後に電気けいれんショックを加えると，暗箱

内で足に疼痛が加えられることをすっかり忘れてしまうことは先に述べたとおりである．この記憶喪失に対してV-9-Mが回復効果をもつかどうかを調べるため，学習の30分前，5分前，および電気けいれんショックの直後に脳室内へV-9-Mを注射した．その成績は図6.10に示すように，学習30分前の注射では効果がなく，5分前の注射で軽度の記憶回復をみるが，電気けいれんショックの直後に2μgのV-9-Mを注射すると中間潜時がいちじるしく延長することがわかった．この結果は，V-9-Mに実験的記憶喪失を防ぐ効果のあることを示すが，その作用は注射後短時間にすぎないといえる．これは脳内でのV-9-Mの分解が早いためかもしれない．

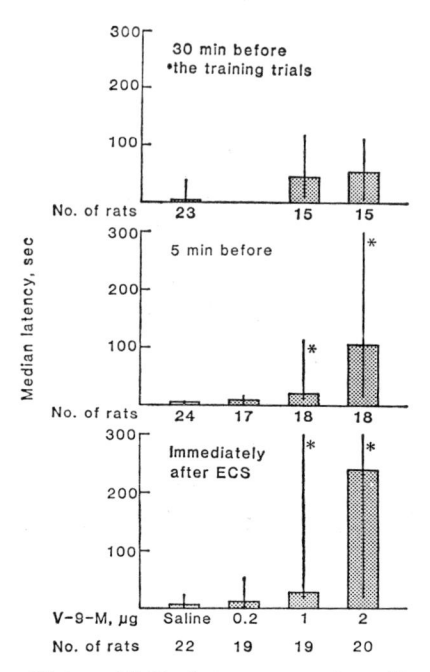

図6.10 電気けいれんショックによって記憶喪失をおこしたラットに，学習30分前(上図)，学習5分前(中図)，および電気けいれんショックの直後(下図)にV-9-Mを注射した場合の24時間後における回避反応．

なお，CCK-8は皮下注射でも実験的記憶喪失をふせぐが，V-9-Mは10〜100μg/kgを皮下に注射しても反応の潜時に影響しなかった．

CCK-8拮抗物質の影響

電気けいれんショックによる記憶の喪失に対してV-9-Mが回復効果をもっており，それがCCK-8の作用に似ていることから，V-9-Mの効果にCCK-8がかかわっているかもしれない．これを確かめるため，ラットで受動性回避反応の学習試行をする30分前にCCK-8の拮抗物質プログルミド(10μg)あるいはL-364, 718 (1μg)を脳室内に注射しておいて，電気けいれんショックの直後にV-9-M (2μg)を脳室内に注射した．その成績は図6.11に示すように，V-9-Mを投与しなかったラットでは潜時が極度に低いが，このペプチド処置で中間潜時が著明に長くなった．そしてプログルミドあるいはL-364, 718を

与えたラットでも V-9-M の効果は抑制されなかった．しかし図にみるようにこれらの拮抗物質によって中間潜時が，有意ではないがやや低下する傾向があったのは，内因性 CCK の作用がなくなるためであろう．

能動性回避反応

ブザーで条件づけ，プラットホームに跳び上がって足に加わるショックを能動的に回避する

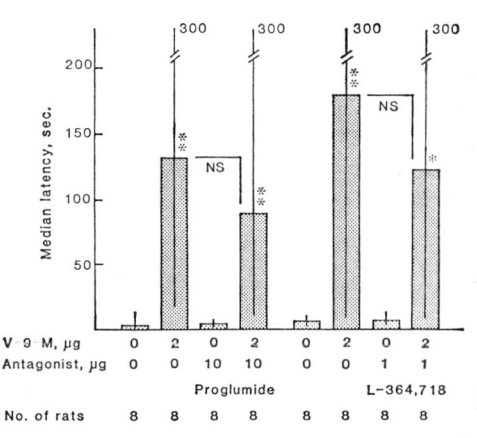

図 6.11 V-9-M の記憶効果に対する CCK 拮抗物質の影響．

記憶試験で，最初の学習がすんだ直後に V-9-M 0.2〜2.0 µg をラットの脳室内に注射し，翌日，5，10，15 日後に足のショックなしでブザーを聞くだけでラットがプラットホームに跳び上がる回数を記録した．V-9-M を 1 µg 投与した場合，食塩水注射の対照群にくらべて 10 日後まで回避回数が多く，2 µg を投与すると，図 6.12 にみるように 15 日後でも回避反応がいちじるしく高い値を示した．要するに，学習の直後に V-9-M を中枢性に投与すると，長期にわたって記憶反応の亢進がみとめられた．これ

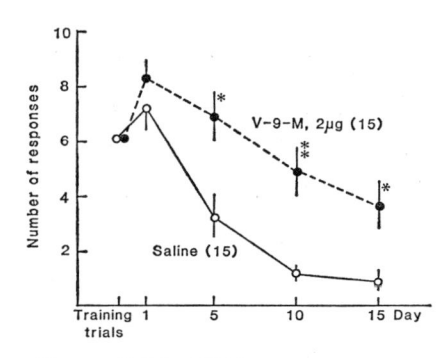

図 6.12 能動性回避反応で V-9-M によって，学習した作業の長期保持を示す．

が新しい情報の獲得を促進するためか，あるいはその保持を高めるためかについては，さらに研究が必要である．

6.3 CCK-4

CCK として神経系にあるのは CCK-8 が主要な形であるが，それ以外に C 端テトラペプチドの CCK-4 も検出されている(Rehfeld と Goltermann，1979；

Frey, 1983; Beresford ら, 1986). CCK-4 は抽出に際してできる人工産物ではないが(Marley ら, 1984), 脳内での分布は, 免疫学的な方法で CCK-8 とはっきり区別することがむずかしいから, 正確な値が得られていない. このペプチドと CCK-8 の他の分解産物とは, いずれも脳の CCK レセプターに結合するが, 親和性は同じでない(Steardo ら, 1985). 脳での CCK-4 と CCK-8 との結合部位が違うともいわれている(Agnati ら, 1983). また, 脳には CCK-5 があって, 脳の CCK レセプターに強い親和性をもっており, 生理的な役割を演じるという報告もある(Shively ら, 1987).

Harhammer ら(1991)によると, CCK-4 の類似体 Boc-Trp-Met-Asp-Phe-NH_2 は中枢の CCK-B レセプターに高い親和性をもっており, Suc-Trp-Met-Asp-Phe-NH_2 と Suc-Trp-Leu-Asp-Phe-NH_2 も親和性が高く, B レセプターへの結合はさらに高いという. その分子の Met あるいは Leu をそれ以外のアミノ酸に置きかえると, 効果が弱くなる.

神経薬理作用

CCK-4 は CCK-8 と同様に, ラットで摂食行動を抑制するというが(Halmy ら, 1982), 自発運動に関して両ペプチドの作用は大きく違っている. Automex で測ったとき CCK-4 の脳室内投与は図 6.13 に示すように活動量をいちじるしく増加し, これは CCK-8 の鎮静作用と異なっている. 6-ヒドロキシドーパミン(6-OHDA)で前処置をしてドーパミン(DA)系の機能をなくしてしまった

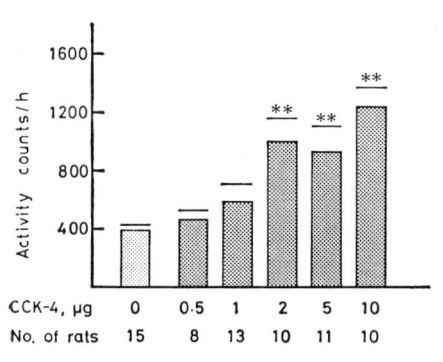

図 6.13 CCK-4 の脳室内投与による運動量の増加.

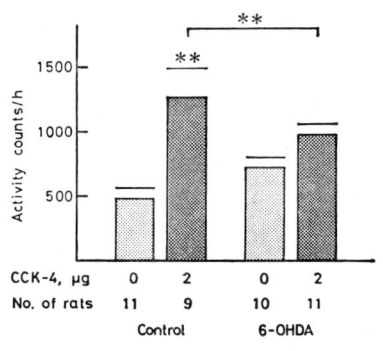

図 6.14 6-OHDA で処置したラットでの CCK-4 の脳室内投与による運動亢進の消失.

ラットでは，CCK-4 を投与しても，活動量の増加がみられないから(図6.14)，CCK-4 の作用に DA 系が関係しているかもしれない(Hsiao ら，1984)．

　ラットの側坐核に微量の CCK-4 を注射し，オープンフィールド法で行動を調べると，CCK-4 の用量に応じて自発運動と立ち上がり行動が増加し，この変化は CCK-8 の拮抗物質プログルミドによって影響をうけなかった(図6.15)．しかし，CCK-4 (2.5 μg)を尾状核および前頭葉内側の皮質に注射してもオープンフィールドでの観察で何ら変化がなかった(Katsuura ら，1985)．

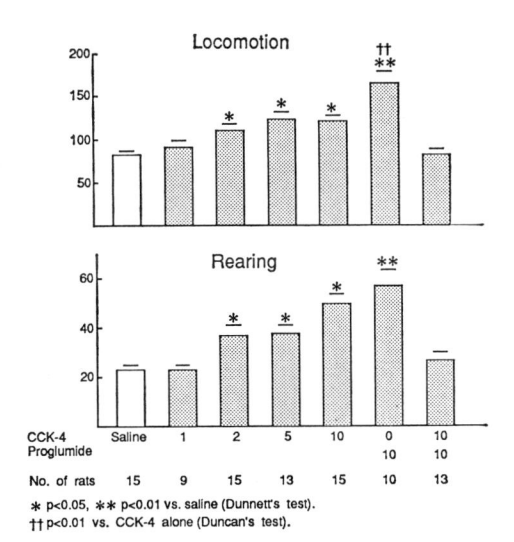

図 6.15 側坐核に微量の CCK-4 を注射したときの運動と立ち上がり行動の亢進と，これに対するプログルミドの影響．

　これらの実験結果は CCK-4 が脳のモノアミン系に作用すること，おそらく DA 系を刺激することを示唆している．一方，CCK-8 は DA 系を抑制する．

セロトニン系に及ぼす影響

　セロトニン(5-HT)放出物質のパラクロロアンフェタミンをラットに投与すると能動性回避学習にいちじるしい障害がおこり(Ögren, 1982)，中枢性 5-HT レセプター遮断剤の投与でパラクロロアンフェタミンによる回避反応の欠陥がふせがれる(Ögren, 1986 a, b)．このことからみると，後述の CCK-4 による記憶障害には 5-HT 系に対する刺激作用が関係しているかもしれない．この点を確かめるため，著者らは CCK-4 のラット脳内 5-HT とその主要代謝物 5-hydroxyindole-3-acetic acid (5-HIAA)に及ぼす影響を調べた(Itoh ら，1988 a)．

　正常のラットで 5-HT 含量は，5-HT 産生ニューロンのある中脳と視床下部で最も高く，嗅結節と線条体でも濃度が高かった．5-HIAA の濃度もまた中

脳, 視床下部, 線条体および視床で高かった. 脳室内に少量(10 ng/rat)のCCK-4を注射すると, 大脳皮質, 海馬および中隔の5-HIAA量が著明に上昇したが, 5-HT量は軽度に減少したにすぎない. 5-HIAA/5-HTの比率をみると, これらの部位で注射後15分には軽度に上昇したが, 30分後には著明に高くなった. そこで各種用量のCCK-4をラットの脳室内に注射して30分後の5-HTと5-HIAAの濃度を測定し, 5-HIAA/5-HTの比率を計算したところ, 嗅結節と線条体以外のすべての脳領域でその比率に大きい上昇のあることがわかった. その一部を図6.16に示した. 最も大きい上昇をみたのは大脳皮質(58%)

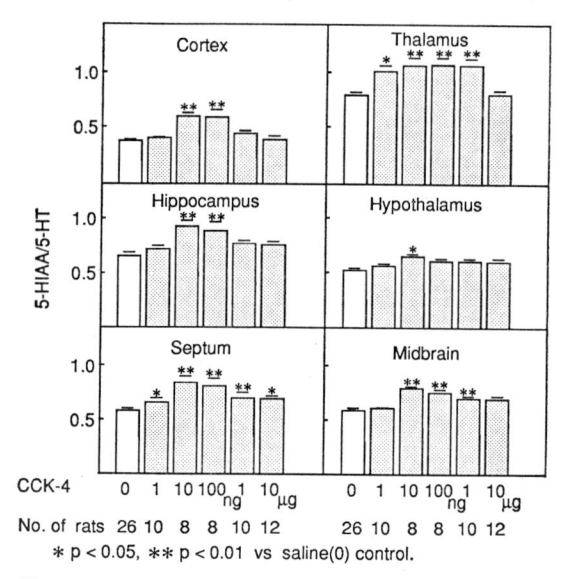

図6.16 ラットの脳内のいくつかの部位での5-HIAA/5-HTの比率. 中等量のCCK-4の投与でこの比率の上昇がみられる.

で, ついで中隔(45%), 橋・延髄(36%), 海馬(35%), 中脳(34%), 視床下部(25%)の順であった. しかし小脳には5-HTも5-HIAAも含量が非常に少なくて, CCK-4による影響がみられなかった. 注目すべき点はいずれの領域でもCCK-4の効果は脳室内注射30分後に顕著であり, 10 ngあるいは100 ngを注射したとき効果が大きく, それより大量では5-HT代謝に対する効果がむしろ減弱した.

Meffordら(1982)はイヌの脳で5-HTの代謝回転と利用の指標として5-HIAA/5-HTの比率を使って, 5-HTは一般にその濃度が低い部位, とくに

脳幹と大脳皮質で多く利用されると考えた．著者らの観察でも正常ラットで 5-HT 含量は大脳皮質と海馬で低く，5-HIAA/5-HT の比率は CCK-4 投与後皮質で大きく上昇した．このことからみると大脳皮質の活動化に CCK-4 が大きく影響するかのように思われる．しかしこの比率の上昇は脳の大部分の領域でもみられ，皮質だけにおこるのではない．CCK-4 による 5-HT 系の活動は広い範囲に及ぶし，この場合，他のアミン系との関係を無視することはできない．残念ながら著者らは，実験者の手不足から CCK-4 の DA 系ならびに NA 系に及ぼす影響を調べる機会を逃したまま今に至っている．

記憶喪失作用

CCK-8 とその類似体に記憶喪失をふせぎ，ある条件の下では記憶を増強する作用があることからみて，CCK-4 について記憶効果を調べることも興味がある．ラットで受動性回避反応の学習試行の 30 分前あるいは足部ショックの直後，脳室内に CCK-4 を 5 または 10 μg 注射して 24 時間後に想起テストを行うと，暗箱に入るまでの潜時が短くなり，ことに浸透圧ミニポンプで CCK-4 を 1 日 2 μg の速度で注入し 4 日後に受動性回避反応を調べると，その潜時は極度に短縮した．この結果からみて，CCK-4 には記憶障害作用があると考えられるので，CCK-8 との関係をみたところ，図 6.17 にみるように CCK-4 の 5 μg で中間潜時がいちじるしく小さくなっているが，CCK-8 を想起テスト

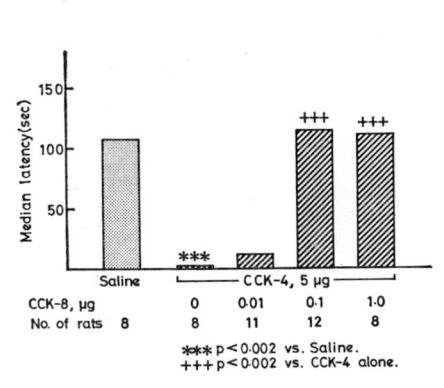

図 6.17 受動性回避反応での CCK-4 による潜時の短縮と，これに対する CCK-8 の回復効果．

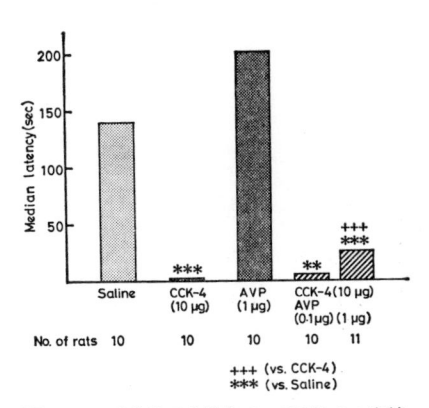

図 6.18 受動性回避反応での CCK-4 の記憶喪失作用に対する AVP の影響．

に先立って注射すると 0.1 μg 以上で CCK-4 の記憶喪失作用がまったく消失することがわかった.

CCK-8 と同様に記憶効果があるとみなされている AVP ではどうだろうか. AVP 1 μg を脳室内に注射したとき受動性回避反応の潜時が最大限の値にまで延長したが, CCK-4 10 μg と同時に AVP 0.1 または 1 μg を注射すると, AVP の効果がみられなくなった(図 6.18)(Katsuura と Itoh, 1986).

CCK-4 が CCK-8 とは違った作用をもつことは Agnati ら(1983)によっても報告されており, CCK-4 が 5-HT 系の調節にかかわるのに反し, CCK-8 は DA 系に働いてその活動を抑制すると考えられている(Katsuura ら, 1984). CCK-4 と CCK-8 との結合部位は違うかもしれないが, CCK-4 のレセプター結合に対して CCK-8 が抑制的に働く可能性も考えられるであろう. しかし AVP のレセプターは独自のものであり, 大量の CCK-4 によって AVP の効果が消失することがわかった.

β-エンドルヒンとの関係

別項に述べたように CCK-8 は β-エンドルヒンの鎮痛作用に拮抗するが, CCK-4 はどうか. この問題について, ラットの脳室内に β-エンドルヒン 2.5 μg を注射し, 同時に CCK-4 を 1～10 μg 投与して熱板法で 180 分にわたって鎮痛効果を試験した. ここに最大鎮痛反応の値だけを示すと(図 6.19), β-エンドルヒンの効果は CCK-4 によって用量依存性に低下することがわかった. すなわち, β-エンドルヒンに対する CCK-4 の作用は CCK-8 あるいは CER と同様であった. この問題については p.30 を参照していただきたい.

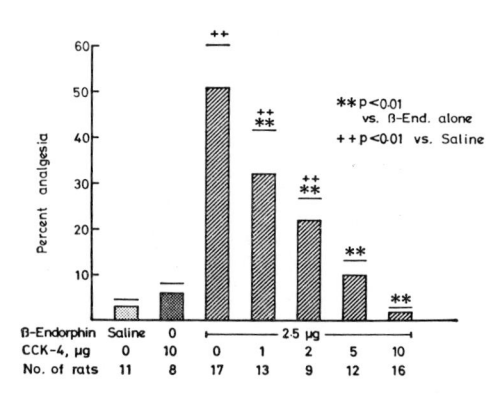

図 6.19 β-エンドルヒンの鎮痛効果に対する CCK-4 の影響.

CCK-4 の中枢効果

CCK-4 は CCK-8 の C 端断片で，CCK-8 が分解してできたものであって，CCK-8 が脳の CCK 総量の 90％ 以上を占めるのに反して，CCK-4 はわずか 5％ 以下にすぎない．したがって，CCK-4 に中枢刺激性の作用があり，前頭葉皮質除去ラットではこの CCK-4 による興奮効果がみられなくなることを知ったが，その実験当時には CCK-4 にさほど重要な生理的意義はないものと考えた．何分にも助手1人の研究であるから，脇道へそれて主題から遠ざかるのをおそれたからである．

ところが最近モントリオールで開催されたカナダの精神神経薬理学会でマックギル大学の研究グループによって，ヒトに CCK-4 を $25\,\mu g$ あるいは $50\,\mu g$ を投与すると不安感や恐怖感がおこって，精神的なパニック状態に陥ることが報告された．その症状は L-365,260 その他の CCK-B レセプター拮抗物質でふせがれる．そして精神的にパニック状態にある患者では CCK-8 の濃度が低いことも，パニック状態で CCK 系に変化あるいは異常があることを示唆している．サルに CCK-4 を注射したときも同様で，不安状態を思わせる行動として不眠と興奮があり，休みなく動きまわるようになる．しかしこのような症状は CCK-B 拮抗物質で抑えられる．また，CCK-4 を与えない動物に拮抗物質だけを注射したときには精神安定効果があるという (Bradwejn, 1993)．

この知見は CCK-B の機構が精神錯乱の病因になることを暗示しているが，不安状態のモデルとして通常の実験動物で証明することは容易でない．そこで Dourish と Hendrie(1993)は，回避するための穴がある箱にマウスを入れ，テープレコーダーで食肉鳥が襲いかかる音を聴かせ，その聴覚刺激に対してマウスがどんな行動をとるかを調べた．正常のマウスはこのときいろいろな逃避行動を示すが，穴の中にもぐりこむ時間は少ない．CCK-B 拮抗物質を投与するとパニックに拮抗する効果があったが，CCK-4 を与えるとパニック状態になって穴にもぐる時間が少なくなった．そして CCK-A 拮抗物質にはとくに影響がなかったという．

これらの報告を，CCK-8 に鎮静作用があるとする前述の知見と照らしあわせて考えると，ヒトの精神状態には CCK-8 と CCK-4 のバランスが重要なのではないかと思われる．精神的パニックになりやすい患者は，CCK-4 の中枢作用にことさらに敏感であるというから，CCK-4 は精神疾患の研究に大きい

意義をもつといえよう．

　加えて，CCK-4 のこの効果には 5-HT 系を活動化することと，β-エンドル ヒンの効果をなくすることも，一部関係しているようである．サルで研究した Kalin ら(1991)によると，不安または恐怖状態では動物の β-エンドルヒンに対 する感受性がいちじるしく低下するという．CCK-4 によって β-エンドルヒン の効果が減退することは，情動についての今後の研究の発展に示唆するところ が大きい．

　イギリスの C. Sherrington(1857-1952)は神経生理学の開拓者の一人として 知られており，1932年にノーベル賞を受けているが，彼は晩年の著書の中で当 時の電気生理学的な研究方法でどれだけ実験をつみ重ねても，精神状態，たと えば不安といった問題を解きあかすことはとうてい及ばないと述べている．現 在わが国の神経生理学者は積極的に大脳の活動様式を知るため研究に挑んでい るが，思考や情動のメカニズムを知る手がかりは容易に得られそうにない．脳 で何かの活動にかかわる構造についていくばくかの知識が得られたとしても， その部位のニューロンの中でどんな物質的な仕組みがあるかは現在の研究方法 ではわからないだろう．アプローチの転換が求められているのが現状である． ここに述べた CCK-8 と CCK-4 のバランスは，大脳生理学の研究に従前問題 にされていなかった新しい面があることを示唆する一例といえよう．

文　献

Agnati, L. F., Fuxe, K., Benfenati, F., Celani, M. F., Battistini, N., Mutt, V., Cavicchioli, L., Galli, G. and Hpkfelt, T. (1983) Differential modulation by cholecystokinin (26-33) and cholecystokinin (30-33) of ^{3}H-spiperone binding sites linked to dopamine and 5-hydroxytryptamine receptors in rat brain. *Neurosci. Lett.* **35**: 179-183

Beresford, I. J. M., Clark, C. R. and Hughes, J. (1986) Measurement and characterization of neuronal cholecystokinin using a novel radioreceptor assay. *Brain Res.* **398**: 313-323

Bradwejn, J. (1993) The cholecystokinin hypothesis of panic and anxiety: a review of clinical and animal data. 16th Ann. Meeting of CCNP. S 2.3 (Abstract)

Dockray, G. J. (1980) Cholecystokinin in rat cerebral cortex: identification, purification and characterisation by immunochemical methods. *Brain Res.* **188**: 155-165

Dockray, G. J., Gregory, R. A., Hutchinson, J. B., Harris, J. I. and Runswick, M. J.

文　献

(1978) Isolation, structure and biological activity of two cholecystokinin octapeptides from sheep brain. *Nature* **274**: 711-713

Dourish, C. T. and Hendrie, C. A. (1993) Profiles of CCK agonists and antagonists in animal models of panic and anxiety. 16 th Ann. Meeting of CCNP. S 2.4

Frey, P. (1983) Cholecystokinin octapeptide (CCK 26-33), nonsulphated pentapeptide and tetrapeptide (CCK 30-33) in rat brain: analysis by high liquid chromatography (HPLC) and radioimmunoassay (RIA). *Neurochem. Int.* **5**: 811-815

Halmy, L., Nyakas, C. and Walter, J. (1982) The C-terminal tetrapeptide of cholecystokinin decreases hunger in rats. *Experientia* **38**: 873-874

Harhammer, R., Schäfer, U., Henklein, P., Ott, T. and Repke, H. (1991) CCK-8-related C-terminal tetrapeptides: affinities for central CCK_B and peripheral CCK_A receptors. *Eur. J. Pharmacol.* **209**: 263-266

Hsiao, S., Katsuura, G. and Itoh, S. (1984) Cholecystokinin tetrapeptide, proglumide and open-field behavior in rats. *Life Sci.* **34**: 2165-2168

Itoh, S., Takashima, A. and Katsuura, G. (1988) Effect of cholecystokinin tetrapeptide amide on the metabolism of 5-hydroxytryptamine in the rat brain. *Neuropharmacology* **27**: 427-431

Kalin, N. H., Shelton, S. E. and Takahashi, L. K. (1991) Defensive behaviors in infant rhesus monkeys: ontogeny and context-dependent selective expression. *Child Develop.* **62**: 1175-1183

Katsuura, G. and Itoh, S. (1986) Passive avoidance deficit following intracerebroventricular administration of cholecystokinin tetrapeptide amide in rats. *Peptides* **7**: 09-8148

Katsuura, G., Itoh, S. and Hsiao, S. (1985) Specificity of nucleus accumbens to activities related to cholecystokinin in rats. *Peptides* **6**: 91-96

Katsuura, G., Itoh, S. and Rehfeld, J. F. (1984) Effects of cholecystokinin on apomorphine-induced changes in rats. *Neuropharmacology* **23**: 731-734

Larsson, L. I. and Rehfeld, J. F. (1979) Localisation and molecular heterogeneity of cholecystokinin in the central and peripheral nervous system. *Brain Res.* **165**: 201-218

Mefford, I. N., Poutz, A., Noyce, A., Jurik, S. M., Handen, C., Dement, W. C. and Bachas, J. D. (1982) Distribution of norepinephrine, epinephrine, dopamine, 3,4-hydroxyphenylacetic acid, homovanillic acid, and 5-hydroxyindole-3-acetic acid in dog brain. *Brain Res.* **236**: 339-349

Marley, P. D., Rehfeld, J. F. and Emson, P. C. (1984) Distribution and chromatographic characterization of gastrin and cholecystokinin in the rat central nervous system. *J. Neurochem.* **42**: 1523-1535

Ögren, S. O. (1982) Forebrain serotonin and avoidance learning: behavioral and biochemical studies on the acute effect of *p*-chloroamphetamine on one way active avoidance learning in the male rat. *Pharmacol. Biochem. Behav.* **16**: 881-895

Ögren, S. O. (1986 a) Analysis of the avoidance learning deficit induced by serotonin releasing compound *p*-chloroamphetamine. *Brain Res. Bull.* **16**: 645-660

Ögren, S. O. (1986 b) Serotonin receptor involvement in the avoidance learning deficit by *p*-chloroamphetamine induced serotonin release. *Acta Physiol. Scand.* **126**: 449-462

Rehfeld, J. F. and Goltermann, N. R. (1979) Immunochemical evidence of cholecystokinin tetrapeptide in hog brain. *J. Neurochem.* **32**: 1339-1341

Shively, J., Reeve, J. R. Jr., Eysselein, V. E., Ben-Avram, C., Vigna, S. R. and Walsh, J. H. (1987) CCK-5: Sequence analysis of a small cholecystokinin from canine brain and intestine. *Am. J. Physiol.* **252**: G 272-G 275

Steardo, L., Knight, M., Tamminga, C. A. and Chase, T. N. (1985) Products of cholecystokinin (CCK)-octapeptide proteolysis interact with central CCK receptors. *Neurosci. Lett.* **54**: 319-325

7. コレチストキニンと脳内活性物質との関係

7.1 視床下部・神経下垂体系のCCK

　CCKは脳内にひろく分布していて，視床下部・下垂体系にもあって，室傍核では大細胞の分布する部位にも，小細胞部位にもCCK免疫性細胞がある．下垂体後葉と正中隆起のCCKの大部分は室傍核に由来するらしい(Palkovitsら，1984)．ラットの室傍核ではバゾプレシン(VP)とCRFとが同一ニューロン内に共存しており，CCK-8は下垂体前葉の一次培養でACTHの放出を刺激するらしい(Mezeyら，1986)．モルモットでもCCK様免疫反応性が弓状核，正中隆起および下垂体にみとめられる(CiofiとTramu，1985)．これより先にBeinfeldら(1980)はラットの下垂体および脳にあるCCK様免疫反応性物質はCCK-8であってガストリンではなく，後葉のCCK含量はVPまたはオキシトシン(OT)の放出を刺激する生理的な操作で劇的に減少するという．すなわち，対照ラットの後葉のCCK含量は257 pgであるが，食塩の投与で56 pgになり，授乳で43 pgに減少したという．しかし下垂体のCCK含量は動物の種によってかなり大きく違っている(Rehfeldら，1984)．

　CCKがラットの視床下部のOT細胞を活動化すると報告されており(Renaudら，1987)，ラットに大量のCCK-8を注射すると，視索上核のOT細胞がこれに反応して射乳をおこす(Lengら，1991)．また，ラットの視索上核にはCCKがOTならびにVPニューロンをともに興奮させるとも報告されており(JarvisとRenaud，1989)，CCKによってOTとVPが短時間の放出をおこすためには，視床下部-下垂体系が正常状態でなければならないという(Jarvisら，1990)．なお，CCKによってラットの神経葉からOTとVPが放

出されるのは，Ca^{2+} による脱分極ではなく，他の第2メッセンジャーが関係しており，その放出はプロテイン・キナーゼCの抑制物質でみられなくなる(Bondyら，1989).

ラットにCCKを注射すると，その用量に応じて血漿OT値が上昇し，このCCKの作用は胃の迷走神経の切除によってみられなくなる(Verbalisら，1986)．ラットに吐気をおこす塩化リチウムあるいはアポモルヒンを与えたとき，OTとVPの血漿値がともに上昇するが，CCK-8はただOTの分泌をおこすだけで，VPの血漿値には影響がない．作用部位を知るため最後野を破壊したとき，塩化リチウムとアポモルヒンによるOTとVPとの分泌反応には変化をみないが，CCKによるOTの分泌がみられなくなる．すなわち，CCK-8によるOTの分泌刺激は，その一部が最後野を介するのかもしれない(CarterとLightman，1987)．

ラットではCCKの投与で血中OTレベルが上昇するが，サルではOTの放出がなく，VPだけが放出されるという(Verbalisら，1987)．ParottとForsling(1992)によると，CCK-8をブタに注射する10分前に頸静脈内へCCK-A拮抗物質のL-364, 718あるいはCCK-B拮抗物質のL-365, 260を注射したとき，L-365, 260ではVPの上昇があったが，L-364, 718では上昇をみなかった．したがって，CCKの末梢投与によるVPの放出はCCK-Aレセプターを介するものと考えられる．しかし，CCKによるコーチゾルの分泌効果には，A, B両レセプターともに関係がない．

神経下垂体ホルモンのVPが記憶作用をもつことについては，オランダのde Wiedのグループによって一連の研究が行われており，その詳細は拙著『脳のホルモンと記憶』(朝倉書店)で述べたが，彼らは主としてリジン-VPの誘導体 desglycine–LVP (DGLVP)を使った．これは中枢作用をもっているが，末梢効果すなわち抗利尿作用や血圧上昇作用をほとんどもっていないからである．

著者らはCCK-8とVPとの関係を知る目的には，DGLVPよりむしろ実際に体内にあるアルギニン-VP(AVP)について実験をするほうが望ましいと考え，以下に述べる成績を得た．まず受動性回避反応で学習試行の直後にAVP 1〜100 ngを脳室内に注射すると，24時間後の想起テストで中間潜時はこの実

7.1 視床下部・神経下垂体系のCCK

験での最大値になった．生理食塩水を投与したラットの値より高いが，個体差が大きいため有意の上昇とはいえない．つぎに学習直後に電気けいれんショック（ECS）を加え，ついでAVPを注射すると，10 ng で潜時が有意に延長し，100 ng の投与では記憶がほぼ完全に回復することがわかった（図7.1）．この場合，もしAVPがCCK-8の放出をうながして効果を発現するのであったら，CCK-8の拮抗物質を投与したラットではAVPによる記憶効果がみられなくなると考えられる．そこでAVP 100 ng とともにプログルミド 0.1〜100 ng を与え ECS で処置したラットで受動性回避反応の潜時を測ると，AVP による中間潜時の延長は 1 ng 以上のプログルミドによってまったくみられなくなってしまった（図7.2）．しかしECSの処置を行わないラットではプログルミド 100 ng を与えたときの潜時の低下が，AVP 100 ng を同時に注射しても影響をうけなかった．つまりCCK-8が作用しない条件の下では，AVPの記憶効果が現れないのである．

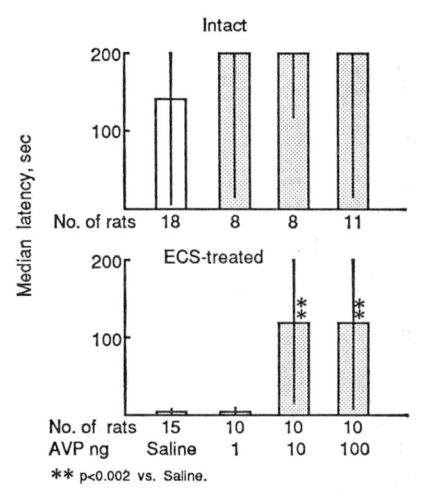

図 7.1 受動性回避反応で正常ラット（上図）および電気けいれんショック負荷ラット（下図）の中間潜時に及ぼす AVP の効果．

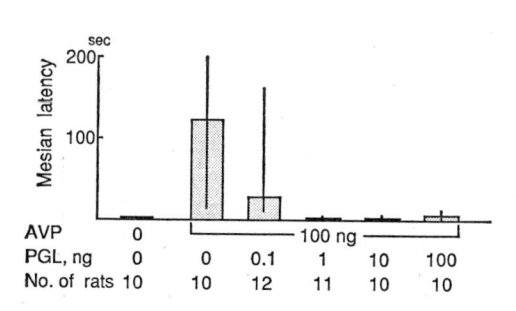

図 7.2 受動性回避反応で AVP の記憶回復作用に対するプログルミドの影響．

それでは逆に AVP がないとき CCK-8 の記憶効果はどうなるかという問題が残る．これを明らかにするため，AVP の抗血清を用い，CCK-8 と同時に脳室内に注射した．正常ラットに抗血清だけを ECS の直後に注射したとき，24時間後の想起テストで潜時がいちじるしく短くなったが，この記憶障害はCCK-8の投与によって回復し，このペプチド 100 ng を注射すると潜時が有意

に長くなり，1000 ng を注射したときには AVP 抗血清による記憶障害がすっかり消失した(図7.3)(Katsuura と Itoh, 1986 a)．

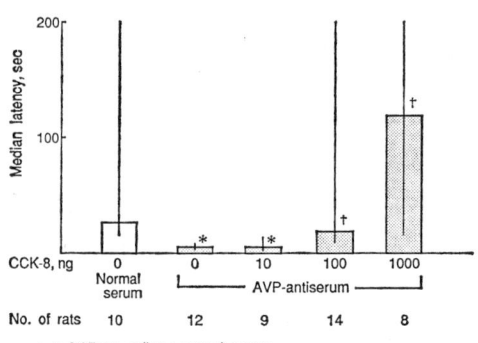

以上の成績からみると，VP と CCK-8 とは同じように記憶増進効果をもつが，VP がその効果を発現するためには CCK-8 の存在を必要とするのに反し，CCK-8 は VP がなくても独自に作用して記憶を改善するといえる．ここで問題になるのはこれら二つのペプチドに対するレセプターの違いであり，それぞれのレセプターを介する細胞内反応がどのように作用して記憶に影響するかということである．

図 7.3 AVP 抗血清によって記憶障害をおこしたラットでの CCK-8 の記憶回復効果．

つぎにプラットホーム跳び上がり能動性回避反応をテストした．初期の実験では CCK-8 も AVP も脳室内に注射したが，その後の研究でこれらのペプチドホルモンは末梢投与で十分に効果のあることがわかったので，皮下注射でその効果をみることにした．能動性回避反応で，学習の直後に CCK-8 100 ng/kg あるいは AVP 200 ng/kg を注射すると，図7.4 にみるように，条件刺激としてのブザー音を聞くだけでラットはプラットホームに跳び上がる回避数がこれら二つのペプチドによって10日後まで高かった．これに反して対照として生理食塩水を注射したラットでは5日後に少なくなった．そこで脳内の内因性 CCK-8 の作用をなくすためプログルミド 10 μg を脳室内に注射したところ，学習試行の翌日すでに回避反応数

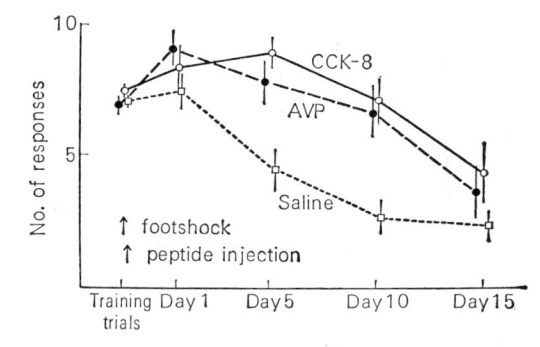

図 7.4 能動性回避反応での作業記憶の保持に対する CCK-8 および AVP の長期効果．

7.1 視床下部・神経下垂体系のCCK

が減少し，その後は生理食塩水対照群と同様に低い値になった．一方，AVP $0.5\,\mu\text{g/kg}$ を腹腔内に注射したとき，回避反応は5日後においても高く，AVPと同時にプログルミドを投与しても反応消失の曲線は AVP 単独と同じであった(図7.5)．しかしこの場合プログルミドの効果は一時的に AVP に影響する

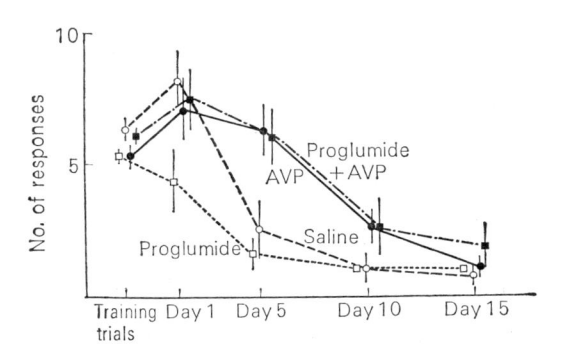

図 7.5 能動性回避反応での AVP の記憶保持効果に対するプログルミドの影響．

にとどまる可能性が考えられるので，プログルミドを浸透圧ミニポンプによって1日 10ng の速度で脳室内に持続性に注射したところ，AVP $0.5\,\mu\text{g/kg}$ の皮下注射の効果がみられなくなり，食塩水対照群と同じ程度の反応を示すようになった．しかしその値はプログルミド単独投与より高かった(図7.6)．この

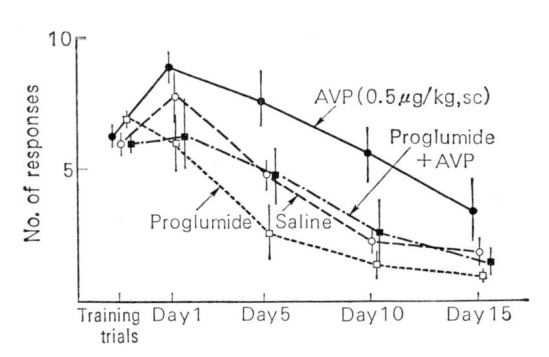

図 7.6 プログルミドを浸透圧ミニポンプで脳室内に持続注入したラットの AVP の記憶保持効果．

結果も AVP と CCK-8 の作用機序におそらく違いがあることを示唆している．あるいは第2の実験成績からみて，CCK-8 がなければ AVP の記憶効果がみ

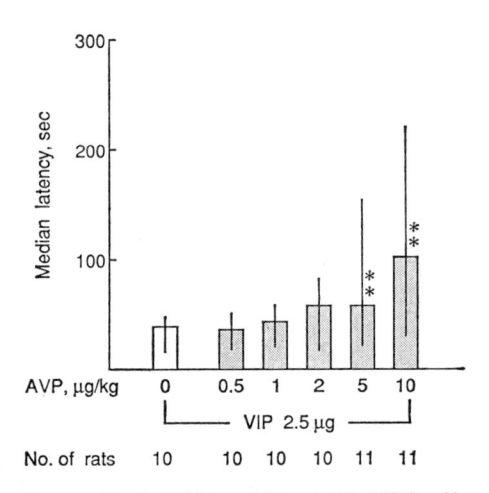

図 7.7 受動性回避反応でVIPによる記憶障害に対するAVPの回復効果.

られなくなるのかもしれない.

なお,後で述べるようにVIPには記憶喪失作用があるが,これに対してAVPが回復効果をもつことがわかった.これを図7.7に示した.

7.2 コリン作動系

CCK-8とCERが腸管でアセチルコリン(ACh)の放出をうながし,その収縮をおこすことは1970年頃さかんに研究されていた.脳のAChに及ぼす影響についての研究はこれより遅れ,1984年Magnaniらによって,ラットの大脳皮質からのAChの放出が$1.5\,\mu g/kg$のCCK-8, $5\,\mu g/kg$のCERの腹腔内注射で著明に刺激され,これは拮抗物質のプログルミドによってみられなくなること,しかしCCK-8あるいはCERを$10\,\mu g/kg$投与すると,大脳皮質からのAChの放出が減少し,この減少はナロクソンでふせがれたという.その後,大脳皮質からのAChの放出をカップ法で調べた成績をみると,CCK-8の投与でAChの放出が増加するが,その効果はハロペリドールによる前処置,基底部巨大細胞核および黒質の破壊でみられなくなった.しかし基底核に局所的にCCK-8を注射しても効果はなかった.おそらくCCK-8はDA作動性ニューロンによって基底核のコリン作動性ニューロンを刺激し,これによって間接

7.2 コリン作動系

に大脳皮質のコリン作動性活性を高めるとみなされた(Magnani ら, 1987). なお, ヒトの脳の ACh 経路を模式的に示すと, 図7.8のようである.

ACh はすべての生理的あるいは行動性反応に影響する最も重要な化学物質であって, 中枢から末梢に至る神経液性機能, 簡単な行動から複雑なものにまでコリン作動系が作用し, たえず変化する内部および外部環境に対応するための生体の能力に不可欠な役割をもつことが知られている. ACh のムスカリン性拮抗物質スコポラミンは末梢投与によっても脳の ACh 含量を減少させるが, このスコポラミンの作用に対する CCK-8 の影響についてはほとんどわかっていなかった.

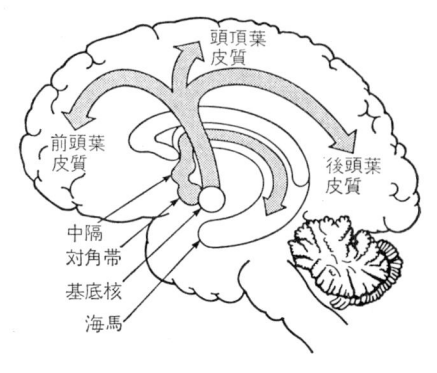

図 7.8 ヒトの脳内でのアセチルコリンの主要な経路.

著者らが測定したラットの大脳皮質の ACh 含量は前頭葉で最も高く, 側頭葉がこれにつぎ, 頭頂葉と後頭葉ではそれよりやや低かった. 海馬の値は側頭葉とほぼ同じであったが, 線条体ではその含量が著明に高かった. 一方, コリン(Ch)の含量は大脳皮質と海馬とほぼ同じであり, 線条体では皮質よりわずかに高かった. そして CCK-8 の各種用量($2 \sim 50 \mu g/kg$)を皮下注射したとき, 30 分後の ACh および Ch 量には変化をみなかったが, 0.5 mg/kg のスコポラミンを腹腔内に注射して15分後, ACh 含量が減少し, この減少は側頭葉で最も著明で, 前頭葉と海馬がこれについだ. 頭頂葉, 後頭葉および線条体の ACh も減少の傾向がみられたが, その変化は有意でなかった. そこで各種用量の CCK-8 を皮下にまず先に注射し, 15分後スコポラミン 0.5 mg/kg を腹腔内に注射し, さらに15分たってから, 上記の脳領野の ACh および Ch 含量を測ったところ, 前頭葉, 側頭葉, および海馬の ACh 含量は CCK-8 の投与量に応じて, 食塩水を注射した対照群の値に向かって上昇した(図7.9). しかし頭頂葉, 後頭葉および線条体の変化は有意でなかった. また, この図で明らかなように CCK-8 はコリン含量に対して変化を及ぼさなかった(Takashima と Itoh, 1988).

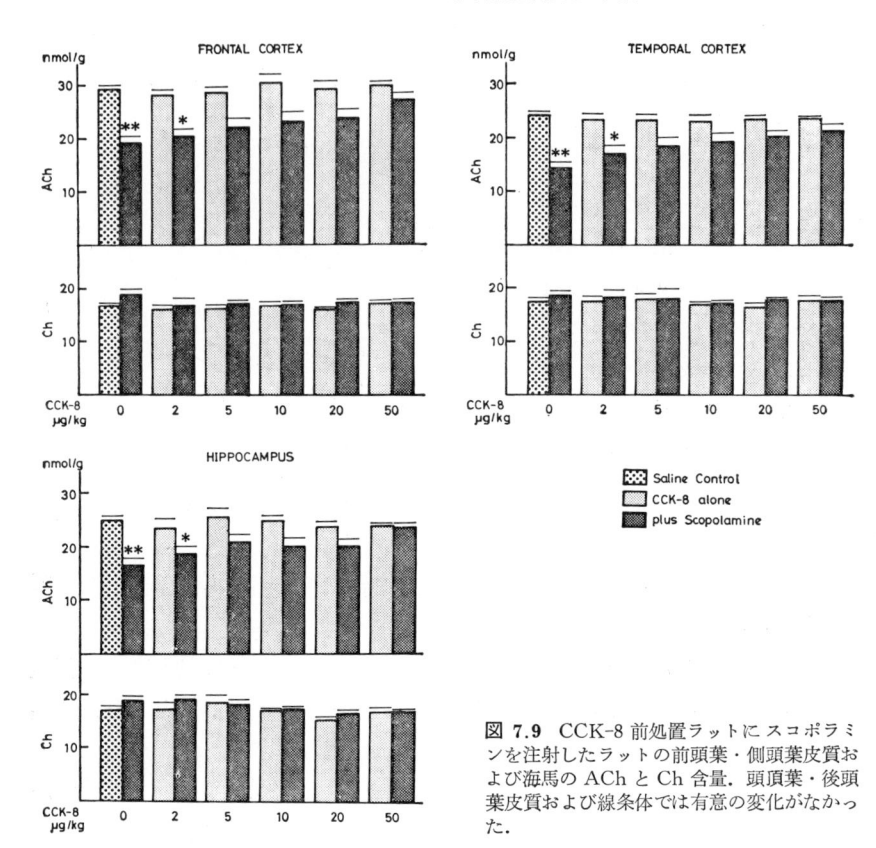

図 7.9 CCK-8 前処置ラットにスコポラミンを注射したラットの前頭葉・側頭葉皮質および海馬の ACh と Ch 含量．頭頂葉・後頭葉皮質および線条体では有意の変化がなかった．

スコポラミンで ACh 含量が減少するが，CCK-8 の前処置でその減少がふせがれる上記の部位は，いずれも記憶に大きく関係することがみとめられている．0.1～1.0 mg/kg のスコポラミンを学習試行の15分前に腹腔内に注射して受動性回避反応の24時間後潜時を測ると図7.10にみるように，その値は0.2 mg/kg 以上のスコポラミン投与で極度に短くなった．そこでその後の実験では 0.5 mg/kg を腹腔内に注射することにした．受動性回避反応の学習試行に先立って30分前に CCK-8 あるいは CER を皮下注射し，15分後にスコポラミンを投与，さらに15分たってから学習試行を行い，24時間後に回避潜時を測ると，CER の場合 2 μg/kg の皮下注射でスコポラミンを与えない食塩水対照群と同じ値になり，この量の CER でスコポラミンの効果が完全に消失した．用量-反応関係はベル型になって，それより大量では中間潜時が低下したが，

この特殊な用量関係はほとんどすべての記憶増進物質に共通してみられるものである(Itohら,1988, 1989).

CCK-8の脳室内注射でもスコポラミンによる記憶障害を回復したが,皮下注射にくらべてとくに強いわけではなかった.脳室内に注射したCCK-8が速やかに代謝されるか,循環血に入って脳から出てしまうためかもしれない.この点を明らかにするため,ラットの脳に浸透圧ミニポンプを装着して,1日に1ngという微量のCCK-8を1週間に亘って持続的に注入し,その間にスコポラミンによる記憶喪失反応を調べた.その成績は図7.11に示すとおり,CCK-8はこのような微量でも記憶の喪失をふせぐ効果をもっていた(Itohら,1988).

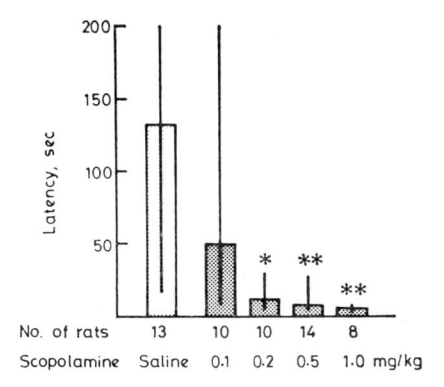

図7.10 受動性回避反応でスコポラミンの腹腔内注射による記憶喪失.

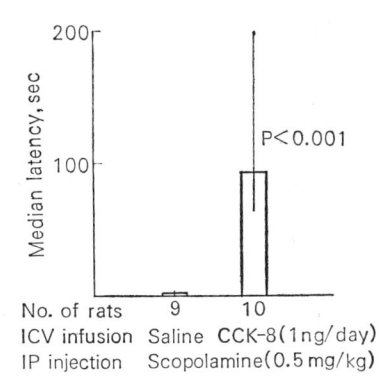

図7.11 スコポラミンによる記憶喪失に対するCCK-8の持続性脳室内注射の効果.

ラットの線条体からのACh放出に対するCERの影響を *in vivo* で脳内微量透析法によって調べたShimoyamaとKito (1989)の報告によると,CER ($25\sim200\,\mu g/kg$)の腹腔内注射は用量に応じてAChの自発性放出を増加し,$100\,\mu g/kg$のCERの腹腔内投与はK^+ (30 mM)によるAChの放出をふやす.両側迷走神経を横隔膜の下で切除すると,CERによるAChの放出が少なくなるが,ハロペリドール(0.5 mg/kg)の腹腔内注射前処置ではCERによるAChの放出増加に影響しない.このことから,末梢に投与したCERが線条体のコリン作動性ニューロンを刺激するが,この効果は線条体のドーパミンD_2レセプターを介するものでなく,CERの作用には少なくとも一部迷走神経の求心性インパルスが関係するという.

また Cosi ら(1989)はラットの大脳皮質と線条体で CCK-8 の ACh 代謝回転と DA 放出について研究した．CCK-8（1 mg/kg）の皮下注射で前頭葉・側頭葉皮質の ACh 代謝回転が低下したが，線条体ではそのようなことがなかった．この効果は，中枢でなく末梢に CCK レセプター拮抗物質の CR 1409 を投与するとおこらなかった．すなわち，CCK-8 の末梢投与で大脳皮質の ACh 代謝回転が低下し，この作用は中枢でなく，末梢の CCK レセプターを介するというのである．しかしこれら二つの研究では大量の CCK-8 が用いられており，はたして生理的な反応といえるかどうか，さらに検討を必要とするだろう．

なお，中枢に投与した CCK-8 は 2-デオキシグルコースの取りこみを増加し(Sugaya と Kubota, 1988)，側坐核の DA 放出を変えるとともに(Magnani ら，1991)，*in vivo* で大脳皮質からの ACh の放出に影響する(Magnani ら，1984)．Sugaya ら(1992)はラットの前脳基底核に損傷を与えると，大脳皮質からの K^+ による [^{3}H]ACh の放出，ならびにコリン・アセチルトランスフェラーゼ(ChAT)活性が著明に低下することをみとめたが，CCK-8 を 1 日 10 ng の速度で脳室内に持続注入すると，上述の ACh に関係する変化が改善することをみとめた．しかしこうした研究で今後重要と考えられることは，ACh がニューロンにどのような働きを及ぼして，記憶作用をうながすか，あるいは保持されている記憶を想起させるかという点にあるだろう．

7.3 CCK と β-エンドルヒンとの関係

CCK-8, CER およびペンタガストリンの小腸に対する作用がモルヒネ，β-エンドルヒンならびにエンケファリンによって一部抑制されることが見い出され(Zetler, 1979)，ついで CER と CCK-8 に鎮痛作用のあることが報告された(Zetler, 1980; Jurna と Zetler, 1981)．CER はモルヒネを投与する前に注射したときにだけモルヒネの鎮痛作用を高めるが，モルヒネの投与後に注射したのでは効果がないし，拮抗物質ナロクソンの効果もモルヒネと CER で大きく違っていて，CER の鎮痛作用に対しては抑制効果が弱いから，両者の作用機序は違っている(Zetler, 1982)．またアポモルヒンはモルヒネの効果を消失させたが，CER と CCK-8 の鎮痛作用には影響しないという(Zetler, 1983)．

7.3 CCKとβ-エンドルヒンとの関係

CCK-8それ自身に鎮痛作用があり(Barbazら，1986)，このCCK-8の作用がナロクソンで拮抗され，ペプチダーゼ抑制物質のベスタチン，チオファンおよびカプトプリルの皮下注射で増強するとも報告されている(Hillら，1987).

CCKが中枢での痛覚機構にかかわっているという考えがある．その根拠として，つぎのいくつかの知見があげられている．

① CCK-8が背角の一次性求心性線維の神経終末にあり(LarsonとRehfeld，1979)，また痛覚に関与するいくつかの脳部位にある(Hökfeltら，1980). 導水管周囲灰白質では，とくに第3脳神経のレベルで，CCK-8細胞が最も稠密に集まっている(Innisら，1979)．そしてCCK-8はこれらの組織でシナプトソーム分画に主として含まれている(Pingetら，1978；Rehfelt，1981).

② この分布はおおむねCCKの特異的レセプターに一致している(InnisとSnyder，1980；Saitoら，1981).

③ CCKは細胞で急速に，しかも大量に生合成される(Goltermannら，1980，1981).

④ 脳切片およびシナプトソーム分画からCa^{2+}による脱分極でCCKが放出される(Doddら，1980；Emsonら，1980；Pingetら，1979).

⑤ fmol量のCCK-8を海馬ニューロンのシナプス後膜に作用させると，数秒以内に著明な興奮がおこる(DoddとKelley，1981)．CCK-8は大脳皮質，視床下部，脊髄のニューロンを興奮させる(Ishibashiら，1979；Jeftinijaら，1981).

⑥ 導水管周囲灰白質あるいはクモ膜下腔に注射したとき，ラットの有害刺激に対する反射性反応を低下させる調節性ペプチドのうち，CCK-8がきわめて有効で，その効果はモルヒネの400〜700倍も強い．CERはさらに有効で，モルヒネの4000〜7000倍の効果がある(JurnaとZetler，1981).

⑦ 前脳および中脳の一定領域で同じニューロン内にCCKとエンケファリンが共存している(Gallら，1987).

⑧ CERをヒトの静脈内に注射すると，胆嚢と腎臓の疝痛および癌の疼痛に対して鎮痛効果があるとも報告されている．

これらの文献をみると，CCK-8は脊髄およびそれより上位で痛覚反応に関係しているようである．この問題を解明するため，著者らは以下の実験を行

った.

鎮痛効果を知るためには熱板法を用いた.ラットを57°Cの熱板上におくと,踵をはげしくなめ,跳び上がり,鳴き声をあげるなどの疼痛反応をおこす.この実験では,60秒以内に跳び上がり始めるまでの時間を測定し,投与した薬物の鎮痛効果を%で表すことにした.この試験は10分ごとに60分間,その後は30分間隔で180分まで行った(Itohら,1981).

まずβ-エンドルヒン0.35〜2.8 nmolをラットの側脳室内に注射したときの鎮痛効果をみると,図7.12に示すように注射後20分でその効果が現れはじ

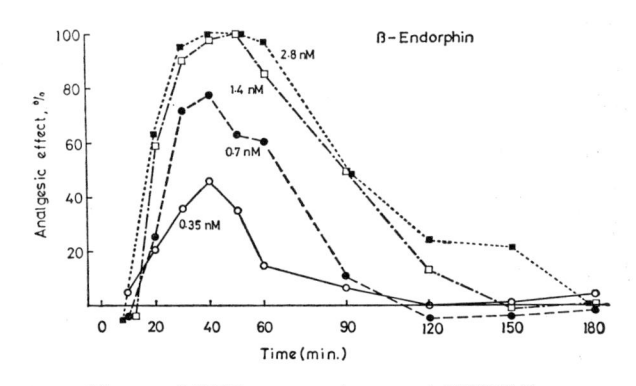

図 7.12 各種用量のβ-エンドルヒンによる鎮痛効果.

め,30〜60分後に強く,とくに40分後に最も明瞭であった.しかも用量依存性があり,1.4 nmol以上で最大効果が得られた.

そこで問題になるのはZetlerらがいうようにCCK-8およびその関連ペプチドにβ-エンドルヒンと同様の鎮痛作用があるかどうかということである.これを確かめるため,CCK-8(0.7〜2.8 nmol),CCK-8-NS(1.4〜2.8 nmol)およびCER(0.35〜2.8 nmol)を脳室内に注射し,β-エンドルヒンの実験とまったく同じ試験をしたが,これら三つのペプチドには何ら鎮痛効果のないことを知った.それだけでなく,β-エンドルヒン0.7 nmolと同時に0.7〜2.8 nmolのCCK-8,あるいは0.35〜1.4 nmolのCERを脳室内に注射すると,図7.13と図7.14にみるようにその投与量が増加するとともにβ-エンドルヒンの鎮痛効果が減弱した.このβ-エンドルヒンに対する拮抗作用がCCK-8にくらべてCERのほうがはるかに強いことは,他の諸実験の結果と同じであった.

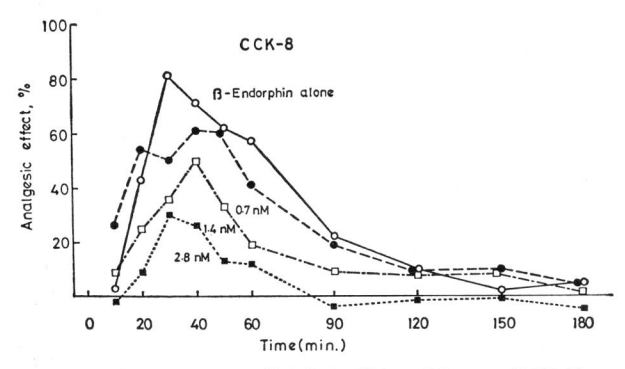

7.3 CCKとβ-エンドルヒンとの関係

図 7.13 β-エンドルヒンの鎮痛作用に対する CCK-8 の抑制作用.

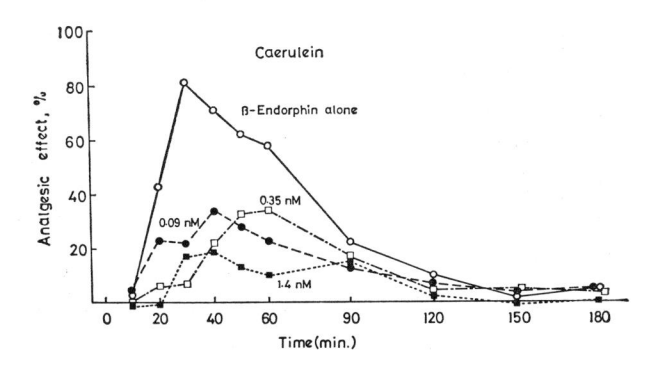

図 7.14 β-エンドルヒンの鎮痛作用に対するセルレインの抑制効果.

CCK 拮抗物質の影響

CCK-8 によるラットの探索行動の抑制が CCK 拮抗物質のプログルミドによってみられなくなる。脳にある内因性 CCK-8 も β-エンドルヒンの中枢効果に拮抗し,プログルミドの投与によって β-エンドルヒンの効果が強くなるかもしれない.

まずラットの側脳室内にプログルミドを注射して疼痛試験をしたところ, $2\,\mu g$ では影響をみなかったが,5 および $10\,\mu g$ を投与したときには,軽度ではあるが有意の鎮痛効果があった。しかしその効果は短時間にとどまった(図7.15). これは内因性の CCK-8 がなくなるためと考えられる.

そこで少量 $(0.5\,\mu g)$ の β-エンドルヒンとともにプログルミド $2\,\mu g$ を脳室内

へ注射したところ，図7.16にみるように，この用量の β-エンドルヒンでは鎮痛効果をみないが，プログルミドの併用によって短時間ながら，明らかな鎮痛

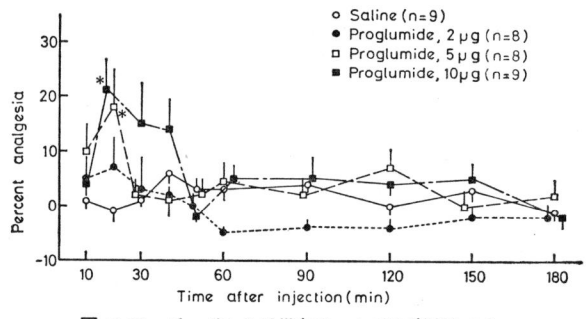

図 7.15 プログルミド投与ラットでの疼痛テスト．

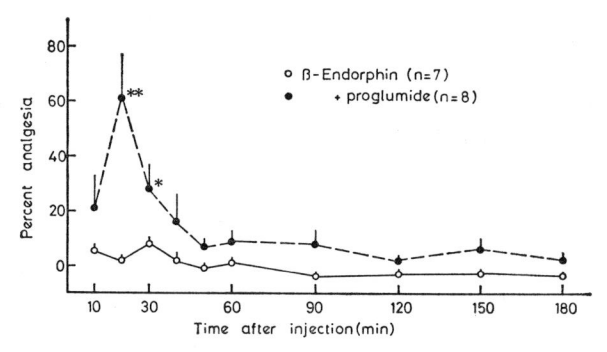

図 7.16 CCK拮抗物質のプログルミドによる少量(0.5 μg)の β-エンドルヒンの鎮痛作用の増強．

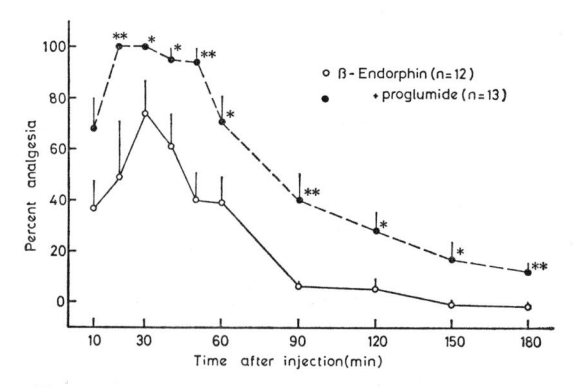

図 7.17 大量(2.5 μg)の β-エンドルヒンの鎮痛効果に対するプログルミドの増強効果．

効果があった．β-エンドルヒンの量をふやして 2.5 μg にしたとき，このオピエートだけで中等度の効果があるが，プログルミド(2 μg)を同時に投与すると，鎮痛効果は 20～50 分の間に最高値になり，しかも 180 分に至ってもなお対照レベルより高くとどまった(図 7.17)．これらの実験結果は明らかに，プログルミドによって内因性 CCK-8 の作用がなくなったとき，β-エンドルヒンの効果が増強すること，いいかえると内因性 CCK-8 は常時 β-エンドルヒンの作用を制御していることを示している(Katsuura と Itoh, 1985)．

CCK 抗血清の影響

ここに述べた実験成績を確かめるため，いま一つの脳内 CCK-8 の活性をなくしてしまう方法として CCK 抗血清を脳室内に注射して同様の実験を行った(Itoh ら, 1985)．対照としては正常のウサギの血清を使った．

図 7.18 にみるように，鎮痛反応は抗血清(CCK-AS)でも正常血清でもまったくみられなかったが，β-エンドルヒン 2.5 μg と抗血清(2倍希釈, 5 μl)を脳

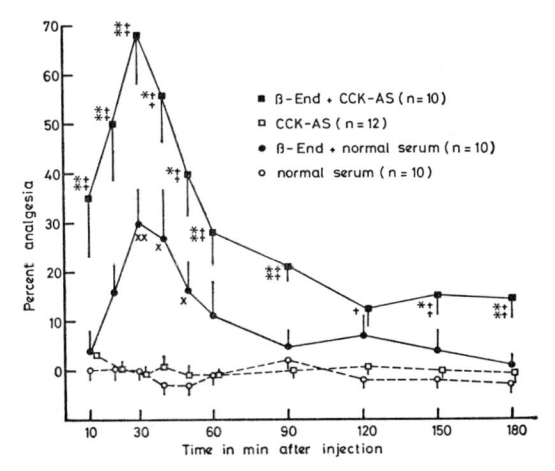

図 7.18 β-エンドルヒンの鎮痛効果の CCK 抗血清による増強．

室内に注射すると著明な鎮痛効果がみられ，その効果は注射後 30 分後に最大で，180 分後にもなお高い値のままにとどまった．一方 β-エンドルヒンと正常血清とを投与したラットではオピエートの効果がはるかに軽度であった．

いずれにしても，脳内の CCK 系が β-エンドルヒンの効果に調節性の役割を

もっていることは明らかである.

先に記したように CCK-8 そのものに鎮痛作用があると主張する研究者もいるが(Zetler, 1982, 1983; Barbaz ら, 1986; Hill ら, 1987),著者らの研究で CCK-8 がオピエートの作用に拮抗することがわかり,この知見は現在多くの研究者によって支持されている(Farris ら, 1983; Watkins ら, 1984; O'Neill ら, 1989; Tseng と Collins, 1992).

その作用部位について,Li と Han (1989)はラットの皮下に注射したモルヒネの鎮痛効果が,導水管周囲灰白質に CCK-8 を投与すると用量依存性に拮抗され,この CCK-8 の効果がプログルミドで逆転すること,またモルヒネの鎮痛効果がこの部位へのプログルミドの注射で強くなることから,導水管周囲灰白質がとくに重要であると考えた.Wiesenfeld-Hallin と Duranti (1987)によると,CCK は疼痛刺激に対する脊髄の興奮性に対するモルヒネの抑制効果をふせぐのであって,このペプチドは疼痛情報に関係する後角の種々の形の介在ニューロン間の興奮と抑制のバランスを変えるという.

なお,Watkins ら(1990)によると,CCK-8 がオピエートの鎮痛作用に対して拮抗するのは脊髄の μ- および κ-レセプターを介するものであって,δ-レセプターではないという.

カタレプシー

β-エンドルヒンの脳室内注射によってカタトニー症状が現れること,そしてこの反応がオピエート拮抗物質のナルトレクソンによって消失することが Guillemin ら(1977)によって報告された.ついで Zetler (1981)はマウスの皮下に CCK-8 または CER を注射すると,用量依存性にカタレプシーがおこるという.この点を明らかにするため,著者らはラットの側脳室内注射で以下に述べる実験を行った(Itoh と Katsuura, 1981).

まず 5.7〜11.4 nmol (20〜40 μg)の β-エンドルヒンをラットの脳室内に注射したときのカタレプシーをみると,図 7.19 の右側のラインにみるように用量の増加とともにカタレプシーの持続時間が長くなり,5.7 nmol では 35.1 分であったが,11.4 nmol を注射したときには 66.2 分になった.そこでこの用量の β-エンドルヒンに加えてナルトレクソンを同時に注射すると,この図の左

側のラインにみるようにカタレプシーの持続時間が短縮した．

そこで11.4 nmolのβ-エンドルヒンによっておこるカタレプシーに対してCCK-8とその関連ペプチドがどんな影響をもつかを調べると，CCK-8はナルトレクソンとほぼ同程度にカタレプシーの持続を短縮し，CERはその作用がいちじるしく強く，わずか0.25 nmolを投与するだけで2.7 nmolのCCK-8と同じ程度にカタレプシーの持続時間を短縮した．一方，硫酸基のついていないCCK-8-NSとCCK-7-NSの効果はきわめて微弱で，CCK-5すなわちペンタガストリンにはまったく効果がなかった．この成績をまとめたのが図7.20である．

つぎにβ-エンドルヒン(11.4 nmol)とともに，拮抗物質のプログルミドを与えたときのカタレプシー持続時間をみると，β-エンド

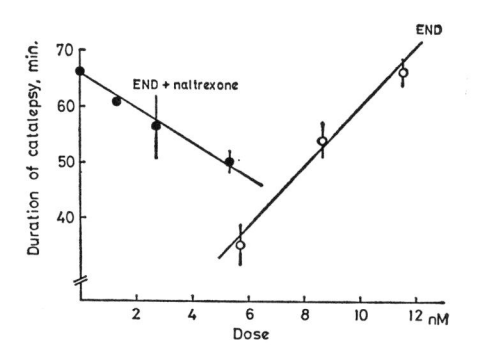

図 7.19 β-エンドルヒン(END)によっておこるカタレプシーの持続時間とβ-エンドルヒン(11.4 nM)と同時に投与したナルトレクソンによるカタレプシー持続時間の短縮．

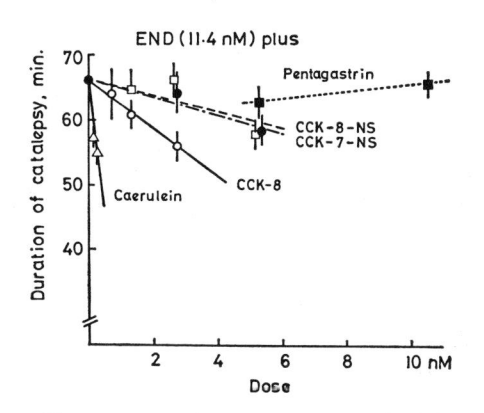

図 7.20 β-エンドルヒンによるカタレプシーに対するCCK-8と関連ペプチドの拮抗効果．

ルヒンだけを与えたときには平均61.9分であるが，プログルミドによって用量依存性に延長し，10 μgを同時に与えたときにはカタレプシーの開始が早くなり，持続時間が80.2分にまで長くなった(KatsuuraとItoh, 1985)．CCK抗血清を投与しても同様で，5倍に希釈した抗血清5 μlで72分に，2倍希釈の抗血清では81分に，β-エンドルヒンによるカタレプシーの持続時間が延長した(Itohら，1985)．

これらの実験結果からみて，CCK-8は何らかの経路によってβ-エンドルヒンの効果に調節性の作用をもつと考えられる．

7.4 CCK と GABA との相関

ラットの線条体のニューロンの90％以上は中等度の大きさの棘状細胞であって，これらは淡蒼球と黒質に投射する遠心性ニューロンである(Ribakら，1979; Somogyi と Smith, 1979). その樹状突起と細胞質は DA をふくむ求心系とシナプスを作っている(Freundら，1984). サブスタンス P(Bolamら，1983)，エンケファリン(Pickelら，1980), ダイノルヒン(Zamirら，1984)も GABA (Ribakら，1979; Somogyi と Smith, 1979)も，これらのニューロンの一部に検出されている．

ラットの尾状核被殻に GABA 濃度が高いのは，中等大の棘状ニューロンの軸索側枝であり，少数の内在性ニューロンで GABA が合成されるためと思われる(Ribakら，1979). したがって GABA ニューロンは尾状核被殻の神経終末からの CCK 放出にかかわっていると考えられる. これに関して，Conzelmannら(1986)はラットの背側新線条体の切片からのベラトリジンあるいは高濃度の K^+ による CCK の放出について研究し，ことに GABA レセプターに作用する薬物がその放出にどんな影響を及ぼすかを調べた. その結果，GABA-A レセプター刺激剤のムスシモールとイソグバシンはベラトリジンによる CCK の放出を増加し，この効果は A レセプター拮抗物質のビキュキュリンによって消失した．そして，ビキュキュリンを単独に作用させると，CCK の放出が減少した. 一方，GABA-B レセプターの刺激剤(−)-バクロフェンはベラトリジンによる CCK の放出を減少したが，(＋)-バクロフェンはそれ自身の活性は弱く，単独に用いたのでは効果がないが，いま一つの B レセプター拮抗物質 δ-amino-n-valeric acid と同様に，(−)-バクロフェンの効果を消失させた．

テトロドトキシンの存在の下で CCK の放出を 40 mM の K^+ で刺激したとき，GABA-A レセプターの刺激剤も拮抗剤もともに効果がないことからみると，その作用部位はおそらく CCK を放出する神経終末のすぐ近傍にあるとは考えられない. ところが，このような条件の下でも，B レセプターの刺激は依然として CCK の放出を減少したから，このレセプターは CCK を放出する神経終末のすぐ近くに，あるいは終末にあるらしいという．

7.4 CCK と GABA との相関

　皮質カップ法でラットの大脳皮質からの CCK の放出をみると，安静値は 20〜30 pg/20 分であるが，過剰の K^+（40 mM）を作用させると，その値は非常に高く上昇する．Ca^{2+} をなくしたり，Co^{2+} に入れかえると，CCK の安静値も K^+ による放出も少なくなる．そして大脳皮質を局所的に電気刺激したとき，CCK の値が 1.9 倍に増加するし，グルタミン酸やカイニン酸を加えても増加がみられる．グルタミン酸のレセプター拮抗物質キヌレニン酸を同時に作用させると，グルタミン酸による放出増加は減少するが，電気刺激による変化には影響がない．ところで GABA を加えたときには，CCK の安静値もグルタミン酸による放出も，用量依存性に減少し，GABA レセプター拮抗物質は皮質の CCK 濃度に高度の上昇をおこした．これらの成績から Yaksh ら(1987)は，CCK 放出ニューロンに対して GABA 作動系がトーニックに抑制性に働いていると考えた．

　この実験で皮質の局所的な電気刺激で CCK の放出が大きく増加しているが，ネコの皮質ではもっと弱い電気刺激で GABA の放出がおこるという．これについて Yaksh らは，GABA の放出が増加する刺激では同時に CCK の放出もあって，むしろ最初に CCK 放出細胞が興奮し，ついで GABA の分泌が増加することになり，この GABA の働きで CCK の放出が抑えられることになる．GABA と CCK とが同じニューロンに共存することもあって，この場合 GABA は CCK 終末の活動を自動的に調節する可能性があると考えた．

　CCK が GABA の放出をうながすという報告(Sheehan と De Belleroche, 1983)もあって，CCK の皮質ニューロンに対する興奮作用として，GABA の放出を無視するわけにはいかない．

　CCK はまたラットの脊髄で(Rodriguez ら, 1987)，モルモットの腸管の筋膜のニューロンから(Sano ら, 1989)，GABA の放出をうながすと報告されている．

　ラットに CER を末梢投与して 60 分後，脳内の GABA 含量を調べた Nakamura ら(1990)の成績によると，CER によって側坐核，嗅結節および黒質の GABA 値が減少し，線条体，側坐核および黒質の GABA の代謝回転が低下した．したがって CER は脳の特殊な領域で GABA の利用に影響するとみられ，GABA 作動系が末梢に投与した CER の作用に関係するという．しかしこの場合，前頭葉前部の GABA に対して CER は影響しないとされており，

海馬については記載されていない.

これらの報告をみると，CCK あるいは CER は GABA の放出をうながし，一方，GABA は CCK ニューロンに対して抑制的に働いて CCK の放出を抑制する相互関係があるかのように考えられる．

GABA ニューロン

さきに大脳皮質のニューロンについて述べたが，ペプチドホルモンを分泌するのは介在ニューロンであり，しかもその多くが GABA 作動性であるとみなされているから，これらのニューロンとペプチドホルモンとの間に，どんな関係があるかについて考えることにしたい．しかし，今のところわかっているのは，SP 免疫反応性ニューロンがⅢ層とⅣ層に多数あって，細胞数がとくに多いのは前頭葉，頭頂側頭連合野の皮質である．これらはすべて長い糸のような形をした垂直の突起をもっていて，それが皮質のいろいろな層で，主としてⅢ層とⅥ層で神経線維叢を作っているが，しかしこれには領野によってかなりの違いがある(Jones と Hendry, 1986)．

そこでまず，中枢神経系で GABA が他の古典的神経伝達物質と共存する部位を表7.1に示した．

表 7.1 中枢神経核における GABA と他の古典的神経伝達物質の共存(Hökfelt ら, 1987).

伝達物質1	伝達物質2	脳の部位	動物
GABA	セロトニン	背側縫線核	ラット
		延髄縫線核とその近傍	ラット
		網膜	ウサギ
GABA	ドーパミン	弓状核	ラット
		嗅球	ラット
GABA	ヒスタミン	視床下部	ラット
GABA	アセチルコリン	中隔内側部と対角帯	ラット
GABA	グリシン	小脳	ラット

GABA は哺乳動物の中枢神経系で主要な抑制性神経伝達物質としてみとめられている．ラットの脳でこれは広く分布しているが，各領域によって濃度にかなり大きい違いがあって，大脳皮質の値は他分野にくらべてかなり低い(表7.2)．しかし [^{3}H]GABA の結合親和性は大脳皮質で高い(表7.3)．先に少し述べたように，GABA レセプターにはAとBの二つがあって，ビキュクリ

7.4 CCK と GABA との相関

表 7.2 ラットの前脳での GABA 濃度(nmol/mg タンパク質)(Van der Heyden ら, 1979).

脳部位	濃度	脳部位	濃度
前頭葉皮質	26	視索上核	67
頭頂葉皮質	29	室傍核	77
海馬外側部	45	前視床下部核	91
側坐核	46	弓状核	72
尾状核	33	正中隆起	103
淡蒼球	107	腹内側核	86
中隔 背部	64	扁桃核 内側部	81
外側部	78	外側部	50
視交叉上核	57		

表 7.3 サルの脳での GABA 結合親和性の部位差(fmol/mg タンパク質)(Enna, 1981).

部位	レセプター結合	部位	レセプター結合
前頭葉皮質	1.53	海馬	0.74
前頭極	1.82	中隔	1.21
後頭極	2.03	視床下部	0.41
側頭極	0.67	視床	1.02
前中心回	0.40	尾状核	2.52
後中心回	1.33	被殻	2.37
上側頭回	2.18	淡蒼球	2.00
中側頭回	1.58	中脳	0.70
扁桃核	1.40		

ンに感受性をもつAレセプターと,これに反応しないがバクロフェンによって抑制されるBレセプターがある.介在ニューロンから放出されたGABAは錐体細胞の膜にある二つの型のGABAレセプターに作用するが,GABA-Aレセプターは速い抑制性シナプス後電位をおこし,GABA-Bレセプターは遅い抑制性シナプス後電位をおこす.これら二つの抑制性レセプターがシナプスで活動化するのは,求心性入力の強さによるもので,入力が弱いときには速い抑制性電位変化だけをおこし,Bレセプターは求心性入力が十分に強いときにだけ反応する(DutarとNicoll, 1988).

視床下部後部の乳頭体領域にはGABAをふくむニューロンがあって,この部位の巨大細胞ニューロンの上行性線維は大脳皮質にひろく分布している.皮質にはこれ以外に別のGABA系があって,すべての皮質層にある介在ニューロンに見い出され,局所的な抑制作用をもつと考えられる(Vineentら, 1983).

ネコとサルの大脳皮質でグルタミン酸脱炭酸酵素(GAD)，ソマトスタチン(SS)，神経ペプチドY（NPY）およびCCKを免疫化学法で調べたHendryら(1984)の報告によると，その実験で調べたすべての皮質領域(体性感覚，運動，頭頂および視覚領域)で，上記神経ペプチドのそれぞれに対して免疫反応性を示すニューロンは非錐体細胞であって，同じ細胞にGADの免疫反応性とペプチドの免疫反応性とが共存することがわかった．そしてすべての皮質領域でGADとペプチドのどれかが細胞体にあって，ネコの皮質ではすべてのCCK，SSおよびNPY免疫反応性細胞に，サルの皮質では90〜95％でGADが陽性であった．しかし，GADだけにしか免疫反応性がない細胞も多数にあった．GADとこれら神経ペプチドとの共存は細胞体だけでなく，軸索の終末と思われる部位にもあった．なお，GADとCCKとをもつニューロンは，GADとSSとをもつニューロンとは別のものであったが，NPYはSSと共存していることがわかった．このことから皮質の介在ニューロンはGABAと神経ペプチドをともに含むとみなされた．

皮質のニューロンは遠心性の錐体細胞とそれ以外の錐体形でない介在ニューロンに大別され，介在ニューロンは主として，軸索の分枝と，樹状突起に棘があるかないかによって，8〜9の違ったタイプに区別される(図7.21)．これら

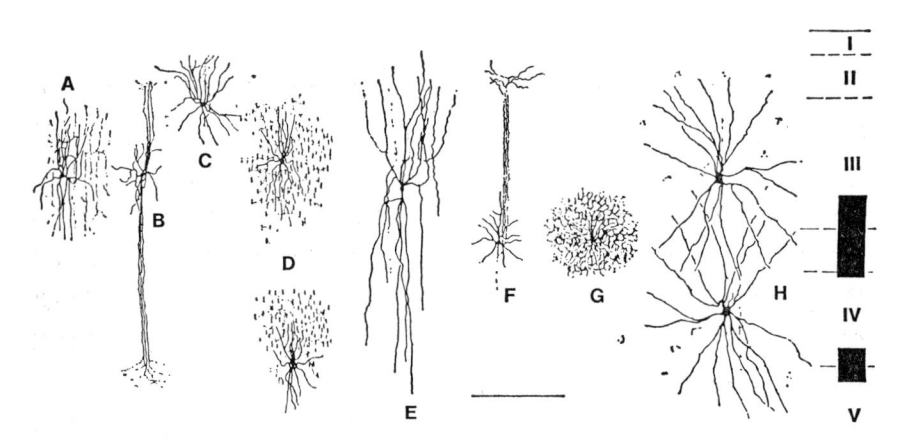

図7.21 サルの知覚・運動皮質にある皮質介在ニューロンの形．A：局所的な軸索をもつ典形的な無棘細胞，B：二重花束細胞，C, H：かご細胞，D：シャンデリア細胞，E：大部分のペプチドをふくむ細長い細胞，F：上行性軸索をもつⅣ層の小棘をもつ細胞，G：神経グリア形またはクモの網状細胞．右側に視床からの求心路終末の層を示す．水平の線は100 μm（JonesとHendry, 1986）．

7.4 CCK と GABA との相関   173

大多数の皮質介在ニューロンは，[^{3}H]GABA の取りこみの親和性が高いこと，GABA あるいは GAD に対する免疫反応性からみて，GABA 作動性であることがわかった．サルの体性感覚皮質のIV層ではニューロンのおよそ30％がGABA 作動性であるとみなされ，さらに，かご細胞とシャンデリア細胞も GABA 作動性であることが明らかにされた．加えて，新皮質の非錐体細胞の大部分は，ただIV層の小さい棘のある細胞をのぞいて，すべて GABA 作動性であり，したがってその機能は抑制性であるとみなされる．棘状ニューロンは錐体ニューロンと似て興奮性の効果をもっているが，その細胞から出る神経伝達物質は GABA でなく，何か別のものと考えられるが，その本体はまだわかっていない．

これらの報告をみると，CCK あるいは CER は GABA の放出をうながし，一方，GABA は CCK ニューロンに対して抑制的に働いて CCK の放出を抑える相互関係があるとみるのが適当かもしれない．

GABA と学習ならびに記憶

ラットで6日間にわたって明暗弁別の学習訓練をし，各訓練セッションの直後または60分後に側脳室に 100 μg および 150 μg の GABA を注射すると，セッション終了直後の注射で，対象群にくらべて正しい反応数がふえ，GABA の量を 200 μg にしても正しい反応はそれ以上に増加しなかった．しかし GABA の投与を60分おくらせると，正確な反応に増加がみられなかった．これらの実験成績から Ishikawa と Saito(1978)は，GABA は抑制性伝達物質と作用することによって弁別性学習を改善すると結論した．ただ問題になるのは抑制性伝達物質がどんな機序で学習を促進するかということで，これについて明確な根拠はない．

Brioni と McGaugh (1988)は GABA 作動性拮抗物質を投与したマウスで，嫌悪性に動機づけられた二つの作業の保持，すなわち抑制性回避とY迷路弁別法で実験をした．抑制性回避作業でピクロトキシンおよびビキュキュリンを訓練後に腹腔内に注射すると，24時間後に測定した記憶保持が用量に応じて高くなったが，一方 GABA レセプター拮抗物質で血液脳関門を容易に通らないビキュキュリン・メチオディドでは記憶の保持に影響がなかった．学習日に足部

ショックをしない場合には，ピクロトキシンおよびビキュキュリンの学習後投与は，保持テストの潜時に影響しなかった．Y迷路弁別作業では，弁別は保持テストの場合と逆で，逆転試行での間違いを本来の訓練の保持を示すものとしたが，ビキュキュリン・メチオディドではなく，ピクロトキシンあるいはビキュキュリンを学習後に投与したマウスで，逆転による間違いの値が対照動物におけるより，有意に高くなった．これらの結果からGABA作動性拮抗物質は嫌悪性に動機づけられた作業の保持を高めるゆえ，中枢性GABA作動性機構は記憶の保持に支障をきたすとみなされた．

Brioniら(1989)はついで扁桃核の内在性GABA作動系が記憶の保持に関係するかどうかについて調べた．ラットの両側扁桃核にカニューレをうえこんでおいて，抑制性回避作業を訓練し，その後で扁桃核内のGABAレセプター拮抗物質のビキュキュリン・メチオディドあるいはGABA-Aレセプター刺激物質のムスシモールを注射した．48時間後の保持テストの成績をみると，ビキュキュリン・メチオディドは抑制性回避条件づけの保持を高めたが，ムスシモールは保持に障害をおこした．このことから，扁桃核のGABA作動系が記憶保持を変えることが暗示された．

ラットでT迷路法で行動を観察し，あわせて海馬のθ波リズムを記録したGivensとOlton(1990)もムスシモールおよびスコポラミンの中隔内側領域への微量注射で，作業記憶が障害をうけ，海馬のθリズムが抑制されることを報告している．

これらの知見から，GABA作動系が学習あるいは記憶過程に対して抑制的な働きをもつと考えられるが，意外にもこれに反する成績がNabeshimaら(1988)によって報告されている．それによると，マウスで跳び下がり型の受動性回避および急速に学習した条件づけ抑制性作業で調べた場合，GABA拮抗物質のピクロトキシンとビキュキュリン，あるいはGABA合成抑制物質の3-メルカプトプロピオン酸(3-MP)を学習直後に注射すると記憶の喪失がおこった．一方，GABAレセプター刺激物質のムスシモールとバクロフェンあるいはGABAトランスアミナーゼの抑制物質のアミノオキシ酢酸(AOAA)には記憶障害をふせぐ作用があった．すなわち受動性回避反応で，① ピクロトキシンによる記憶喪失は，ムスシモール，バクロフェンおよびAOAAによってふせがれた．② ビキュキュリンによる記憶障害もムスシモールとAOAAでふ

7.4 CCKとGABAとの相関

せがれたが，この場合バクロフェンには効果がなかった．③ 3-MPによる記憶障害はムスシモールだけでふせがれた．④ 上記の抑制性作業でも，ピクロトキシン，ビキュキュリンおよび3-MPによる記憶障害はムスシモール，バクロフェン，およびAOAAによっておこらなくなった．したがってGABA作動系はこれらの作業を遂行する記憶の保持に重要な役割をもつという．

またNabeshimaら(1990)はGABAの環状形類似体DM-9384 (N-(2,6-dimethylphenyl) 2-(2-oxo-1-pyrrolidinyl)acetamide)を使って，GABA作動系に機能障害のあるマウスで実験をした．受動性回避体業の学習前にDM-9384を投与すると，ピクロトキシンによる記憶喪失が改善すること，DM-9384は[^{3}H]ムスシモールのGABA-Aレセプターへの結合をさまたげることを知り，これがGABA-Aレセプターに働いてGABA拮抗物質による記憶喪失を改善するとみなした．

GABAとCCKとの関係，GABAの記憶に及ぼす影響，そのいずれにもなお検討の余地が多分に残されている．著者としてはこの問題を解明するため，強力な生物作用をもつCCK-8類似体のCERについて，GABAとの関係を調べたいと考えたが，当時止むをえない事情によって弱いながらもCCK-8様の作用をもつV-9-Mについて実験をすることになってしまった．その結果の概略を以下に述べることにしたい．

行動効果

別項で述べたようにV-9-Mの脳室内注射は鎮静効果があって，メタンフェタミンの皮下注射による運動亢進を抑制するが，この抑制作用にGABA作動系がかかわっているかどうかを知るための手がかりとして，最初にGABA 50 μgとV-9-M 2 μgとを脳室内に注射して，Automexで60分間の運動を記録したところ，この量のGABAおよびV-9-Mでは運動量に減少の傾向はあるものの，その変化は有意でなかった．しかし両者を同時に投与したときには，明らかな減少があった．そこでGABAレセプター刺激物質のムスシモールと(±)-バクロフェンをそれぞれ1 mg/kg，3 mg/kgを皮下に注射して，V-9-Mとの関係をみると，図7.22に示すように，これらの刺激物質を単独に注射したのでは運動量に有意の変化をみないが，V-9-Mとの同時投与で著明な減少

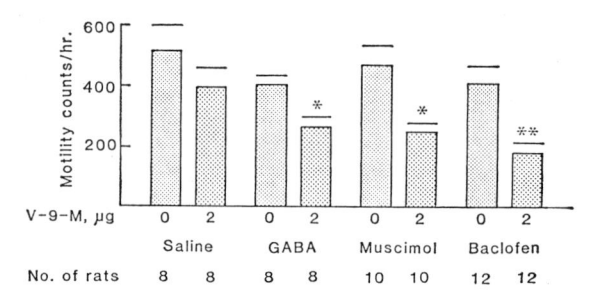

図 7.22 GABA と GABA-A レセプター刺激物質の投与による V-9-M の運動低下作用.

がおこった．すなわち，GABA とその刺激物質は V-9-M と協力性に働くかのようであった．

そこで次に，GABA レセプター抑制物質の作用をみることにした．この実験にはまずメタンフェタミン 0.2 mg/kg を皮下に注射し，その直後ピクロトキシンあるいはビキュキュリン(0.1, 0.5, 1.0 mg/kg)を皮下に，V-9-M を 2 μg 脳室内に注射して運動量の変化を 10 分ごとに記録した．ピクロトキシンもビキュキュリンも単独ではメタンフェタミンによる運動亢進に対して影響を及ぼさなかったが，V-9-M は前述のようにその運動亢進を抑制し，この抑制作用が 0.5 mg/kg 以上の GABA 拮抗物質の存在でみられなくなった．図 7.23 と図 7.24 はピクロトキシンとビキュキュリンを投与したときの成績をそれぞれ

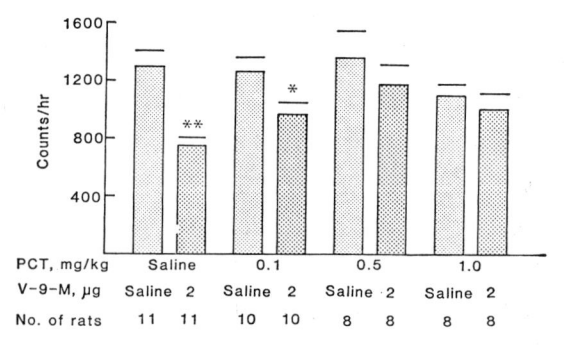

図 7.23 ピクロトキシン(PCT)による V-9-M の運動効果の低下.

示したものであるが，詳しい成績を省略して，ここには 60 分間の運動量を総計して示した．要するにこの結果は GABA レセプター拮抗物質によって V-

7.4 CCKとGABAとの相関

9-Mの効果がみられなくなるのである.

GABA合成抑制物質の3-MPをラットの腹腔内に5, 10, 20 mg/kgを注射したときにも, 3-MPそれ自身はメタンフェタミンによる運動亢進に影響しなかったが, 3-MPがあると同時に投与したV-9-Mの運動抑制効果が消失した(図7.25).

以上の成績をまとめると, GABAとその刺激物質はV-9-Mと協力性に働いて運動性を低下し, GABAの拮抗物質あるいは合成抑制物質はV-9-Mの鎮静効果をなくしてしまうという結果であって, V-9-Mの行動作用がGABAによって増強されることが示唆される.

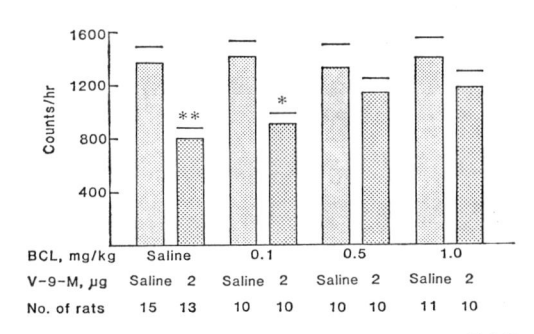

図 7.24 ビキュキュリン(BCL)によるV-9-Mの運動効果の低下.

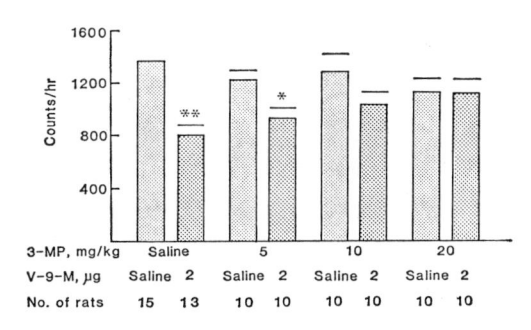

図 7.25 GABA合成抑制物質(3-MP)によるV-9-Mの運動効果の低下.

記憶効果

ラットの受動性回避反応で, 学習試行の直後に電気けいれんショックを加えると, 記憶がすっかり失われて, 24時間の潜時は2〜3秒になってしまう. しかし, 電気けいれんショックの後でV-9-Mを脳室内に注射した場合には, V-9-Mの用量に応じて電気けいれんショックによる記憶の喪失が回復する. 図7.26の左端に示すように, V-9-Mの用量は$0.5\,\mu g$以上で有意の効果が得られるが, 中間潜時が無処置ラットとほぼ同じ値になるのは$2\,\mu g$を与えた場合であった. ところでこのV-9-Mの効果に対してGABAと, GABA刺激剤のムスシモールと(±)-バクロフェンはどのような影響を及ぼすだろうか. これを知るため, GABAを脳室内に$200\,\mu g$, ムスシモールは$1\,mg/kg$, (±)-バ

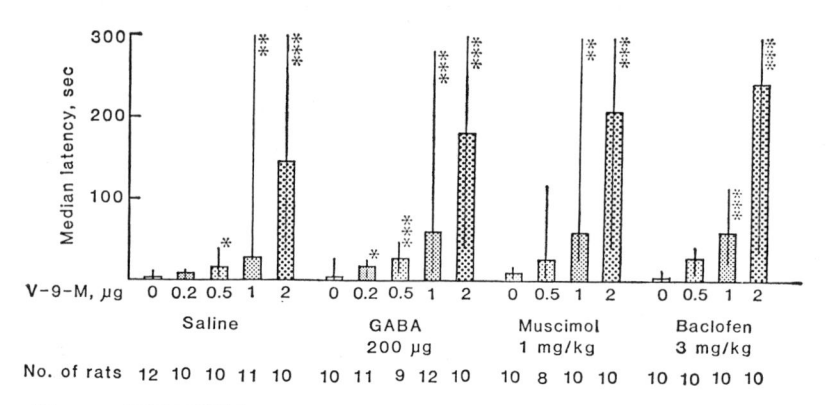

図 7.26 受動性回避反応で GABA と GABA 刺激剤のムスシモールあるいはバクロフェンを投与したラットで調べた電気けいれんショックによる記憶喪失の回復.

クロフェンは 3 mg/kg を皮下に注射したラットで，電気けいれんショックによる記憶喪失からの回復に対する V-9-M の効果を調べたところ，結果は図 7.26 に示すように，GABA とその刺激物質には中間潜時をわずかに延長する傾向があったとはいうものの，その上昇は有意でなく，したがって GABA が V-9-M の記憶効果を高めるとはいえそうにない．

つぎに GABA レセプター抑制物質としてピクロトキシンとビキュキュリン，また GABA 合成阻止剤 3-MP を受動性回避の学習直後に皮下に注射して，24 時間後の潜時を測ると，有効用量は違っていてもこれら三つの薬物で明らかに潜時が短くなって，記憶能にいちじるしい低下のおこることがわかった（図 7.27）．それでは GABA 抑制物質が V-9-M の作用に対してどんな影響を

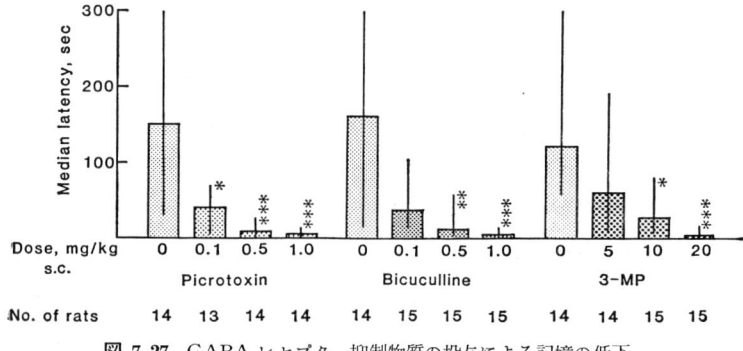

図 7.27 GABA レセプター抑制物質の投与による記憶の低下．

もつかを知るため，電気けいれんショックの直後にピクロトキシン，ビキュキュリン，3-MP を注射し，それについで脳室内に V-9-M 2μg を注射した．24 時間後の記憶保持テストの結果は図 7.28 に示すようになっていて，どの抑制物質を与えても中間潜時は短く，V-9-M の投与で改善されなかった．

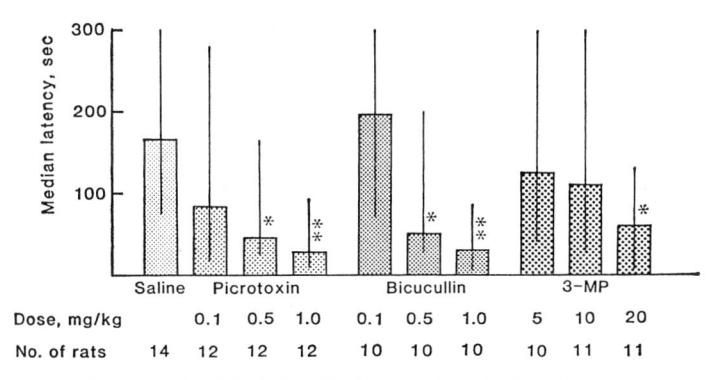

図 7.28 V-9-M の記憶効果に対する GABA 抑制物質の影響．

以上の結果からみると，少なくとも受動性回避反応では，GABA とその刺激物質が記憶に対して増進効果をもつとは考えがたいが，GABA 抑制物質は記憶に強い障害作用をもっている．しかしこの実験はプレプロ CCK の分子断片である V-9-M の中枢作用の一部として行ったものであるから，GABA の固有の働きとして決定的な知見を提供しているとはいえない．

文　献

Barbaz, B.S., Autry, W.L., Ambrose, F.G., Hall, N.R. and Liebman, J.M. (1986) Antinociceptive profile of sulfated CCK-8. Comparison with CCK-4, unsulfated CCK-8 and other neuropeptides. *Neuropharmacology* **25**: 823-829

Beinfeld, M.C., Meyer, D.K. and Brownstein, M.J. (1980) Cholecystokinin octapeptide in the rat hypothalamo-neurohypophyseal system. *Nature* **288**: 376-378

Bondy, C.A., Jensen, R.T., Brady, L.S. and Gainer, H. (1989) Cholecystokinin evokes secretion of oxytocin and vasopressin from rat neural lobe independent of external calcium. *Proc. Natl. Acad. Sci. USA* **86**: 5198-5201

Brioni, J.D. and McGaugh, J.L. (1988) Post-training administration of GABAergic antagonists enhances retention of aversively motivated tasks. *Psychopharmacology* **96**: 505-510

Brioni, J. D., Nagahara, A. H. and McGaugh, J. L. (1989) Involvement of the amygdala GABAergic system in the modulation of memory storage. *Brain Res.* **487**: 105-112

Bolam, J. P., Somogyi, P., Takagi, H., Fodor, I. and Smith, A. D. (1983) Localization of substance P-like immunoreactivity in neurons and nerve terminals in the neostriatum of the rat: a correlated light and electron microscopic study. *J. Neurocytology* **12**: 325-344

Carter, D. A. and Lightman, S. L. (1987) A role for the area postrema in mediating cholecystokinin-stimulated oxytocin secretion. *Brain Res.* **435**: 327-330

Cosi, C., Altar, A. C. and Wood, P. L. (1989) Effect of cholecystokinin on acetylcholine turnover and dopamine release in the rat striatum and cortex. *Eur. J. Pharmacol.* **165**: 209-214

Ciofi, P. and Tramu, O. (1983) Demonstration of gastrin/cholecystokinin-like immunoreactivity in the arcuate nucleus, median eminence and pituitary of the guinea pig. *Neurosci. Lett.* **62**: 293-298

Conzelmann, U., Meyer, D. K. and Sperk, G. (1986) Stimulation of receptors of γ-aminobutyric acid modulates the release of cholecystokinin-like immunoreactivity from slices of rat neostriatum. *Br. J. Pharmacol.* **89**: 845-852

Dutar, P. and Nicoll, R. A. (1988) A physiological role for GABA$_B$ receptors in the central nervous system. *Nature* **332**: 156-158

Ebenezer, I. S., Thornton, S. N. and Parrott, R. F. (1989) Anterior and posterior pituitary hormone release induced in sheep by cholecystokinin. *Am. J. Physiol.* **256**: R 1355-R 1357

Essman, W. B. (1971) Drug effects and learning and memory processes. *Adv. Pharmacol. Chemother.* **9**: 241-330

Enna, S. J. (1981) GABA receptor pharmacology. Functional consideration. *Biochem. Pharmacol.* **30**: 907-913

Faris, P. L., Komisaruk, B. R., Watkins, L. R. and Mayer, D. J. (1983) Evidence for the neuropeptide cholecystokinin as an antagonist of opiate analgesia. *Science* **219**: 310-312

Freund, T. F., Powell, J. F. and Smith, A. D. (1984) Tyrosine hydoxylase-immunoreactive boutons in synaptic contact with identified strionigral neurons, with particular reference to dendrite spines. *Neuroscience* **13**: 1189-1215

Guillemin, R., Ling, N., Lazarus, L., Burgus, R., Minick, S., Bloom, F., Nicoll, R., Siggins, C. and Segal, D. (1977) The endorphin, novel peptides of brain and hypophysial origin, with opiate-like activity. Biochemical and biologic studies. *Ann. N. Y. Acad. Sci.* **297**: 131-157

Gall, C., Lauterborn, J., Burks, D. and Seroogy, K. (1987) Co-localization of enkephalin and cholecystokinin in discrete areas of rat brain. *Brain Res.* **403**: 403-408

Garg, M. (1970) Combined effect of drug and drive on the consolidation process.

Psychopharmacologia **18**: 172-190
Givens, B. S. and Olton, D. S. (1990) Cholinergic and GABAergic modulation of medial septal area: effect on working memory. *Behav. Neurosci.* **104**: 849-855
Hill, R. G., Hughes, J. and Pittaway, K. M. (1987) Antinociceptive action of cholecystokinin octapeptide (CCK 8) and related peptides in rats and mice: effects of naloxone and peptidase inhibitors. *Neuropharmacology* **26**: 289-300
Hendry, S. H. C., Jones, E. G., DeFelipe, J., Schmechel, D., Brandon, C. and Emson, P. C. (1984) Neuropeptide-containing neurons of the cerebral cortex are also GABAergic. *Proc. Natl. Acad. Sci. USA* **81**: 6526-6530
Hökfelt, T., Millhorn, D., Seroogy, K., Tsuruo, Y., Ceccatelli, S., Linch, B., Meister, B., Melander, T., Schalling, M., Baltfai, T. and Terenius, L. (1987) Coexistence of peptides with classical neurotransmitter. *Experientia* **43**: 768-780
Itoh, S., Takashima, A. and Katsuura, G. (1988) Preventive effect of cholecystokinin octapeptide on scopolamine-induced memory impairment in the rat. *Drug Dev. Res.* **12**: 63-70
Itoh, S., Takashima, A., Igano, K. and Inouye, K. (1989) Memory effect of caerulein and its analogs in active and passive avoidance responses in the rat. *Peptides* **10**: 843-848
Itoh, S. and Katsuura, G. (1981) Suppressive effect of cholecystokinin and its related peptides on β-endorphin-induced catalepsy in rats. *Eur. J. Pharmacol.* **74**: 381-384
Itoh, S., Katsuura, G. and Maeda, Y. (1982) Caerulein and cholecystokinin suppress β-endorphin-induced analgesia in the rat. *Eur. J. Pharmacol.* **80**: 421-425
Itoh, S., Katsuura, G., Yoshikawa, K. and Rehfeld, J. F. (1985) Potentiation of β-endorphin effects by cholecystokinin antiserum in rats. *Can. J. Physiol. Pharmacol.* **63**: 81-83
Itoh, S., Katsuura, G. and Takashima, A. (1987) Interactions of cholecystokinin, β-endorphin, and their antagonists on passive avoidance behavior in rats. *Can. J. Physiol. Pharmacol.* **65**: 2260-2264
Ishikawa, K. and Saito, S. (1978) Effect of intraventricular γ-aminobutyric acid (GABA) on discrimination learning in rats. *Psychopharmacology* **56**: 127-132
Jurna, I. and Zetler, G. (1981) Antinociceptive effect of centrally administered caerulein and cholecystokinin octapeptide (CCK-8). *Eur. J. Pharmacol.* **73**: 323-331
Jarvis, C. R. and Renaud, L. P. (1989) Cholecystokinin cxcites both oxytocin and vasopressin neurons in rat supraoptic nucleus. *Can. J. Physiol. Pharmacol.* **67**: Axiii-Axix
Jarvis, C. R., van de Heijning, B. J. M. and Renaud, L. P. (1990) Short-term release of oxytocin and vasopressin by cholecystokinin requires an intact hypothalamic-pituitary axis. *Can. J. Physiol. Pharmacol.* **68**: Axv
Jones, E. G. and Hendry, S. H. C. (1986) Co-localization of GABA and neuropeptides in neocortical neurons. *Trends Neurosci.* **9**: 71-76

Katsuura, G. and Itoh, S. (1985) Potentiation of β-endorphin effects by proglumide in rats. *Eur. J. Pharmacol.* **107**: 363-366

Katz, R. J. and Liebler, L. (1978) GABA involvement in memory consolidation from posttrial amino-oxyacetic acid. *Psychopharmacology* **56**: 191-193

Kim, H. J. and Routenberg, A. (1976) Retention disruption following posttrial picrotoxin injection into the substantia nigra. *Brain Res.* **113**: 620-629

Li, Y. and Han, J. S. (1989) Cholecystokinin-octapeptide antagonizes morphine analgesia in periaqueductal gray of the rat. *Brain Res.* **480**: 105-110

Leng, G., Way, S. and Dyball, R. E. J. (1991) Identification of oxytocin cells in the rat supraoptic nucleus by their response to cholecystokinin injection. *Neurosci. Lett.* **122**: 159-162

Marshall, F. H., Barnes, S., Woodruff, G. N. and Hunter, J. C. (1991) Cholecystokinin modulates the release of dopamine from the anterior and posterior nucleus accumbens by two different mechanisms. *J. Neurochem.* **56**: 917-922

Magnani, M., Mantovani, P. and Pepeu, G. (1984) Effect of cholecystokinin octapeptide and ceruletide on release of acetylcholine for cerebral cortex of the rat *in vivo*. *Neuropharmacology* **23**: 1305-1309

Magnani, M., Florian, A., Casamenti, F. and Pepeu, G. (1987) An analysis of cholecystokinin-induced increase in acetylcholine output from cerebral cortex of the rat. *Neuropharmacology* **26**: 1207-1210

Mezey, E., Reisine, T. D., Skirboll, L., Beinfeld, M. and Kiss, J. Z. (1986) Role of cholecystokinin in corticotropin release: coexistence with vasopressin and corticotropin-releasing factor in cells of the rat hypothalamic paraventricular nucleus. *Proc. Natl. Acad. Sci. USA* **83**: 3510-3512

Nabeshima, T., Noda, Y. and Kemeyama, T. (1988) GABAergic modulation of memory with regard to passive avoidance and conditioned suppression in mice. *Psychopharmacology* **94**: 69-73

Nabeshima, T., Noda, Y., Tohyama, K., Itoh, J. and Kameyama, T. (1990) Effects of DM-9384 in a model of amnesia based on animals with GABAergic neuronal dysfunction. *Eur. J. Pharmacol.* **178**: 143-149

Nakamura, K., Matsumoto, T., Hirano, M. and Uchimura, H. (1990) Changes in GABA content and turnover in discrete regions of rat brain after systemic administration of caerulein. *Psychopharmacology* **101**: 73-76

O'Neill, M. F., Dourish, C. T. and Iversen, S. D. (1989) Morphine-induced analgesia in the rat paw pressure test is blocked by CCK and enhanced by the CCK antagonist MK-329. *Neuropharmacology* **28**: 243-247

Palkovits, M., Kiss, J., Beinfeld, M. C. and Brownstein, M. J. (1984) Cholecystokinin in the hypothalamo-hypophyseal system. *Brain Res.* **299**: 186-189

Parrott, R. F. and Forsling, M. L. (1992) CCK-A receptors mediate the effect of cholecystokinin on vasopressin but not on cortisol in pigs. *Am. J. Physiol.* **262**: R 1154-R 1157

Pickel, V. M., Sumal, K. K., Beckley, S. C., Miller, R. J. and Reis, D. J. (1980) Immunocytochemical localization of enkephalin in the neostriatum of rat brain: a light and electron microscopic study. *J. Comp. Neurol.* **189**: 721-740

Rehfeld, J. F., Hansen, H. F., Larsson, L. I., Stengaad-Pedersen, K. and Thorn, N. A. (1984) Gastrin and cholecystokinin in pituitary neurons. *Proc. Natl. Acad. Sci. USA* **81**: 1902-1905

Renaud, L. P., Tang, M., McCann, M. J., Stricker, E. M. and Verbalis, J. G. (1987) Cholecystokinin and gastric distension activates oxytocinergic cells in rat hypothalamus. *Am. J. Physiol.* **253**: R 661-R 665

Ribak, C. E., Vaudhan, J. E. and Roberts, E. (1979) The GABA neurons and their axon as demonstrated by GAD immunocytochemistry. *J. Comp. Neurol.* **187**: 261-281

Rodriguez, R. E., Hill, R. G. and Hughes, J. (1987) Cholecystokinin releases |^{3}H|GABA from the perfused subarachnoid space of the anesthetized rat spinal cord. *Neurosci. Lett.* **83**: 173-178

Sano, I., Taniyama, K. and Tanaka, C. (1989) Cholecystokinin, but not gastrin, induce γ-aminobutyric acid release from myenteric neurons of the guinea pig ileum. *J. Pharmacol. Exp. Ther.* **248**: 378-383

Sheehan, M. J. and De Belleroche, J. (1983) Facilitation of GABA release by cholecystokinin and caerulein in rat cerebral cortex. *Neuropeptides* **3**: 429-434

Shimoyama, M. and Kito, S. (1989) Effect of cerulein on *in vivo* release of acetylcholine from the rat striatum. *Brain Res.* **492**: 381-384

Somoghi, P. and Smith, A. D. (1979) Projection of neostriatal spiny neurons to the substantia nigra. Application of a combined Golgi-staining and horseradish peroxidase transport procedure at both ligh and electron microscopic levels. *Brain Res.* **178**: 3-15

Sugaya, K. and Kubota, K. (1988) Autoradiographic demonstration of the antagonism of anthramycin and diazepam against cholecystokinin in the mouse brain using the |^{14}C|-2-deoxyglucose method. *Jpn. J. Pharmacol.* **48**: 1-6

Sugaya, K., Takahashi, M. and Kubota, K. (1992) Cholecystokinin protects cholinergic neurons against basal forbrain lesion. *Jpn. J. Pharmacol.* **59**: 125-128

Takashima, A. and Itoh, S. (1988) Prevention of scopolamine effect on the decrease of acetylcholine content by peripherally administered cholecystokinin octapeptide in some regions of the rat brain. *Drug Dev. Res.* **14**: 67-74

Tseng, L. F. and Collins, K. A. (1992) Cholecystokinin administered intrathecally selectively antagonizes intracerebroventricular β-endorphin-induced tail-flick inhibition in the mouse. *J. Pharmacol. Exp. Ther.* **260**: 1086-1092

Van der Heyden, J. A. M., de Kloet, E. R. and Versteeg, D. H. G. (1979) GABA content of discrete brain nuclei and spinal cord of the rat. *J. Neurochem.* **33**: 857-861

Verbalis, J. G., McCann, M. J., McHale, C. M. and Stricker, E. M. (1986) Oxytocin secretion in response to cholecystokinin and food: differentiation of nausea from satiety. *Science* **232**: 1417-1419

Verbalis, J. G., Richardson, D. W. and Stricker, E. M. (1987) Vasopressin release in response to nausea-producing agents and cholecystokinin in monkeys. *Am. J. Physiol.* **252**: R 749-R 753

Vincent, S. R., Hökfelt, T., Skirboll, L. R. and Wu, J. Y. (1983) Hypothalamic γ-aminobutyric acid neurons project to the neocortex. *Science* **220**: 1309-1311

Wang, X. J., Fan, S. G., Ren, M. F. and Han, J. S. (1989) Cholecystokinin-8 suppressed ^{3}H-etorphin binding to rat brain opiate receptors. *Life Sci.* **45**: 117-123

Wang, X. J., Wang, X. H. and Han, J. S. (1990) Cholecystokinin octapeptide antagonized opioid analgesia mediated by μ- and κ- but not σ-receptors in the spinal cord of the rat. *Brain Res.* **523**: 5-10

Watkins, K. R., Kinscheck, I. B. and Mayer, D. J. (1984) Potentiation of opiate analgesia and apparent reversal of morphine tolerance by proglumide. *Science* **224**: 395-396

Wiesenfeld-Hallin, Z. and Duranti, R. (1987) Intrathecal cholecystokinin interacts with morphine but not substance P in modulating the nociceptive flexion reflex in the rat. *Peptides* **8**: 153-158

Yaksh, T. L., Furui, T., Kanawati, I. S. and Go, V. L. W. (1987) Release of cholecystokinin from rat cerebral cortex *in vivo*: role GABA and glutamate receptor systems. *Brain Res.* **406**: 207-214

Zamir, N., Palkovits, M., Weber, E., Mezey, E. and Brownstein, M. J. (1984) A dynorphinergic pathway of leu-enkephalin production in rat substantia. *Nature* **307**: 643-645

Zetler, G. (1979) Antagonism of cholecystokinin-like peptides by opioid peptides, morphine or tetrodotoxin. *Eur. J. Pharmacol.* **60**: 67-77

Zetler, G. (1980) Analgesia and ptosis caused by caerulein and cholecystokinin octapeptide (CCK-8). *Neuropharmacol.* **19**: 415-422

Zetler, G. (1982) Caerulein and morphine: an attempt to differentiate their antinociceptive effects. *Pharmacology* **25**: 121-129

Zetler, G. (1983) Apomorphine separate the antinociceptive effects of cholecystokinin octapeptide and caeruletide from those of morphine. *Eur. J. Pharmacol.* **92**: 151-154

8. 血管作動性小腸ペプチド

血管作動性小腸ペプチド(vasoactive intestinal peptide; VIP)は Said と Mutt (1972)によってブタの十二指腸粘膜から単離されたペプチドで，アミノ酸28個でできていて，その構造は下記のようである．

His–Ser–Asp–Ala–Val–Phe–Thr–Asp–Asn–Tyr–Thr–Arg–Leu–Arg–Lys–Gln–Met–Ala–Val–Lys–Lys–Thr–Leu–Asn–Ser–Ile–Leu–Asn–NH$_2$

Yiangou ら(1986)によると，プレプロ VIP からできるのは VIP だけでなく，PHM (peptide histidine–methionine)と PVV (peptide valine–valine)があり，その産生は図8.1に示すように組織によって違うという．また PHI-27 (peptide histidine–isoleucin)もあるが，それらペプチドの生物学的な役割については，まだよくわかっていない．

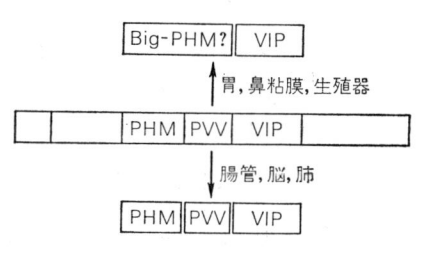

図 8.1 プレプロ VIP のプロセシングの組織による違い(Yiangou, 1986).

VIP の生物効果として，血管の拡張，平滑筋の弛緩，胃酸分泌の抑制，腸液と胆汁の分泌，膵島からのインスリンの分泌，大腸でのイオン輸送を刺激することなどがみとめられている．ところが，体内での VIP の分布を調べると，ただ消化管の粘膜にあるだけでなく，他の組織，ことに神経組織に高濃度にふくまれていることがわかった．免疫組織化学法による研究で，脳および末梢のニューロンと神経線維に VIP 様物質が検出され，研究の焦点は脳内の活性ペプチドとしての役割に向けられるようになった．他の神経ペプチドと同様にその含量や分布について多数の研究が行

われてきたが、生理的な役割についてはまだあまりよくわかっていないから、今後の研究に期待すべきところが多い．

8.1 脳内分布

VIP は脳内に一様に分布しているのではなく、特定の部位に高濃度にふくまれていることが Said と Rosenberg (1976)によって報告されて以来、中枢神経系でのこのペプチドホルモンの分布について、多数の報告が相ついで発表された．その値はそれぞれの研究者によって単位が違うし、抽出方法や測定に使った抗体が違うから、成績は一致していない．しかし一見してわかることは、VIP 濃度がとくに大脳皮質で高いことである(図8.2)．表8.1はラットの脳で

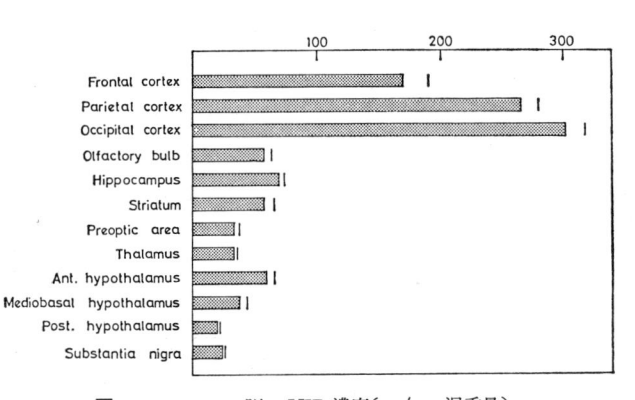

図 8.2 ラットの脳の VIP 濃度(pg/mg 湿重量)．

表 8.1 ラットの脳内 VIP 濃度(pmol/g)(Emson ら, 1979)．

部　位	VIP 濃度	部　位	VIP 濃度
大脳皮質(後部)	112.4	脳幹	9.3
〃　　(前部)	100.9	嗅結節	1.55
嗅球	18.2	小脳	0.8
視床下部	9.3		

VIP 濃度を測った Emson ら(1979)の値である．大脳皮質での濃度の部位差をみると、表8.2にみるように動物の種類によって差異があって、ヒトでは前頭葉や側頭葉より後頭葉の皮質で濃度が高い．VIP の脳内での特異的結合をみると、線条体と海馬でいちじるしく高く、大脳皮質がそれについでいる(表8.3)．

表 8.2 大脳皮質の VIP 濃度(pmol/g) (Fahrenkrug, 1980).

部 位	ヒト	ブタ	ラット
前頭葉皮質	15.8	8.3	111.7
頭頂葉皮質	18.9	13.6	62.3
側頭葉皮質	13.8	13.8	103.3
後頭葉皮質	21.4	16.2	82.9

表 8.3 ラット脳内の VIP 特異的結合(^{125}I-VIP の特異的結合(fmol/mg タンパク質) (Taylor と Pert, 1979).

部 位	結合値	部 位	結合値
線条体	10.0	中脳	3.2
海馬	8.6	視床下部	1.1
大脳皮質	7.5	小脳	<0.7
視床	6.7	橋・延髄	<0.7

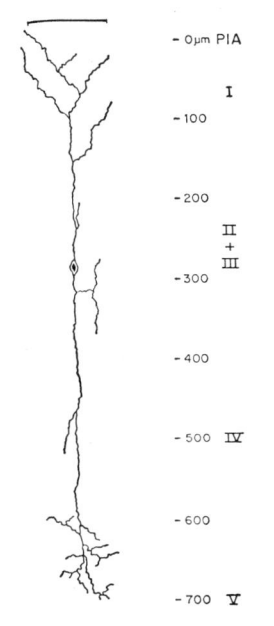

ラットの大脳皮質の VIP 陽性ニューロンについて形態学的研究を行った Morrison ら(1984)の報告をみると, VIP をふくむニューロンは皮質のすべての領域にあって, 通常双極性で, 長い放射状の突起をもっており, 切線面への枝分かれは非常に少ない. 大部分の長く伸びた樹状突起の枝分かれは I 層と IV 層深部ならびに V 層表層部にみられ(図8.3), 軸索のふくれ上がりの多いのは II～IV 層であるという. 皮質の視覚野では, 陽性細胞のおよそ 50% が II～III 層

図 8.3 VIP 陽性の双極性細胞. II, III 層と IV 層の上部では枝分かれが少なく, 軸索は稀に他の細胞に連絡していることがある. 上の横線は 100 μm, 右には層を示す(Morrison ら, 1984).

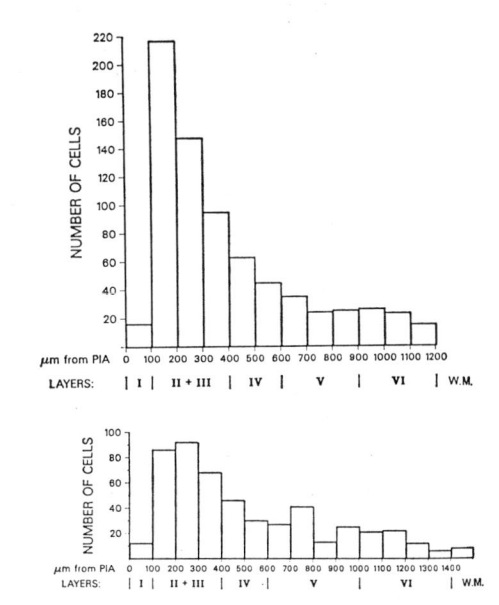

図 8.4 ラットの一次性視覚野での VIP 陽性細胞の分布(上図)と体知覚性皮質での分布(下図) (Morrison ら, 1984).

にあって，80％はI～IV層にある（図8.4）．ラットの視覚野でさらに詳しく調べると，皮質ニューロンのおよそ1％がVIP陽性であって，その分布は一様でなく，ランダムである．しかし，VIP陽性細胞を欠くひろい分野はなく，平均して直径30μmの柱あたり1個のVIP陽性細胞があって，最も近い隣りの陽性細胞との距離は平均15μmである．VIP陽性細胞の形態学的な特徴からみて，それぞれのVIP含有細胞は一般に直径15～60μmの特有な放線性のひろがりをもっていて，これは隣りのVIP陽性細胞のひろがりと重なり合っている．このことはVIP含有ニューロンが皮質の放線状に向かう柱状構造内で何らかの重要な役割をもつことを暗示しているようである．図8.5は皮質内で

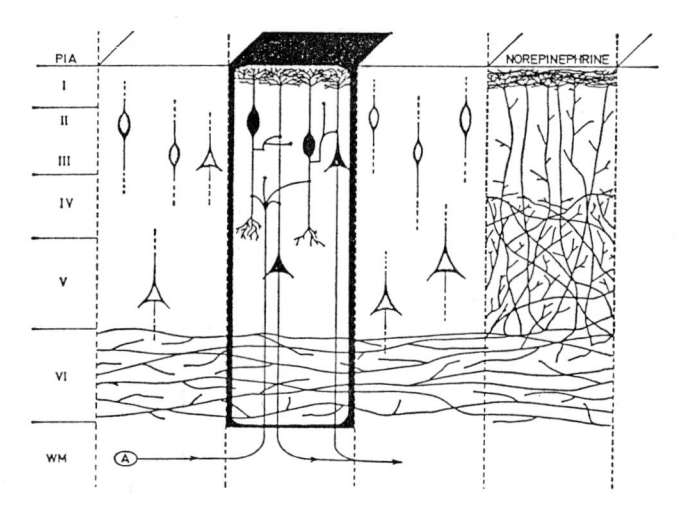

図 8.5 ノルアドレナリン（NA）の皮質求心系とVIPを含む一群のニューロンが同時に活動して，皮質の"hot spot"を作る模式図．右は皮質内でNA線維が分岐する図．卵円形の細胞はVIPの皮質内ニューロン，三角形の細胞は錐体ニューロン，黒く塗ったのは活性化したニューロン．左下のWMは白質．
　　NA線維とVIP含有皮質内ニューロンの活性化は皮質の限られた区画（図の黒い線で示した部位）でおこり，cAMP値を劇的に増加する．とくに視床-皮質求心路はIV層の小さい星状細胞（この図には記入されていない）を主な標的細胞とし，IV層の細胞は樹状突起にレセプターをもっており，視床からの入力をうけいれる（Magistretti ら，1988）．

のVIPの分布を示し，図8.6はこれらVIP陽性ニューロンの形態学的な特徴を描いたものである（Magistretti ら，1988）．

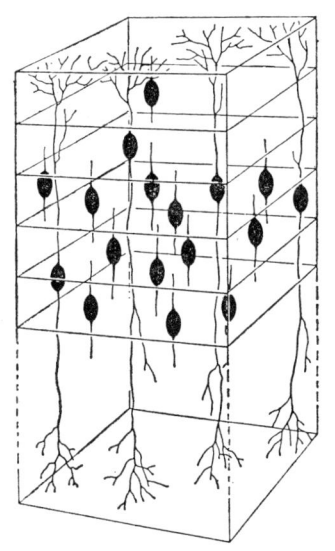

図 8.6 ゲッシ類大脳皮質の VIP 免疫反応性ニューロン. 双極性および放射状ニューロンは最上層と深部皮質層でのみ枝分かれしている (Magistretti ら, 1988).

なお, VIP と CCK とは別個に分布していて, その分布は前頭葉の皮質で μ および δ オピエート・レセプターの分布と密接に並行している. VIP は μ, CCK は δ レセプターにそれぞれ親和性が高い. VIP と CCK の基礎放出はモルヒネによっても, 合成オピエートによっても影響をうけないが, K^+ によって刺激される VIP および CCK の放出は, モルヒネや合成オピエート・ペプチドで用量依存性に抑制され, この抑制はいずれもナロクソンによってみられなくなる (Micevych ら, 1984).

8.2 脳内での生理作用

脳血流に及ぼす影響

VIP はその名の示すように, 末梢血管の拡張をおこすペプチドとして発見されたが, 脳の血管に対しても同様の作用がある. Larsen ら(1981)はヤギで実験を行い, VIP の頚動脈内注射で用量に応じて脳血流が増加することをみとめた. そしてこの効果は, VIP の注射1分前にアトロピン, プロプラノロール, フェントラミンあるいはナロクソンを動脈内に注射してもなくならなかった. この成績から彼らは, VIP が脳で独自に血管に働いて, 局所的な血流の調節に生理的な役割をもつと考えた.

Wei ら(1980)はネコで脳の細動脈に対する VIP の作用を調べた. 脳の表面に $0.01 \sim 1.0 \mu g/ml$ の VIP を局所的に作用させると, 用量に応じて血管が拡張し, 最大拡張は対照の直径より平均20%大きくなった. この場合, 動脈血圧あるいは動脈血の CO_2 張力には変化がなかった. また VIP の血管拡張作用は, 静脈内にインドメタシンあるいは AHR-5850 の注射で前処置をすると完全にみられなくなった. それゆえ, おそらく脳の細動脈に対する VIP の血管

拡張効果はプロスタグランディンの合成および放出増加によるのではないかと考えられるが，VIP が脳および脳の血管でプロスタグランディンの合成をうながすという報告はない．一方，ヒスタミンによる血管の拡張はインドメタシンや AHR-5850 によって影響されることはない．

なお，ネコの脳動脈に対して VIP は，コリン作動性機構によらない血管拡張作用があると報告されている(Duckles と Said, 1982)．

ニューロンに対する直接作用

VIP 陽性細胞体は大脳皮質をはじめ，扁桃核，視床下部核などに多く検出され，ことに新皮質には VIP 陽性の神経終末叢が非常に多いことからみて，VIP は大脳皮質内で特別な機能をになっているのではないかと推測される．

これに関連してまず最初に問題になるのは，VIP が皮質のニューロンにどんな影響を及ぼすかということである．Phillis ら(1978)はラットの皮質ニューロンにイオントフォレーシスで VIP を作用させると，電気生理学的に興奮がおこり，その興奮は VIP を作用させて数秒から1分以上たってから始まり，VIP の作用を止めても1分以上にわたって存続することがあった．とくに皮質の深層で自発性に活動するニューロンで興奮をおこした．さらに Phillis と Kirkpatrick (1980)はラットの大脳皮質ニューロンにいろいろなペプチドホルモンを作用させたところ，VIP, CCK, Met-エンケファリン，ニューロテンシンなどで一部のニューロンに興奮がおこることをみとめたが，意外にも TRH は抑制性に作用したという．このほか，ラットの海馬のニューロンが VIP によって興奮するとも報告されている(Dodd ら, 1979)．

Sessier ら(1991)は，ACh と GABA を直接に作用させた体知覚性ニューロンの反応に対する VIP および VIP+NA の作用を調べ，57個の VIP 感受性細胞のうち，発火の基礎レベルが VIP によって18個で上昇し，16個で低下し，3個で二相性の作用を示した．一方，皮質のニューロン15個のうち11個は GABA で抑制され，18個のうち10個では ACh に対する興奮性反応が VIP で高まった．VIP と NA とを同時に作用させたときには，GABA の抑制作用が強くなり，NA の投与および ACh による興奮に対する VIP の修飾効果が逆転し，あるいは亢進した．このような電気生理学の成績からみると，NA と

VIP の求心系は，皮質内で自律性に制御作用をもつシナプス入力に対する皮質ニューロンの反応の調節にあずかっているようである．

ラットの新皮質のニューロンに対する VIP の作用を in vitro で細胞内記録法で調べた Pawelzik ら(1992)の報告によると，灌流液に VIP を加えたとき，直接の興奮性が高まり，興奮性シナプス後電位の振幅が大きくなる．VIP の効果は持続性で，多くの場合観察時間内に完全には元へ戻らなかった．こうした結果は，興奮性シナプス要素の長期持続性修飾に，そしてまた成熟ラットの新皮質錐体ニューロンの直接的な興奮性に VIP がかかわっていることを示唆するといえよう．

8.3　生化学的な作用

ブドウ糖は脳の活動に欠かしえないただ一つのエネルギー源であって，ニューロンだけでなく，グリア細胞にもグリコゲンが貯えられている．VIP が糖代謝に影響することは，肝細胞でグリコゲンの分解を促進することによって知られているが，マウスの大脳皮質切片でも VIP によってグリコゲンの分解がうながされることを Magistretti ら(1981)は示した．NA も濃度依存性にグリコゲンを水解するが，その作用は弱い．NA 拮抗物質のプロプラノロールによって，VIP の効果は妨げられることがないから，VIP は NA の放出を介して作用するのではない．GABA, アスパラギン酸，グルタミン酸，ソマトスタチン，ACh など，皮質にある各種の神経伝達(修飾)物質はグリコゲンの分解をおこさない．おそらく VIP と NA の解糖作用は cAMP の産生によるとみなされる．

皮質内の VIP ニューロンは狭い放線状の形で枝分かれをしており，NA 線維は皮質内で切線軌道をとっているから，これら二つの系は互いに補償性に作用しているとみられ，VIP は個々の柱状構造内で局所的にエネルギー代謝を調節し，一方，NA は隣接する柱構造にひろい効果をもつらしい．

VIP が腎皮質，糸球体，尿細管でアデニレート・シクラーゼ活性を上昇し，セクレチン，グルカゴン，胃抑制ペプチド，膵成長ホルモン放出因子，PHI などには作用がない(Griffiths ら, 1987)．こうした報告は他にも多いが，ラットの脳のホモゲネートにおいても VIP はアデニレート・シクラーゼ活性を刺激

する(Borghiら, 1979). 有効な部位は, 大脳皮質, 視床下部と海馬で, 小脳の皮質でも効果がある. しかし, 尾状核と脳幹には刺激作用がない. その酵素作用はCa^{2+}で抑制されるが, グアニン・ヌクレオチドでは影響がなく, VIPの分子断片, VIP(6〜28), VIP(14〜28)はいずれもアデニレート・シクラーゼ活性を刺激することなく, またVIPの刺激効果を抑制することもなかったという. したがって分子のN端部がこの作用に重要であると考えられる. また, VIPの効果が脳の部位によって違うことにも注目しなければならない.

さらに複雑なのはChneiweissら(1984)によって示された成績である. 彼らはマウスの胎児の大脳皮質, 線条体および中脳からの一次培養で成長したニューロンおよびグリア細胞の膜に, アデニレート・シクラーゼと共役するVIPレセプターのあることをみとめた. すべてのこれらの細胞で, 活性化に二相性のパターンがあって, 親和性の高いものと低いものとがある. VIPと, DA, 5-HT, イソプロテレノールとに付加的な効果がないことから, そのペプチドレセプターがこの実験に使った三つの脳部位のニューロンの膜にあるそれぞれのアミンレセプターと共存することを暗示している. 皮質と線条体のグリア細胞の膜でのVIPとイソプロテレノールによる反応の間に付加作用がないことは, 同じ細胞にVIPとβ-アドレナリン感受性アデニレート・シクラーゼが共存することを示している. 中脳のグリア細胞の少なくとも一部には二つの形のレセプターのうちただ一つだけをもっていて, これはVIPとイソプロテレノール反応に一部付加性があることから推測される. 加えて, VIPは大脳皮質と線条体(中脳を除く)のニューロンの膜のアデニレート・シクラーゼ活性に対するソマトスタチンの抑制効果の性状を変える. 線条体と中脳のグリア細胞膜で, ソマトスタチンはただVIPのあるときに限ってみられるが, VIPの存在は大脳皮質のグリア細胞膜に対して, ソマトスタチンの抑制反応を現さなくする. すなわち, 皮質のグリア細胞はソマトスタチン・レセプターをもっていないらしい.

神経芽細胞腫は主として5歳以下の小児にみられる腫瘍で, その細胞はアドレナリン性およびペプチド性神経伝達物質を合成する. そしてVIPレセプターがあって, VIPを介してアデニレート・シクラーゼを活性化する. この腫瘍細胞は外因性VIPに反応してアデニレート・シクラーゼ活性が大きく刺激されるとともに, また大量のVIPを急速に合成する. しかしその増殖は外因性

VIP によってわずかながら抑制される．おそらく VIP は神経芽細胞腫の自己分泌性成長因子として働くのではないかとみなされた(O'Dorisin ら, 1992)．

VIP による cAMP の増加についてもいくつかの報告がある．Koh ら(1984)はニワトリの胎児の網膜にあるグリア細胞で，VIP によって細胞内 cAMP が増加するが，グルカゴンの作用は弱く，セクレチンにはほとんど作用がないことを報告し，Watling と Dowling (1983)は硬骨魚のコイの網膜で VIP によって cAMP の蓄積がおこり，PHI とセクレチンではその反応がはるかに弱く，グルカゴン，ニューロテンシン，ソマトスタチン，LHRH, α-MSH, CCK-8, ガストリン放出ホルモン，TRH, VIP(10〜28)には効果がないという．

また，ウシの培養脈絡叢上皮細胞に VIP を作用させると，cAMP の蓄積がおこり，β-アドレナリン性およびヒスタミン性レセプターと，VIP レセプターとは違うことが示されている(Crook と Prusiner, 1986)．

しかし残念なことに決定的な知見は得られていないようである．Van Calker ら(1980)の報告をみると，主としてグリア芽細胞からなる培養した脳細胞で，セクレチンが cAMP の蓄積をおこすが，VIP の効果はそれより弱い．そしてセクレチンの作用は拮抗物質セクレチン(5〜27)によって抑制される．細胞にあるアドレナリン性 α-レセプターとアデノシン A_1-レセプターはセクレチンおよび VIP によっておこる cAMP の増加をふせぐし，低濃度のソマトスタチンによっても cAMP の蓄積が抑えられる．このことから，彼らは VIP ではなく，セクレチンが脳の cAMP 濃度を調節すると考えた．ここでもペプチドホルモンの脳内での作用にグリア細胞が関係する可能性が示された．

カテコールアミンとの関係

L-ドーパ増強試験については先に述べたが(p.85)，VIP 1 μg を脳室内に注射したときの平均スコアは1.4で，生理食塩水投与の対照群の値1.3と同じであったが，10 μg を注射したときには1.9に上昇した．この量の VIP は自発運動量を増大し，ペントバルビタールによる睡眠の持続時間を延長する(Itoh ら, 1985)．また VIP には体温上昇効果がある(Clark ら, 1978; Itoh ら, 1985)．

アポモルヒン 0.5 mg/kg を皮下注射して1分後に 1〜20 μg の VIP を脳室内に注射すると，Automex によって測定した運動量は VIP 5 μg 以上で増大した．ここには VIP 10 μg を投与したときの毎10分の運動量を図8.7に示した．

一方，メタンフェタミン 0.15 mg/kg を皮下に注射したときの運動亢進は VIP 10 μg または 20 μg の脳室内投与によって影響をうけなかった．この成績は VIP がシナプス後 DA レセプターに直接に作用するためらしい(Maj ら，1972; Itoh ら，1985)．

そこで VIP が脳の DA とその主要代謝物 3,4-dihydroxy-phenylacetic acid (DOPAC)の含量に及ぼす VIP の影響をみることにした(Itoh ら，1988)．ことに DOPAC/DA の比率は DA 代謝の指標となるから，脳の諸領域でその値を比較した．成績は図 8.8 にみるように，大脳皮質，視床下部，中脳および橋・延髄で VIP 10 μg 以上の脳室内注射によって上昇した．とくに橋・延髄では 1 μg の VIP でもその比率が高くなったが，中隔と視床では有意の変化がみられなかった．この結果からみて，VIP による運動の亢進には DA の代謝が関係していると考えてよいだろう．

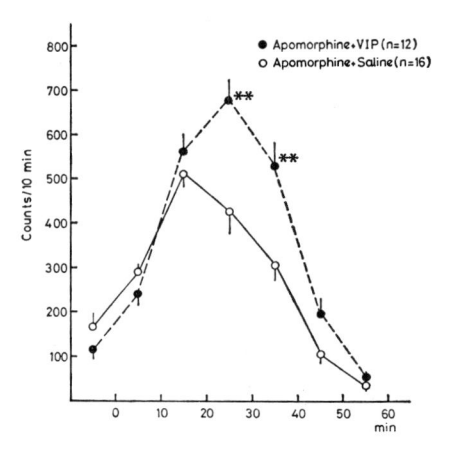

図 8.7 アポモルヒンによる運動亢進に対する VIP 同時投与の増強効果．

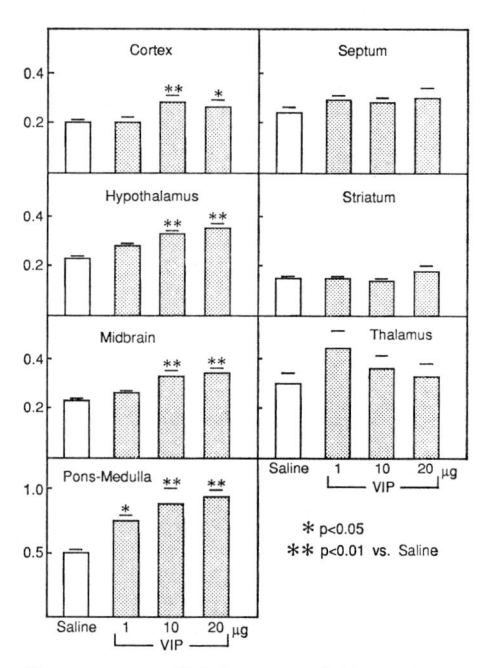

図 8.8 ラットの脳室内に VIP を注射したときの DOPAC/DA 比の部位差(Itoh ら，1988)．

セロトニンとの関係

VIP と 5-HT との間に何らかの関係があることは一応考えられるが，この

問題についてはほとんど研究されていない．ただ Rostene ら(1983)の研究で，ラットの海馬の切片を [^{3}H]5HT と VIP の存在の下でインキュベートしたとき，背側海馬の切片では 5-HT$_1$ レセプターの量が増加し，リーガンドに対する親和性が低下した．この効果は海馬の限られた一部領域，背側鉤状回でみられた．このことから，中枢神経で 5-HT の神経伝達効果の一部は VIP によって修飾されるとみなされた．

アセチルコリンとの関係

VIP と ACh は中枢神経系のニューロンに共存しており，とくに大脳皮質の内在性コリン作動性ニューロンで共存している．中枢神経系の主な ACh レセプターはムスカリン性であり，このレセプターはイノシトール・リン脂質の代謝に関係すると考えられている．Raiteri ら(1987)は，VIP が末梢のムスカリン性レセプターによる ACh の作用だけでなく，中枢でもその働きを修飾することを示した．脳内の一部ニューロンから VIP と ACh が同時に放出され，イノシトール・リン脂質の水解にかかわるムスカリン性レセプターの ACh に対する反応を高めるという．

中枢での ACh に対する VIP の刺激作用は十分に予測されるにもかかわらず，意外に文献が少ない．一方，末梢での相互作用については，いくつかの報告がある．参考としてその二，三をあげておきたい．Weber ら(1991)は VIP 免疫反応性神経線維が副腎の髄質と皮質にあって，電気刺激によって VIP およびカテコールアミンの放出が増加するが，副腎の神経を切除すると電気刺激による VIP とカテコールアミンの放出がみられなくなった．ACh を灌流しても VIP の放出は増加しなかったが，カテコールアミンの分泌は大きく刺激された．VIP レセプター拮抗物質は VIP によるカテコールアミンの分泌を抑制したが，ACh による分泌には影響しなかった．おそらく VIP はラットの副腎で神経伝達物質としての役割をもっており，副腎髄質ホルモンの分泌に VIP が関係することは，神経性の活性が低いときに著明であって，ACh は活性が高いときに大きい役割をもつという．

Olsen ら(1986)によると，ラットの唾液腺からの上皮成長因子(epidermal growth factor；EGF)の分泌に対する VIP と ACh の効果を調べると，VIP

は 3×10^{-10} から 3×10^{-8} mol/kg・hr で唾液と EGF の排出量を用量依存性に刺激した．AChもまた唾液の分泌と EGF の排出を刺激した．VIP 3×10^{-11}～3×10^{-10} mol/kg・hr は ACh の刺激効果を高めたが，この効果は VIP の用量を多くすると消失した．副腎の摘出は ACh による EGF の排出を約50％減少したが，ACh と VIP とを同時に与えると，その減少が20％にとどまった．この結果から，VIP は ACh と共同してラットの唾液腺からの分泌を調節するが，ACh の作用は一部血中のカテコールアミンによるとみなされた．

フクロネズミの下食道括約筋に対して VIP は強い抑制作用をもっており，この作用は括約筋に直接に作用するものである．下食道括約筋と他の消化管の括約筋には高濃度に VIP がふくまれていて，VIP はまた管壁内のニューロンにもある．そして迷走神経の電気刺激によって放出される．VIP の抗血清を作用させると，下食道括約筋の抑制性反応がみられなくなる．このことは抑制性神経伝達物質として VIP が働いていることを示すものであって，自律神経系にはコリン作動性でも，アドレナリン作動性でもない機序があり，このような神経は，消化管系，泌尿器系，呼吸器系にあるし，血管にもある(Goyal と Ratten, 1980)．

8.4 VIP と学習

前述のようにCCK-8とその類似体 CER は能動性および受動性回避反応で，あるいは Morris 水槽法で，実験的記憶喪失をふせぎ，ある条件の下では記憶過程を増進することを述べた．VIP はその行動の特性として CCK-8 とは逆の関係にあるから，学習ならびに記憶に対して障害を及ぼすかもしれない．すでに Cottrell ら(1984)は VIP によって記憶障害のおこることを報告しており，Flood ら(1990)も VIP を海馬に注射すると記憶喪失がおこり，これはアレコリン，ナロクソンおよびノルアドレナリン作動性刺激剤によってふせがれるが，CCK-8 や神経ペプチド Y など内因性のペプチドホルモンには回復効果がないという．

近年，VIP 拮抗物質が合成され(Pandol ら, 1986)，これは *in vitro* で膵外分泌に対する VIP の作用を競合性に抑制する．Gozes ら(1991)は別の拮抗物

質を作り，これが中枢神経系からの細胞培養で VIP を介する作用をなくしてしまうという．ついで Glowa ら(1992)はこの VIP 拮抗物質を脳室内に注射して，水迷路の学習に支障をきたすこと，そして VIP を同時に与えるとその学習障害がみられなくなることから，VIP は水迷路の学習を向上するとみなした．この報告は Cottrell らや Flood らの知見とは大きく違っている．そこで著者らは VIP の学習ならびに記憶に及ぼす影響について一連の実験を行った．

まず受動性回避反応で，VIP 1～10 μg をラットの脳室内に，学習直後，学習前 30 分，および 24 時間後の想起テストの 30 分前に注射したとき，その成績は図 8.9 にみるように明らかに潜時が短縮し，学習前後に VIP を注射した場合には 2.5 μg 以上で，その変化は食塩水を与えた対照群に比べて有意であった．そして想起テスト 30 分に投与すると，1 μg でも効果があった．しかしこの場合 VIP が興奮性に働いて運動の亢進をおこすから，これだけの成績で VIP がとくに想起過程を悪くするとはいえない．

つぎに VIP 分子のどの部位が記憶障害にかかわっているかを知るため，VIP(1～12)，VIP(10～28)および VIP(16～28)の三つの分子断片について，ほぼ等モルに相当する用量で，学習試行の直後に脳室内注射をした結果，図 8.10 にみるように，VIP(1～12)では用量に応じて潜時の短縮をみたが，他の二つの分子断片では中間潜時に有意の変化がなかった．したがって，VIP による記憶の障害は分子の N 端アミノ酸配列にあるとみられる．これに関連する知見として Borghi ら(1979)の報告がある．ラットの脳のホモジェネートで VIP がアデニレート・シクラーゼ活性を刺激するが，合成 VIP(6～28)も VIP(14～28)もともにそうした活性がなく，VIP(1～5)が重要であるという．著者らは VIP ファミリーに属する PACAP (pituitary adenylate cyclase activating peptide)とセクレチンについて試験したが，そのいずれにも記憶障害作用のないことをみとめた．それは N 端アミノ酸配列，とくに 4 位と 5 位のアミノ酸が次のように違っているからであろう．

VIP	His-Ser-Asp-Ala-Val-
PACAP	His-Ser-Asp-Gly-Ile-
secretin	His-Ser-Asp-Gly-Thr-

さきに述べたように，Flood ら(1990)は VIP による記憶障害に対して CCK-

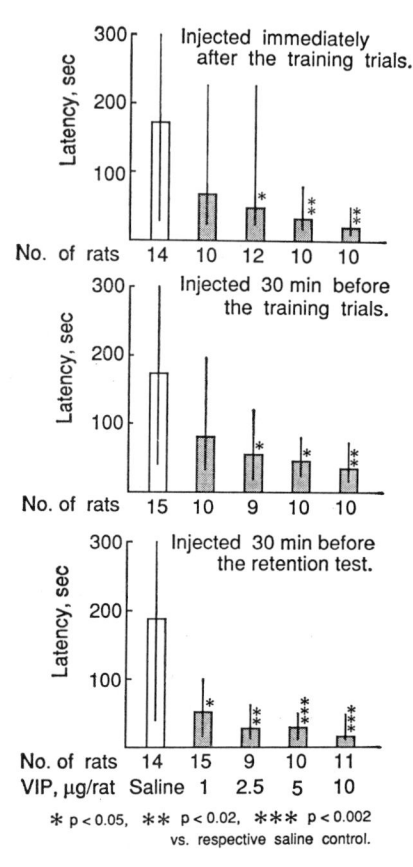

図 8.9 VIP を学習試行の前，後，あるいは想起テストの前に注射したときの受動性回避反応の中間潜時．縦線は 25〜75% の百分率を示す．

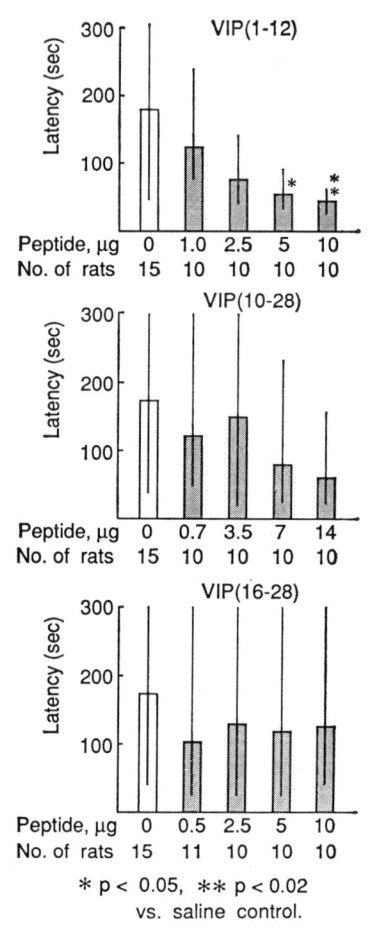

図 8.10 VIP 分子断片の受動性回避反応に及ぼす影響．

8 には回復効果がないと報告しているが，これには CCK-8 の投与量が関係するであろうと思われるので，CCK-8 よりはるかに強力な生物活性をもつ CER で VIP の効果がなくなるのではないかと考えて，受動性回避反応の学習試行前 3 時間にこのペプチド $0.5〜2.0\,\mu g/kg$ を皮下注射し，VIP は学習の直後に脳室内に注射して，24 時間後に想起テストを行った．その成績は図 8.11 にみるように，VIP による記憶の喪失は CER の前処置によってふせがれ，CER $1\,\mu g/kg$ によって潜時はほぼ正常値になり，$2\,\mu g/kg$ を与えると VIP の作用が

8.4 VIP と学習

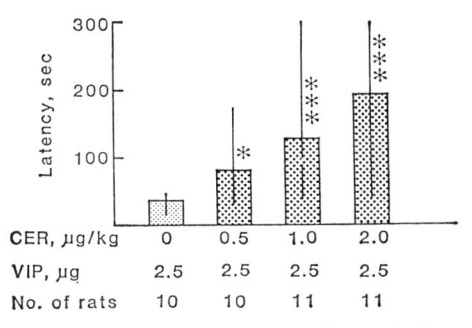

図 8.11 VIP 2.5 μg 側脳室内注射による記憶障害に対する CER の回復効果. CER は 0.5～2.0 μg/kg を学習 3 時間前に皮下注射, VIP は学習直後に脳室内投与.

完全に消失することがわかった.

VIP の拮抗物質について実験をすることは, 脳内に VIP 活性のないときの脳活動を知ることであって, 近年このような方法がしばしば用いられるようになった. ここで著者らが使った拮抗物質は次の二つである.

$$[\text{Lys}^1, \text{Pro}^{2,5}, \text{Arg}^{3,4}, \text{Tyr}^6]\text{VIP} \quad (\text{Ant 1})$$
$$[\text{D-}p\text{-Cl-Phe}^6, \text{Leu}^{17}]\text{VIP} \quad (\text{Ant 2})$$

これらの拮抗物質は, 受動性回避テストの学習試行の直後に 1.0, 2.5, 5.0 μg を脳室内に注射した. また電気けいれんショックあるいはスコポラミン(0.5 mg/kg)の腹腔内注射の直後に注射して, 24 時間後に記憶保持テストを行った.

その結果, 正常のラットで拮抗物質の投与によって中間潜時がやや長くなるかのようであったが, 有意の変化ではなかった. また, 電気けいれんショックあるいはスコポラミン投与による記憶障害に対して, これらの拮抗物質にはまったく改善効果がなかった(図 8.12).

この結果は Flood ら(1990)が海馬に VIP 拮抗物質を注射すると記憶の保持がよくなるという報告, Glowa ら(1992)が拮抗物質によって Morris 水槽法で水の中にかくされたプラットホームを探りあてる能力が低下したという報告のいずれとも一致しない.

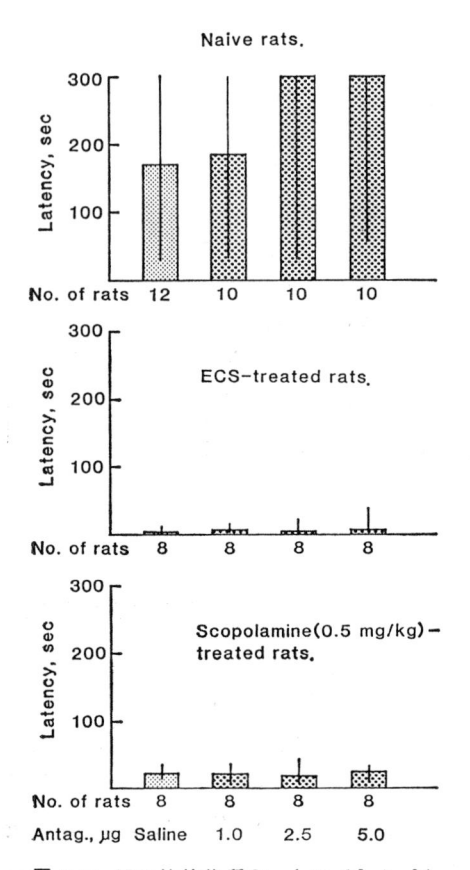

図 8.12 VIP 拮抗物質 [Lys[1], Pro[2,5], Arg[3,4], Tyr[6]]-VIP の受動性回避反応に及ぼす影響. 上図は記憶障害処置をしないラット, 中央の図は学習直後に電気けいれん処置(ECS)を, 下図は同じく学習直後にスコポラミン 0.5 mg/kg を腹腔内に注射したラットで, これらの処置に引きつづいて拮抗物質を脳室内に注射した.

そこで著者らは次に Morris 水槽法を使って実験をすすめることにした. まず最初のテストの 30 分前にラットの脳室内に 5 および 10 μg の VIP を注射し, 水槽内にかくされているプラットホームに泳ぎつくまでの時間を測定, その後同じことを 3 日間くり返し, プラットホームに到着するまでの時間を測定すると, 図 8.13 にみるように, VIP の投与によってプラットホームの位置を学習する能力が低下した.

ここに述べたような, 水面下の目ではみえないプラットホームの位置を学習する訓練を 3 日間行って, 4 日目に VIP を 2.5, 5.0, 10.0 μg, あるいは VIP(1〜12)を 2.5, 5.0 μg 脳室内に注射し, その後 30 分たってからトランスファー・テストを行った. すなわち, 訓練の際には一定の区画(Tr)にプラットホームがあったが, それをとりのぞいてラットを水槽に入れ, その中で泳ぎまわる軌道を 60 秒間ビデオで撮って記録した. 図 8.14 はその例である.

正常対象ラットは, 今までにプラットホームのあった区画 Tr へ行って, そのあたりをぐるぐる泳ぎまわるが, VIP を投与したラットは Tr 区画に入ることが少なくなって, 他の区画ではそれに代わって遊泳時間も遊泳距離もふえた. VIP(1〜12)でも同様の傾向があったが, その行動障害効果の程度は VIP そのものより, はるかに弱かった.

8.4 VIP と学習

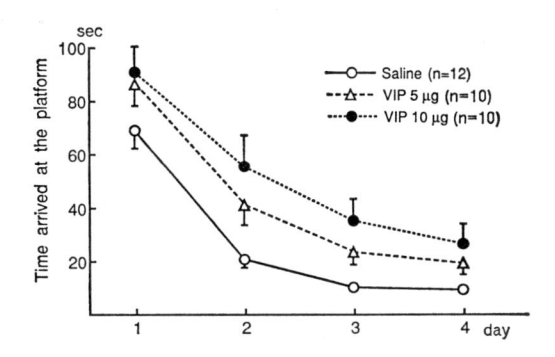

図 8.13 Morris 水槽法での学習に対する VIP の影響. 水中のプラットホームに到達するまでの時間(秒).

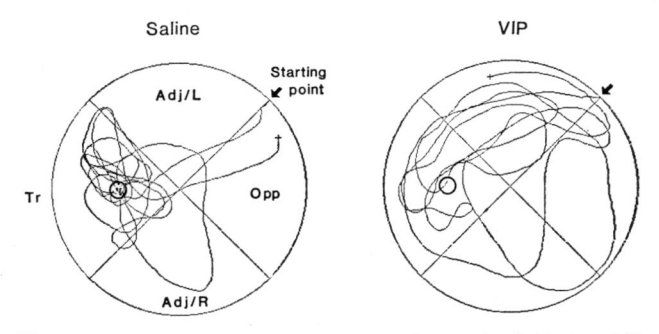

図 8.14 トランスファー・テストでのラットがプール内を泳ぎまわる軌道.

60秒間のトランスファー・テストでの成績を，それ以前から訓練された区画 (Tr) と，その左隣り (Adj/L)，右隣り (Adj/R) および反対側 (Opp) に分けて，2.5, 5.0, 10.0 μg の VIP あるいは VIP(1~12) を投与したときの各区画での遊泳時間を示したのが図 8.15 であり，遊泳距離を示したのが図 8.16 である．

この一連の研究で著者がとくに関心をいだいているのは，記憶低下に対する CER の改善効果である．それゆえ，この実験でも CER 皮下注射の前処置で VIP による障害が改善されるかどうかを調べることにした．

上述のようにラットを3日間訓練して，水中にかくされたプラットホームの位置を覚えさせておいて，4日目にトランスファー・テストの3時間前に CER 1~10 μg/kg を皮下注射し，テストの30分前にすべてのラットの脳室内に VIP 2.5 μg を注射した．この実験の対照として CER に代えて生理食塩水を注射したラットでは，前述のように VIP だけで Tr 区画での値が低下し，他の区画

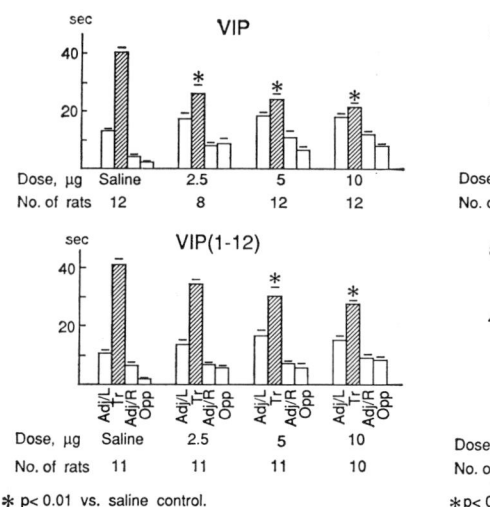

図 8.15 VIP または VIP(1～12)を投与したラットのトランスファー・テストでの各分画で消費する時間（秒）．

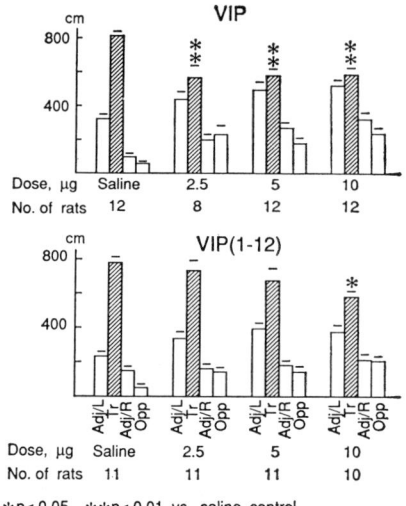

図 8.16 VIP または VIP(1～12)を投与したラットのトランスファー・テストで各分画で泳ぎまわる距離．

での消費時間と遊泳距離が大きくなったが，CER で前処置をすると，その用量に応じて Tr の値が大きくなり，5 または 10 μg/kg を注射したラットではすっかり正常値にまで回復した（図 8.17）．

前述の受動性回避反応では，VIP を 2.5 μg 脳室内に投与したときの記憶障害が，CER 2 μg/kg の皮下注射で完全にみられなくなったのであり，これをモル濃度で表すと，0.75 nmol の VIP の記憶喪失効果が 1.27 nmol/kg の CER の皮下注射でよくなったのであり，実際に投与した CER は 0.32 nmol 程度である．この CER のうちどれだけが中枢に働くかはわからないが，VIP の量に比べてきわめて少量にすぎないと考えられ，ここにも CER の記憶過程に対する効果がいかに大きいかがうかがわれる．

VIP の脳内での生物学的半減時間は現在わかっていないが，他の多くの脳ホルモンと同様に比較的短時間にすぎないかもしれない．この観点から Alzet の浸透圧ミニポンプを使って，VIP あるいは関連物質を持続的に 2 週間にわたって，1 日 10 ng という微量を注入し，その間に Morris 水槽法を行うことにした．なお，対照のラットには食塩水の持続注入を行った．

実験には，第 1 日にミニポンプを装着し，VIP の注入を始め，4～8 日に水槽

内のプラットホームの位置を学習するように訓練し，第9日にプラットホームを取り除いたプールでいわゆるトランスファー・テストを行い，その後プラットホームを元の場所に戻して4回だけ再訓練をした．そして10〜13日はプラットホームの位置を反対側に置きかえて，それを見い出させるようにした．これらの実験全体を通じて，ラットの水槽内での行動はすべてビデオで撮り，コンピュータで処理して記録するようにした．このテストで最初の5日間は情報を学習し獲得

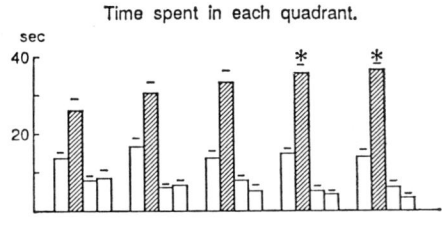

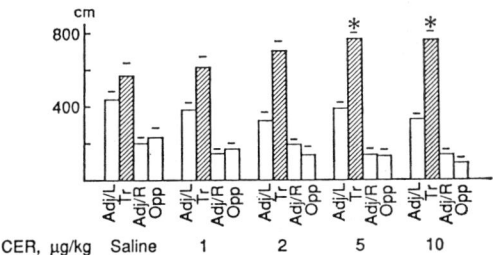

図 8.17 Morris 水槽法で VIP による記憶障害に対する CER 前処置の効果．CER はトランスファー・テストの3時間前に皮下注射し，VIP は 2.5 μg を脳室内に注射した．四つの区画での消費時間(上図)と遊泳距離(下図)を示す．

する能力を示し，トランスファー・テストで学習の程度をはっきりと確かめた上，さらに同じ日に同じ学習をさせる．ついでプラットホームの位置を変えると，それまで学習してきた知識が役立たなくなって最初の行動は混乱してしまうが，その後はこの新しい情報に適応した行動をとることができるようになる．

この Morris 水槽法で微量の VIP を連日 14 日間にわたって灌流した場合の成績は，図8.18にみるように，プラットホームに到着するまでの時間が長くなり，記憶の獲得に，そしておそらくその保持に大きい支障のあることがわかる．VIP(1〜12)を1日 20 ng の速度で脳室内に灌流したラットの成績は図8.19のようになり，VIP の成績とほぼ似ている．しかし，モル値をみると，VIP 10 ng は 3 pmol であり，VIP(1〜12) 20 ng は 14 pmol であって，この実験での VIP(1〜12) の用は量 VIP そのものよりおよそ5倍多いわけであるから，学習と記憶に対する VIP(1〜12) の効果は，VIP そのものより弱いといわなけれ

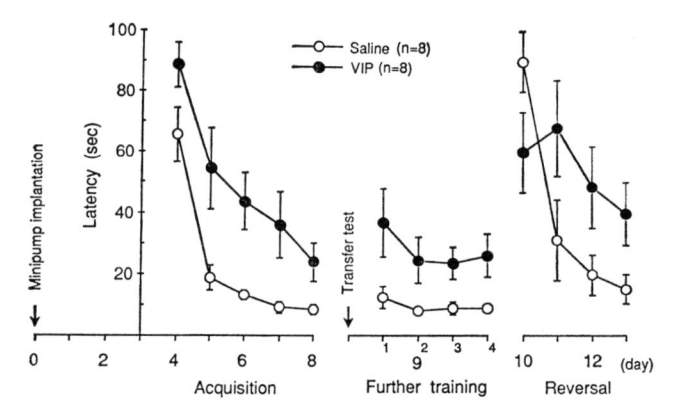

図 8.18 VIPを浸透圧ミニポンプで脳室内に2週間にわたって持続注入したラットの記憶低下.

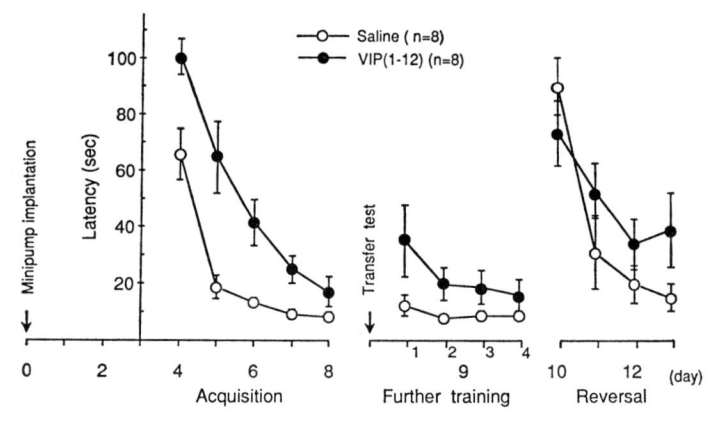

図 8.19 VIP(1〜12)を脳室内に持続性に注入したラットの記憶低下.

ばならない.

　この実験で灌流第9日に行ったトランスファー・テストの結果をみると，図8.20に示すように，VIPあるいはVIP(1〜12)によって，それまでの5日間にプラットホームのあることを学習した区画(Tr)に入る時間が少なくなって，他の区画を泳ぐ時間が増加した.

　このようにVIPはラットの行動を遅鈍化するが，これに対してCERが改善効果をもつことは，先に行った受動性回避反応の実験からみて当然予想されるところである. これをさらに確認するため，上述の実験の第3日に，すなわち

8.4 VIP と学習

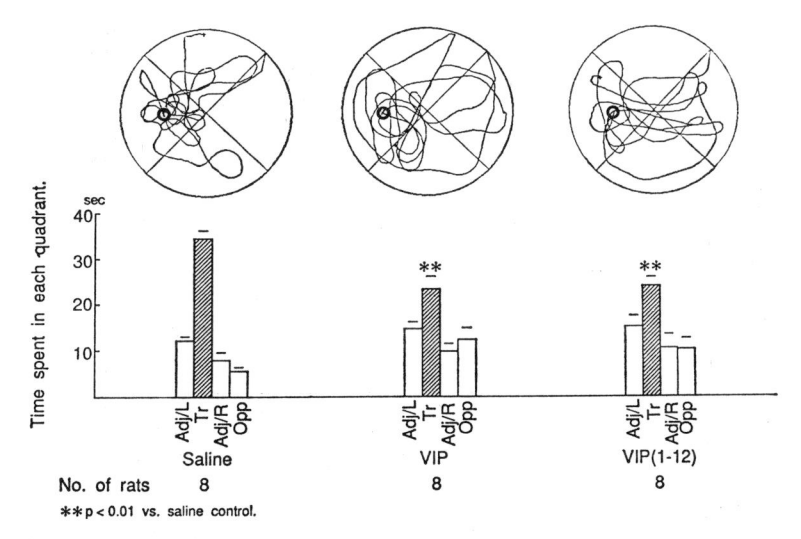

図 8.20 VIP を脳室内に持続性に注入したラットの，第 9 日に行ったトランスファー・テストでの各分画で消費した時間．上の円形の図はラットの遊泳軌道を示す例．

水槽学習を始める 24 時間前に CER $2\,\mu g/kg$ をラットの皮下に注射した．その結果，VIP を灌流しているラットでも学習期の潜時は，VIP なしで CER だけを注射したラットと同じになり，また，9 日目の学習追加時の値，10〜13 日にプラットホームの位置を変えたときの値，そのすべてが正常に戻った．したがって，CER は VIP による知的障害を完全になくしてしまうことがわかった．ここには参考のため，第 9 日のトランスファー・テストの成績を図示するにとどめた（図 8.21），左の図は VIP だけで Tr の値が低くなり，他の 3 区画の値が高くなった状態を示すが，VIP を注入しているラットに CER を注射すると中央の図のように各区画で泳ぐ時間が正常ラットと同様になり（前図の左に示す），VIP にかえて生理食塩水を灌流したラットに CER を注射したときには，右の図にみるように，学習効果がさらに明瞭であった．

ところで VIP 拮抗物質は Morris 水槽法でどんな効果をもつかという問題が残されている．拮抗物質としては受動性回避反応のところで述べた二つを使い，これを 1 日 10 ng の速度で 14 日間持続注入して，上述と同じテストを行った．結果は両者ともまったく同じであって，正常対照群の値とよく一致していた．ここには [D-p-Cl-Phe^6, Leu^{17}]VIP で得た成績だけを示すことにする

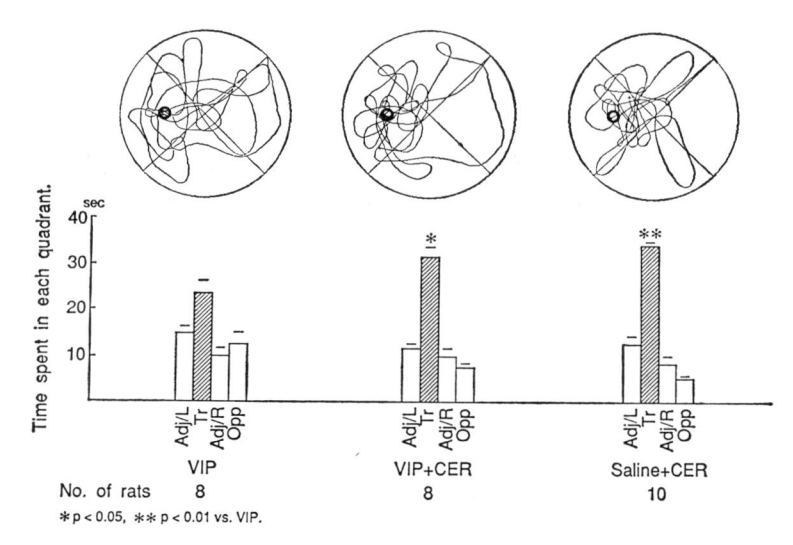

図 8.21 VIP を脳室内に注入したラットにみられる空間記憶の低下に対する CER の回復効果.

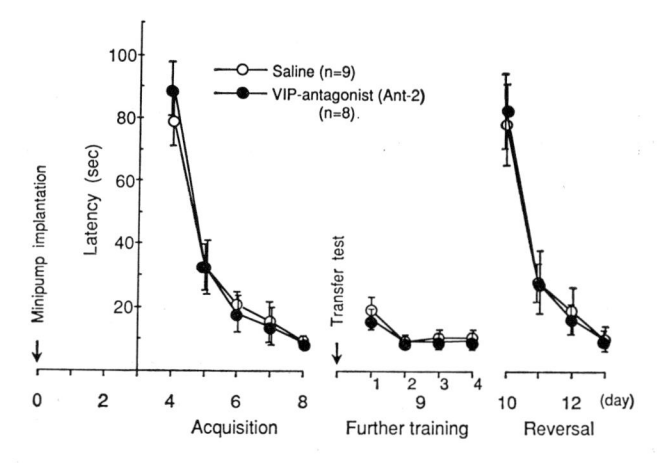

図 8.22 Morris 水槽法での VIP 拮抗物質の脳室内持続注入.

(図 8.22). なおトランスファー・テストでの成績はいずれの拮抗物質を灌流しても, 対照群の値と何ら違いがなかった.

以上の一連の実験で, VIP はその生理作用として学習あるいは記憶の保持を妨げるよう働いている. したがって忘却にかかわるホルモンといえよう. 忘却

8.4 VIP と学習

も生理的に必要な精神過程の一つである．しかし，VIP がどんな機序で，このような作用を発現するかはさっぱりわかっていない．今後の興味ある研究課題の一つである．

VIP の脳内での作用として今までに報告されているのは，アデニレート・シクラーゼ活性を刺激し，cAMP 値を上昇させ(Borghi ら, 1979; Deschodt-Lanckman ら, 1977; Quik ら, 1978)，そしてグリコゲンの分解を刺激する (Magistretti, 1988). VIP はまたニューロンの興奮性を高め(Philis ら, 1978)，海馬の CA1 のニューロンに強い興奮作用をもっており(Dodd ら, 1979)，アセチル CoA に対してよりもコリンに対してアセチルトランスフェラーゼ活性を高めることによって海馬で作用する(Luine ら, 1984). 加えて，VIP は NA (Ferron ら, 1985)および ACh (Raiteri ら, 1987)と共同的に働く．こうしたことから，VIP はニューロンの機能に重要な役割をもつと考えられるが，それにもかかわらず記憶障害をおこす理由は明らかでない.

ところが，VIP は主としてグリア細胞に作用するという考えがある．その可能性を示唆する根拠として，培養したグリア細胞でいくつかの実験が行われた．主としてグリア芽細胞からなるマウスの脳組織培養物で(van Calker ら, 1980)，純粋に培養したアストロサイトで(Rougen ら, 1983), VIP は cAMP を増加する．また，新生動物の大脳半球から得たアストロサイトの培養物でグリコゲンの分解をうながす(Magistretti ら, 1983). さらに，大脳皮質から得たグリア培養物に VIP を作用させると cAMP が増加するが，この増加は VIP 拮抗物質によってふせがれるという(Gozes ら, 1991). Gozes と Brenneman (1989) はニューロンとグリア細胞の情報伝達に VIP が基本的に重要であると考えている．実際に，グリア細胞は VIP に対するレセプターをもっている(Chneiweis ら, 1985; Cholewiski と Wilkin, 1988). アストロサイトにある VIP レセプターを刺激すると，グリコゲンの分解が増え，VIP そのものは大脳皮質のニューロンの発火を抑制するから，アストロサイトとニューロンとの間の細胞間情報交換はニューロンの活動を調節するのに決定的に重要であるとみなされる (Magistretti, 1986). したがって，VIP で記憶障害がおこるのは，このような調節機構が関係しているようである.

いずれにしても，VIP が記憶に悪い影響を及ぼすことは確かである．その機序は今後の研究にゆだねなければならないが，この VIP の作用を CER がふ

せぐことは興味ある事実といえる.

　ここで先にふりかえって2章で述べた前頭葉除去(FD)ラットと偽手術(SO)ラットにVIPを投与したときの行動反応を, 今一度見直すと, FDラットでもSOラットでもVIPが同様の変化を示すのは, 引っかきと咬みつき行動の減少, 毛づくろいの増加であって, これらの行動には前頭葉皮質はまずかかわっていないのではないかと推測される. これと違って, 立ち上がりと嗅ぎまわり行動はVIPの投与によってSOラットで減少するが, FDラットでは生理食塩水対照群にくらべて変化がみられない. このことは, VIPによって探索行動が低下するためには, 前頭葉の皮質が関係することを暗示している. こうした損傷ないし除去実験はいわば初歩的であり, あるいは古典的ともいえるが, その研究を前進することによって, たとえラットであってヒトとは大きく違っていても, 精神活動への知識をひろめるために役立つかもしれない. もちろん著者がいうのは, 単に行動の発現にあずかる領域を知ることを目的とするのではなく, その部位のニューロンの内部活動の特性を知ることである. ペプチドホルモンの産生と反応性は繰り返すまでもなく重要である.

文　　献

Arimura, A. (1992) Pituitary adenylate cyclase activating polypeptide (PACAP): discovery and current status of research. *Regul. Pept.* **37**: 289-303

Besson, J., Rotsztejn, W. H., Laburethe, J., Epelbaum, J., Beaudet, A., Kordon, C. and Rosselin, G. (1979) Vasoactive intestinal peptide (VIP): brain distribution, subcellular localization and effect of de-afferentation of the hypothalamus in male rats. *Brain Res.* **165**: 79-89

Borghi, C., Nicosia, S., Giachetti, A. and Said, S. I. (1979) Vasoactive intestinal polypeptide (VIP) stimulates adenylate cyclase in selected areas of rat brain. *Life Sci.* **24**: 65-70

Brenneman, D. E., Neale, E. A., Foster, G. A., d'Autrement, S. W. and Westbrook, G. L. (1987) Nonneuronal cells mediate neurotrophic action of vasoactive intestinal peptide. *J. Cell. Biol.* **104**: 1603-1610

Bryant, M. G., Bloom, S. R., Polak, J. M., Albuquerque, R. H., Modlin, I. and Pearse, A. G. E. (1976) Possible dual role for vasoactive intestinal peptide as gastrointestinal hormone and neurotransmitter substance. *Lancet* **1**: 991-993

Chneiweis, H., Glowinski, J. and Premont, J. (1984) Vasoactive intestinal polypeptide receptors linked to an adenylate cyclase and their relationship with biogenic amine- and somatostatin-sensitive adenylate cyclases on central neuronal and glial cells in primary cultures. *J. Neurochem.* **44**: 779-786

Chneiweis, H., Glowinski, J. and Prémont, J. (1986) Do secretin and vasoactive intestinal peptide have independent receptors on striatal neurons and glia in primary cultures? *J. Neurochem.* **47**: 608-613

Cholewiski, A. and Wilkin, G. P. (1988) Astrocytes from forebrain, cerebellum and spinal cord differ in their response to vasoactive intestinal peptide. *J. Neurochem.* **51**: 1626-1633

Clark, W. G., Lipton, J. M. and Said, S. I. (1978) Hyperthermic response to vasoactive intestinal polypeptide (VIP)injected into the third ventricle of cats. *Neuropharmacology* **17**: 883-885

Cottrell, G. A., Veldhuis, N. D., Rostene, W. H. and de Kloet, E. R. (1984) Behavioral actions of vasoactive intestinal peptide (VIP). *Neuropeptide* **4**: 331-341

Crook, R. B. and Prusiner, S. B. (1986) Vasoactive intestinal peptide stimulates cyclic AMP metabolism in choroid plexus epithelial cell. *Brain Res.* **384**: 138-144

Deschodt-Lanchman, M., Robberecht, P. and Christophe, J. P. (1977) Characterization of VIP-sensitive adenylate cyclase in guinea pig brain. *FEBS Lett.* **83**: 76-80

Dodd, J., Kelly, J. S. and Said, S. I. (1979) Excitation of CA1 hippocampus by the octapeptide vasoactive intestinal polypeptide. *Br. J. Pharmacol.* **66**: 125-129

Emson, P. C., Fahrenkrug, J., Sundler, F., Schaffalitzky de Muckadell, O. B., Jessell, T. M. and Iversen, L. L. (1978) Vasoactive intestinal polypeptide (VIP): Vesicular localization and potassium evoked release from rat hypothalamus. *Brain Res.* **143**: 174-178

Emson, P. C., Gilbert, R. F. T., Loren, I., Fahrenkrug, J., Sundler, F. and Schaffalitzky de Muckadell, O. B. (1979) Development of vasoactive intestinal polypeptide (VIP) containing neurones in the rat brain. *Brain Res.* **177**: 437-444

Fahrenkrug, J. (1980) Vasoactive intestinal polypeptide. *Trends Neurosci.* **3**: 1-2

Ferron, A., Siggins, G. R. and Bloom, F. E. (1985) Vasoactive intestinal polypeptide acts synergistically with norepinephrine to depress spontaneous discharge rate in the cerebral cortical neurons. *Proc. Natl. Acad. Sci. USA* **82**: 8810-1112

Flood, J. F., Garland, J. S. and Morley, J. E. (1990) Vasoactive intestinal polypeptide (VIP): an amnestic neuropeptide. *Peptides* **11**: 933-938

Giachetti, A., Rosenberg, R. N. and Said, S. I. (1976) Vasoactive intestinal polypeptide in brain synaptosomes. *Lancet* **1**: 741-742

Glowa, J. R., Panllilio, L. V., Brenneman, D. E., Gozes, I., Fridkin, M. and Hill, J. M. (1992) Learning impairment following intracerebral administration of the HIV envelope protein gp120 or VIP antagonist. *Brain Res.* **570**: 49-53

Goyal, R. K. and Rattan, S. (1980) VIP as a possible neurotransmitter of non-cholinergic non-adrenergic inhibitory neurones. *Nature* **288**: 378-380

Gozes, I. and Brenneman, D. E. (1989) VIP: molecular biology and neurobiological function. *Molec. Neurobiol.* **3**: 201-236

Gozes, I., McCune, S. K., Jacobson, I., Warren, D., Moody, T. W., Fridkin, M. and Brenneman, D. E. (1991) An antagonist to vasoactive intestinal polypeptide affects cellular function in the central nervous system. *J. Pharmacol. Exp. Ther.* **257**: 959-966

Griffiths, N. M. and Simmons, N. L. (1987) Vasoactive intestinal polypeptide regulation of rabbit renal adenylate cyclase activity *in vitro. J. Physiol.* **387**: 1-17

Innis, R. B. and Snyder, S. (1980) Distinct cholecystokinin receptors in brain and pancreas. *Proc. Natl. Acad. Sci. USA* **77**: 6917-6921

Itoh, S. and Hirota, R. (1982) Effect of intraventricular administration of vasoactive intestinal polypeptide on body temperature in the rat. *Jpn. J. Physiol.* **32**: 677-681

Itoh, S. and Hirota, R. (1983) Inhibitory effect of cholecystokinin octapeptide on vasoactive intestinal peptide-induced stimulation of adrenocortical secretion. *Jpn. J. Physiol.* **33**: 301-304

Itoh, S., Katsuura, G. and Takashima, A. (1988) Effect of vasoactive intestinal peptide on dopaminergic system in the rat brain. *Peptides* **9**: 315-317

Itoh, S., Katsuura, G. and Yoshikawa, K. (1985) Hypermotility induced by vasoactive intestinal peptide in the rat: its reciprocal action to cholecystokinin octapeptide. *Peptides* **6**: 53-57

Itoh, S. and Lal, H. (1990) Influence of cholecystokinin and analogues on memory process. *Drug Dev. Res.* **21**: 257-276

Itoh, S., Takashima, K., Igano, K. and Inouye, K. (1989) Memory effect of caerulein and its analogs in active and passive avoidance paradigms in the rat. *Peptides* **10**: 843-848

Katsuura, G. and Itoh, S. (1981) Effect of cholecystokinin octapeptide on body temperature in the rat. *Jpn. J. Physiol.* **31**: 849-858

Katsuura, G. and Itoh, S. (1982) Sedative action of cholecystokinin octapeptide on behavioral excitation by thyrotropin releasing hormone and methamphetamine in the rat. *Jpn. J. Physiol.* **32**: 83-91

Katsuura, G. and Itoh, S. (1985a) Effects of cholecystokinin and vasoactive intestinal peptide on locomotion and rearing in neofrontal decorticated rats. In: Endocoids (H. Lal, F. LaBella, J. Lane, eds.) pp.147-150, Alan R. Liss, New York

Katsuura, G. and Itoh, S. (1985b) Behavioral effects of cholecystokinin and vasoactive intestinal peptide in neofrontal-decorticated rats. *Ann. N. Y. Acad. Sci.* **448**: 616-620

Katsuura, G., Yoshikawa, K. and Itoh, S. (1983) Interaction of cholecystokinin with vasoactive intestinal peptide in body shaking response to ice water immersion in rats. *Neurosci. Lett.* **40**: 299-302

Koh, S. W. M., Kyritsis, A. and Chader, G. J. (1984) Interaction of neuro-peptides and cultured glial (Müller) cells of the chick retina: Elevation of intracellular cyclic AMP by vasoactive intestinal peptide and glucagon. *J. Neurochem.* **43**: 199-203

Kritzer, M. F., Innis, R. B. and Goldman-Rakic, G. S. (1987) Regional distribution of cholecystokinin receptors in primate cerebral cortex determined by *in vitro* receptor autoradiography. *J. Comp. Neurol.* **263**: 418-435

Larsson, L. I., Fahrenkrug, J. and Schaffalitzky de Muckadell, O. B. (1977) Vasoactive intestinal polypeptide occurs in nerves of the female genitourinary tract. *Science* **197**: 1374-1375

Loren, I., Emson, P. C., Fahrenkrug, J., Bjorklund, A., Alumets, J., Hakanson, R. and Sundler, F. (1979) Distribution of vasoactive intestinal polypeptide in the rat and mouse brain. *Neuroscience* **4**: 1953-1976

Luine, V. N., Rostene, W., Rhodes, J. and McEwen, B. S. (1984) Activation of choline acetyltransferase by vasoactive intestinal peptide. *J. Neurochem.* **42**: 1131-1134

Lundberg, J. M., Hedlund, B. and Bartfai, T. (1982) Vasoactive intestinal polypeptide enhances muscarinic ligand binding in cat submandibular salivary gland. *Nature* **295**: 147-148

Magistretti, P. J. (1986) Intracellular communication mediates by VIP in the central cortex. *Peptides* **7**, Suppl. 1: 169-173

Magistretti, P. J. (1988) Regulation of glycogenolysis by neurotransmitter in the central nervous system. *Diabetes Metab.* **14**: 237-246

Magistretti, P. J., Manthope, M., Bloom, F. E. and Varon, S. (1983) Functional receptors for vasoactive intestinal polypeptide in cultured astroglia from neonatal rat brain. *Regul. Pept.* **6**: 71-80

Magistretti, P. J., Morrison, J. H., Shoemaker, W. J., Sapin, V. and Bloom, F. E. (1981) Vasoactive intestinal polypeptide induces glycogenolysis in mouse cortical slices: a possible regulatory mechanism for the local control of energy metabolism. *Proc. Natl. Acad. Sci. USA* **78**: 6535-6539

Maj, J., Grabowska, M. and Gajda, L. (1972) Effect of apomorphine on motility in rats. *Eur. J. Pharmacol.* **17**: 6535-6539

Martin, J. L., Feinstein, D. L., Yu, N., Sorg, O., Rossier, C. and Magistretti, P. J. (1992) VIP receptor subtypes in mouse cerebral cortex: evidence for a differential localization in astrocytes, microvessels and synaptosomal membranes. *Brain Res.* **587**: 1-12

Micevych, P. E., Go, V. L. M. and Yaksh, T. L. (1984) Simultaneous measurement of cholecystokinin and vasoactive intestinal polypeptide-like immunoreactivity from cat frontal cortex *in vitro*: effect of morphine and D-Ala^2-D-Leu^5-enkephalin. *Brain Res.* **291**: 55-62

Morley, J. E., Lexvine, A. S. and Lindblad, S. (1981) Intraventricular cholecystokinin-octapeptide produce hypothermia in rats. *Eur. J. Pharmacol.* **74**: 249-251

Morrison, J. H., Magistretti, P. J., Benoit, R. and Bloom, F. E. (1984) The distribution and morphological characterization of the intracortical VIP-positive cell: an immunohistochemical analysis. *Brain Res.* **292**: 269-282

O'Dorisio, M. S., Fleshman, D. J., Qualman, S. J. and O'Dorisio, T. M. (1992) Vasoactive intestinal peptide: autocrine growth factor in neuroblastoma. *Regul. Pept.*

37: 213-226
Olsen, P. S., Kirkegaard, P., Poulsen, S. S. and Nexa, E. (1986) Vasoactive intestinal polypeptide and acetylcholine stimulate exocrine secretion of epidermal growth factor from rat submandibular glands. *Regul. Pept.* **15**: 37-46
Pandol, S. J., Dharmasathaphron, K., Schoefield, M. S., Vale, W. and Rivier, J. (1986) Vasoactive intestinal peptide receptor antagonist 4-Cl-D-Phe, Leu-VIP. *Am. J. Physiol.* **250**: G 553-G 557
Pawelzik, H., Dodt, H. U. and Zwieglgansberger, W. (1992) Actions of vasoactive intestinal polypeptide (VIP) on neocortical neurons of the rat *in vitro*. *Neurosci. Lett.* **147**: 167-170
Phillis, J. W., Kirkpatrick, J. R. and Said, S. I. (1978) Vasoactive intestinal polypeptide excitation of central neurons. *Can. J. Physiol. Pharmacol.* **56**: 337-340
Quik, M., Iversen, L. L. and Bloom, S. R. (1978) Effect of vasoactive intestinal peptide (VIP) and other peptides in cAMP accumulation in the rat brain. *Biochem. Pharmacol.* **27**: 2209-2213
Raiteri, M., Marchi, M. and Paudice, P. (1987) Vasoactive intestinal polypeptide (VIP) potentiates the muscarinic stimulation of phosphoinositide turnover in rat cerebral cortex. *Eur. J. Pharmacol.* **133**: 127-128
Rehfeld, J. F. (1978) Immunochemical studies on cholecystokinin. II. Distribution and molecular heterogeneity in the central nervous system of man and hog. *J. Biol. Chem.* **253**: 4022-4030
Robbrecht, P., De Neef, P., Lammens, M., Doschodt-Lanckman, M. and Christophe, J. P. (1978) Specific binding of vasoactive intestinal peptide to brain membrane of the guinea pig. *Eur. J. Biochem.* **90**: 147-154
Rostene, W. H., Fischette, C. T., Rainbow, T. C. and McEwen, B. S. (1983) Modulation by vasoactive intestinal peptide of serotonin, receptors in the dorsal hippocampus of the rat brain: an autoradiographic study. *Neurosci. Lett.* **37**: 143-148
Rougen, G., Nobel, M. and Mudge, A. W. (1983) Neuropeptides modulate the adrenergic response of purified astrocytes *in vitro*. *Nature* **305**: 715-717
Said, S. I. and Mutt, V. (1970) Polypeptide with broad biological activity: Isolation from small intestine. *Science* **169**: 1217-1218
Said, S. I. and Mutt, V. (1988) Vasoactive intestinal polypeptide and related peptides. *Ann. N. Y. Acad. Sci.* **527**: 627-691
Said, S. I. and Rosenberg, R. N. (1976) Vasoactive intestinal polypeptide: Abundant immunoreactivity in neural cell lines and normal nervous tissue. *Science* **192**: 907-908
Sessler, F. M., Grady, S. M., Waterhouse, B. D. and Moises, H. C. (1991) Electrophysiological actions of VIP in rat somatosensory cortex. *Peptides* **12**: 715-721
Takashima, A., Maeda, Y. and Itoh, S. (1993) Vasoactive intestinal peptide (VIP) causes memory impairment in passive avoidance responding of the rat. *Peptides* **14** (in press)

Takashima, A., Maeda, Y. and Itoh, S. (1993) Influence of chronic intraventricular infusion of vasoactive intestinal peptide (VIP) on memory processes in Morris water pool test in the rat. *Peptides* **14** (in press)

Taylor, D. P. and Pert, C. B. (1979) Vasoactive intestinal polypeptide: specific binding to rat brain membranes. *Proc. Natl. Acad. Sci. USA* **76**: 660-664

Van Calker, Müller, M. and Hamprecht, B. (1980) Regulation of secretin, vasoactive intestinal peptide, and somatostatin of cyclic AMP accumulation in cultured brain cells. *Proc. Natl. Acad. Sci. USA* **77**: 6907-6911

Wakade, T. D., Blank, M. A., Malhotra, R. K., Pourcho, R. and Wakade, A. R. (1991) The peptide VIP is a neurotransmitter in rat adrenal medulla: physiological role in controlling catecholamine secretion. *J. Physiol.* **444**: 340-362

Watling, K. and Dowling, J. E. (1983) Effects of vosoactive intestinal peptide and other peptides on cyclic AMP accumulation in intact pieces and isolated horizontal cells of the teleost retina. *J. Neurochem.* **41**: 1205-1213

Williams, J. A., Gryson, K. A. and McChesney, D. J. (1988) Brain CCK receptors: specific differences in regional distribution and selectivity. *Peptides* **7**: 293-296

Yiangou, Y., Requejo, F., Polak, J. M. and Bloom, S. R. (1986) Characterization of a novel prepro-VIP derived peptide. *Biochem. Biophys. Res. Commun.* **139**: 1142-1149

Zetler, G. (1980 a) Effect of cholecystokinin-like peptides on rearing activity and hexobarbital-induced sleep. *Eur. J. Pharmacol.* **66**: 137-139

Zetler, G. (1980 b) Cholecystokinin octapeptide, caerulein and thermoregulation in the mouse. *Neuropharmacology* **21**: 795-801

おわりに

　もともと本書は大脳皮質が精神活動にどんな役割をもっているかという問題を，神経内分泌学の立場から解説することを目的として筆をとったものであるが，大脳皮質で産生されるホルモンは多様であるし，皮質のニューロンだけでできて，他の領域なり，別の組織では産生されることがないという選択的なペプチドホルモンは見い出されていない．

　しかも，大脳皮質ことに前頭葉の皮質に未知の活性ペプチドがあるかもしれない．以前に，ある屠殺業者の好意で，断頭したブタの脳を直ちに取り出し，冷凍して研究室へ届けていただいたことがあるが，著者の実験室にはこの組織からペプチドを抽出，分離，精製する設備がまったくなく，無謀な企てとして共同研究者によって放棄されてしまった．小脳に固有のペプチドホルモンとしてセレベリンが発見された頃のかなり古い話である．

　このような研究は，技術員を加えて2人しかいない狭い小さい実験室ではとうていできるものでない．したがって，既知のペプチドホルモンで容易に手に入るもの，あるいは合成化学を専門とする人に話せば暇をみて作ってもらえる類似体の生理作用をみるのが，著者らにとってせいいっぱいのことであった．しかし，小動物で精神作用を調べることは現在のところ，まず不可能といってもよい．ラットなどは超音波の会話をするらしいが，これを解析してヒトの言語に翻訳するにはまだ及んでいない．日本の水族館で飼育しているイルカはある程度日本語がわかるし，アメリカのイヌは一般の日本人より英語をよく理解するなどというが，それぞれの動物が相互に情報を交換する能力のあることは確かであっても，それを科学的な研究の手がかりにすることはとうていできる話ではない．

　精神活動の一部を知る基礎となるのは記憶能であろう．記憶と忘却の生物学的な過程を知るためいろいろな方法が考案されているから，それらを組み合わせて記憶能を調べることは現在ひろく用いられている．電気生理学による長期強化も，この分野の研究に大きい進歩をもたらしたといえよう．しかし，Ca^{2+}

おわりに

や Na^+, K^+ の動きだけで複雑な記憶が獲得され，かつ保持されるといえるのだろうか，また保持されている記憶が随時想起される過程はどうなっているのかという問題になると，何一つはっきりした解答は得られそうにない．

一方，記憶に対する脳内の化学的因子として，AChをはじめ，NAや5-HTについて今までしばしば研究が行われてきたが，近年急速に進歩発展した脳のホルモンについての研究はまだ始まったばかりといえる．そこで著者らは大脳皮質，ことに前頭葉に高濃度にふくまれているCCK-8とVIPについて実験を行った．その成績の大要をまとめたのが本書である．とくに注目されることは，CCK-8に化学構造の似たCERは，きわめて微量，$1\mu g/kg$以下を1回皮下に注射するだけで，2週間以上にわたって記憶効果のあることがわかった．そしてこの程度のCERにはほとんど副作用がないことも明らかになった．この知見は臨床面でも応用され，厚生省の「神経ペプチドの基礎と臨床」についての研究班で脳性の運動障害に有効であり，一部の研究者はアルツハイマー病にも効果があると報告した．はたしてアルツハイマー病に効くかどうかについてはなお詳しい検討を必要とするが，CERには本書で述べた以外に多数の類似体を合成することができるから，医療品としての開発も将来が期待される．

加えて脳の科学として興味あることは，VIPが脳の血流をふやすのに反して，記憶に障害を与えることである．それとは逆に，NPYは脳の血流をいちじるしく減少するにもかかわらず，記憶増進作用があると報告されている．こうしたことからみると，大脳皮質の血流量の増減は記憶に関係しないと考えられる．この場合重要なことは，VIPならびにNPYの記憶作用のメカニズムであって，NPYについてはNMDAレセプターの活動化を増強することが示唆されているが，VIPについては明確な知見がまだ得られていない．

VIPが解糖をうながし，アデニレート・シクラーゼ活性を刺激し，cAMPを増加することについて，各種の組織でみとめられており，脳内でも同様な変化があるとしても，それがニューロンに現れるかどうかについて疑問がいだかれている．ただこうした生化学的な事象がグリア細胞でおこることは確からしい．グリア細胞の活動亢進がどんな機序でニューロンに抑制的な影響を及ぼすのか，これは今後の重要な研究課題となるだろう．さらにつけ加えると，PETは確かに脳の血流量の変化を反映するに違いないが，それがその部位のすべての機能亢進あるいは低下を示すかどうかについても，再考する必要のあること

が示唆されよう．

　CER，CCK-8 によってニューロンにおこる生化学的な事象は，今後さらにすすめる必要があり，また臨床面での応用には前述のほか脳の虚血による障害を軽くするといった問題もあげられる．5章で述べたように，CER がプロテイン・キナーゼC抑制物質やタンパク質合成阻止剤に拮抗することは大きい示唆に富んでおり，さらにタンパク質のリン酸化をうながす知見も得られたから（未発表），こうした作用メカニズムは重要である．

　いずれにしても，脳の活動はただ電気的な変化だけでなく，ニューロンやグリアの細胞内に現れる変化が，今までになく大きく注目される時代に向かっているといえよう．加えて，今後の脳のホルモンの研究には遺伝学的な方法が応用され，いずれかのホルモンの産生に先天性の欠陥があるミュータントマウスについて脳の活動をみるとか，あるいは学習・記憶その他の中枢活動に欠陥があるミュータントマウスで各種の脳のホルモンの産生や放出に異常があるかどうかを調べることも重要になるであろう．

　このほか大脳皮質で産生されるペプチドホルモンとしていくつかがあり，ソマトスタチンと神経ペプチドYについて断片的ながら研究されてはいるものの，皮質の働きに関してまだはっきりした知識は得られるに至っていない．したがってこれらのペプチドについての記述は断念せざるをえなかった．この点で読者の方々にご批判があるかもしれないが，ただお詫びする他ないのが現状である．

　　　宗教家は既存の信念を堅持して行動する．学者は自らの信念を創造するため努力する．その努力によって得られた成果には，少なくともわが国では「バブル研究」とみなされるものが多い．しかし，バブルとして見棄てられているものの中には，真実を知るための萌芽もある．近年「脳研究のフロンティア」という言葉をしばしば耳にするが，辺境にある者はいつも孤独に耐えなければならない．ショウペンハウエルのいうように「孤独はすぐれた精神の持ち主の運命である」．

索 引

ア 行

アストロサイト 207
アスパーリシン 45
アニソマイシン 120
　　——の能動性回避反応 123
　　——の Morris 水槽法 124
　　海馬への—— 126
アポモルヒン 23,87,193
　　V-9-M と—— 137
アミノオキシ酢酸 174
γ-アミノ酪酸 →GABA
アメフラシ 127
アルツハイマー病 114

異型皮質 4
異種皮質 3
イソガバジン 168
一次視覚野 11
一次体性知覚野 11
イノシトール・リン脂質 195
インスリン 18

エタノール 66
β-エンドルヒン 30,44,147,160
　　——の鎮痛効果 162
　　原生動物の—— 19

オカダ酸 127
オピエート 16
　　内因性—— 1
オピエート食欲亢進 70
オピエート・レセプター 189
オープンフィールド法 26,67,138
オンダセトロン 91

カ 行

外顆粒層 6
介在ニューロン 170,172
外錐体細胞層 7
回転運動 53

海馬 109
　　——の ACh 含量 157
　　——の CCK 39
　　——の θ 波 174
　　——の PKC 活性 114,125
　　——へのアニソマイシン 125
嗅ぎまわり 25
下垂体アデニレート・シクラーゼ活性化ペプチド 20,197
カタトニー 166
カタレプシー 31,88,166
カテコールアミン 193
カプサイシン 68
咬みつき 25
顆粒細胞 6
カルシトニン遺伝子関連ペプチドの血管作用 17
環状 CCK-8 類似体 56
貫通路内結合部位 113
記憶回復効果 117
記憶拮抗物質 47
記憶喪失 102
記憶の保持 103
　　CCK-8 と—— 77
キヌレニン酸 169
競合性レセプター拮抗物質 112

空間記憶 48,106,117
グリア細胞 6,191,207
グリコゲン 191
グルタミン酸 169
グルタミン酸脱炭酸酵素と神経ペプチドとの共存 172
クロニジン 89
クロールディアツェピン 51

血管作動性小腸ペプチド →VIP
毛づくろい 25,28
原始皮質 3
原生動物

　　——のアドレナリン 19
　　——の ACTH 19
　　——の β-エンドルヒン 19
後頭葉新皮質除去 31
興奮性シナプス 191
孤束核 74
古皮質 3
コリン 157
コリン作動性ニューロン 156
コルヒチン 79
コレチストキニン →CCK

サ 行

最後野 152
細胞外結合部位 113

視覚野 5,187
シクロヘキシミド 120
視索上核 151
歯状回 109
視床下部 1
　　——の DA 含量 88
視床下部・神経下垂体系 151
実験的記憶喪失 139
室傍核 151
シナプシン I 126
シナプス小胞 126
シナプトソーム 39
自発運動 76
シャンデリア細胞 15
樹状突起 8
受動性回避反応 47,101,153
　　AVP の—— 146
　　スコポラミンの—— 158
　　タンパク質合成阻止剤の—— 121
　　V-9-M の—— 139
　　VIP の—— 197
上行性 DA 束 79
情緒 32
上皮成長因子 195
植物アルカロイド 20

索　引

食欲　70
神経芽細胞腫　192
神経伝達物質の放出　126
神経ペプチド　2
　　──とグルタミン酸脱炭酸酵素との共存　172
　　──と神経伝達物質との共存　13
浸透圧ミニポンプ　155,159
新皮質　3

錐体細胞　5
睡眠時間　66
スコポラミン　108,157
　　──と記憶喪失　103
　　──の受動性回避反応　158

星状細胞　6
精神分裂病　41
成長因子　17
脊髄後角　166
セクレチン　193,197
絶食　72
セルレイン　→CER
セレベリン　2
セロトニン　→5-HT
線条体　82
　　──のACh放出　159
　　──のDA含量　88
　　──のニューロン　168
線条体DA　53
前帯状回皮質　13
先天性肥満動物　71
前頭葉　84
　　──のACh含量　157
前頭前野　11
前頭葉皮質　22
前頭葉皮質除去ラット　22
前脳のGABA濃度　171

双極性細胞　38
側坐核　29,55,81,83,143
　　──のDA放出　160
側頭葉のACh含量　157
組織因子　19
ソマトスタチン　2,192

タ　行

体温　69
大脳皮質
　　──のACh含量　157

──の構造　3
──のCCK　38
多型細胞層　7
立ち上がり　25
探索行動　50,68
タンパク質合成阻止物質　120
タンパク質合成阻止剤の受動性回避反応　121
タンパク質生合成　120
タンパク質リン酸化　126

チオニン　52
知覚性刺激　127
中間皮質　3
中脳　84
　　──のDA含量　88
中脳辺縁系　81
長期可塑性　120
長期記憶　104,120
長期増強　109
チロシン水酸化酵素　77,84
鎮痛効果　30
　　β-エンドルヒンの──　162

低体温　69
テトロドトキシン　168
デバツェピッド　46,51
デホスホシナプシンⅠ　126
電気けいれんショック　101

同型皮質　4
同種皮質　3
導水管周囲灰白質　166
L-ドーパ　67
L-ドーパ増強試験　85
ドーパミン　→DA
ドーパミン-β-ヒドロキシラーゼ　88
トランスファー・テスト　107,200

ナ　行

内因性オピエート　1
内顆粒層　7
内錐体細胞層　7
ナルトレクソン　166
ナロクソン　156,160

日周リズム　68,73

熱板法　30

脳血流VIP　189
能動性回避反応　47,105,154
　　アニソマイシンの──　123
　　ピュロマイシンの──　123
　　V-9-Mの──　141
ノルアドレナリン　88

ハ　行

バクロフェン　168,174,177
バスケット細胞　15
パルギリン　85,90
ハロペリドール　88,156
　　──の慢性投与　82
ハンチントン舞踏病　41

被殻GABA　168
ビキュキュリン　168,174
ビキュキュリン・メチオディド　173
非競合性拮抗物質　112
ピクロトキシン　174
皮質カップ法　169
皮質柱状構造　188
尾状核GABA　168
非錐体細胞　8,38
引っかき動作　25
ヒト絨毛性ゴナドトロピン　18
6-ヒドロキシドーパミン　79
ピュロマイシン　104,120
　　──の能動性回避反応　123
　　──のMorris水槽法　124
表在層　6
非レム睡眠　67

不安感　75
L-フェニルアラニン　70
フォルボール・エステル　109,119
プレプロCCK　133
プレプロVIP　185
プログルミド　43,153,163
　　V-9-Mと──　140
プロスタグランジン　190
プロスタグランジンE_2　70
プロテイン・キナーゼC　109,114
分子層　6

索引

ペプチドホルモン 1
ベラトリジン 168
ベンゾォトリプト 42
扁桃核 GABA 作動系 174
扁桃核の DA 含量 88
ペントバルビタール 66
弁別性学習 173

忘却ホルモン 206
飽食ホルモン 70
紡錘細胞 6
縫線核 90
ホスホイノシチド 109
ホルモン 18
ホルモン産生遺伝子 20

マ行

膜タンパク質 F_1 114

ミクロシスチン-LR 127
脈絡叢上皮細胞 193

無関心 68
ムスシモール 168,174,177

迷走神経求心路 74
迷走神経切除 73,76
メタンフェタミン 23,68,194
　V-9-M と―― 136
メチオテピン 91

α-メチル・パラ・チロシン 85
メリチン 115
モノアミン系 10
モルヒネ 160

ヤ行

抑制性回避作業 173
抑制性タンパク質 128
ヨヒンビン 89

ラ行

理性 32
レム睡眠 66

A

A 10 領域 78
A-63387 54
A-71378 54
A-71623 54
ACh の放出 156
　線条体の―― 159
ACTH 関連物質 1
AOAA 174
AP 5 110
AP 7 110
Automex 86
AVP 153
AVP 抗血清 153
AVP の受動性回避反応 146

B

BC 264 54,75
BDNL 55

C

Ca^{2+} 貫通路 109
Ca^{2+} の流入 113
Ca^{2+}/カルモデュリン依存性プロテイン・キナーゼⅠ 126
Ca^{2+}/カルモデュリン依存性プロテイン・キナーゼⅡ 126

cAMP 依存性プロテイン・キナーゼ 126
CCK 35
　――の化学構造 35
　海馬の―― 39
　大脳皮質の―― 38
　プレプロ―― 133
CCK 拮抗物質 42,152
CCK 抗血清 26,71,89,165
CCK 摂食抑制 70
　――と痛覚 161
　――の脳内分布 36
CCK 類似体 42,52
CCK レセプター 40
　――の脳内分布 41
CCK-4 142
　――と 5-HT 系 143
　――と β-エンドルヒン 146
　――とモノアミン系 143
　――の記憶効果 145
　――の受動性回避反応 145
　――の中枢効果 147
CCK-4 活動量 142
CCK-4 類似体 56,142
CCK-7 類似体 54
CCK-7-NS 167
CCK-8 8,23,56,66,147
　――と記憶の保持 77
　――と自発運動 23
　――の DA 代謝回転 89

　――の半減時間 77
CCK-8 拮抗物質 140
CCK-8-NS 167
CCK-A レセプター 42
CCK-B レセプター 42,50
CCK-DA 細胞 78
CER 36,66
　――の記憶改善効果 201
　――の学習効果 205
CER 前処置 117
CER 中枢効果の特異的反応 129
CER 類似体 100
CGRP 17
CI-988 51
CPP 110
CR 1392 45
CR 1409 44,45
CR 1505 45
CRF 1

D

D-10-Y 133
DA 系 77
DA 作動性ニューロン 78
DA 神経終末の不等質 81
DA 代謝 194
DA の半減時間 81
DM-9384 175
DOPAC 194

索引

DQ-CER の記憶の増強　108

F

FMRF アミド　127

G

G タンパク質　42,109
GABA　14,16
　——と古典的神経伝達物質との共存　170
　前脳の——濃度　171
　被殻——　168
　尾状核——　168
　V-9-M と——　175
　VIP と——　190
GABA 結合親和性　171
GABA 作動性　170
GABA ニューロン　14,170
GABA レセプター　168
GABA-A レセプター　171
GABA-B レセプター　171

H

H-7　115
5-HIAA/5-HT の大脳皮質比率　144
5-HT　88,127,194
5-HT 含量と大脳皮質　145
5-HT 作動性線維　10
5-HT 増強効果　90
5-HT レセプター　195

I

I-11-H　133

J

JMV 170　52
JMV 180　52
JMV 310　56
JMV 320　56
JMV 328　56
JMV 332　56

L

L-8-D　133
L-364,718　46
　V-9-M と——　140
L-365,260　50

M

MDL 72222　91

Met-エンケファリン　72
MK 329　46
MK 801　110
Morris 水槽法　48,106,116,203
　アニソマイシンの——　124
　ピュロマイシンの——　124

N

NA 作動性線維　10
NMDA レセプター　109
　——の拮抗物質　110
　——の密度と学習能　113
NPY の血管作用　17

O

ob/ob マウス　71
6-OHDA　79

P

PACAP　20,197
PHM　185
PP-1　128
PP-2 A　128
PVV　185

S

S-9-S　133
SS 様免疫反応性　8

T

T-5-S　133
T 迷路法　174
TRH　23,28,85
　V-9-M と——　136

V

V-9-M　133
　——とアポモルヒン　137
　——と L-364,718　140
　——と GABA　175
　——と睡眠　137
　——と摂食　138
　——と体温　138
　——と TRH　136
　——とプログルミド　140
　——とメタンフェタミン　136
　——の運動効果　176
　——のオープンフィールド・テスト　138

　——の記憶効果　177
　——の記憶増強　139
　——の自発運動　135
　——の受動性回避反応　139
　——の能動性回避反応　141
VIP　8,26
　——と ACh　190,195
　——と NA　190
　——と海馬ニューロン　190,207
　——と学習　196,201
　——と記憶　196
　——と GABA　190
　——と前頭葉除去　208
　——とニューロンの興奮性　207
　——と皮質ニューロン　190
　——のアセチルトランスフェラーゼ活性　207
　——のアデニレート・シクラーゼ活性　191,207
　——のグリコゲンの分解　207
　——の血管作用　17
　——の構造　185
　——の cAMP　193,207
　——の受動性回避反応　197
　——の生物効果　185
　——の体内分布　185
　——の分子断片　197
脳血流——　189
プレプロ——　185
VIP 拮抗物質　197,199,205
VIP ニューロン　187
VIP 脳内分布　186
VIP レセプター　192
VIP レセプター拮抗物質　195

Y

Y 迷路弁別法　173
YEYPS　134

Z

Zucker ラット　71

脳のホルモン（普及版）
　―前頭葉をめぐって―

1993年10月 1 日　初　版第 1 刷
2010年 7 月10日　普及版第 1 刷

定価はカバーに表示

著　者　伊　藤　眞　次
発行者　朝　倉　邦　造
発行所　株式会社　朝　倉　書　店
　　　　東京都新宿区新小川町6-29
　　　　郵便番号　162-8707
　　　　電　話　03(3260)0141
　　　　FAX　03(3260)0180
　　　　http://www.asakura.co.jp

〈検印省略〉

© 1993 〈無断複写・転載を禁ず〉　　　新日本印刷・渡辺製本

ISBN 978-4-254-10245-1　C 3040　　　Printed in Japan